A VIDA PERTO DA MORTE

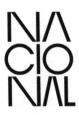

RACHEL
CLARKE

A VIDA PERTO DA MORTE

Relatos de uma médica
sobre amor e perda

Tradução: Julio Andrade Filho

Diretor-presidente:
Jorge Yunes

Gerente editorial:
Luiza Del Monaco

Editores:
Ricardo Lelis e Augusto Iriarte

Assistente editorial:
Júlia Braga Tourinho

Suporte editorial:
Juliana Bojczuk

Revisão:
Luiza Thebas

Coordenadora de arte:
Juliana Ida

Assistente de arte:
Daniel Mascellani

Diagramação:
Vitor Castrillo

Projeto de capa:
Valquíria Palma

Imagem de capa:
Miguel Anselmo

Gerente de marketing
Carolina Della Nina

Analista de marketing:
Michelle Henriques

Assistente de marketing:
Heila Lima

Título original: *Dear life*

© Rachel Clarke, 2020
© Companhia Editora Nacional, 2021

Todos os direitos reservados. Nenhuma parte desta obra pode ser reproduzida ou transmitida por qualquer forma ou meio eletrônico, inclusive fotocópia, gravação ou sistema de armazenagem e recuperação de informação sem o prévio e expresso consentimento da editora.

1ª edição – São Paulo

DADOS INTERNACIONAIS DE CATALOGAÇÃO NA PUBLICAÇÃO (CIP) DE ACORDO COM ISBD

C597v Clarke, Rachel

A vida perto da morte / Rachel Clarke ; traduzido por Julio Andrade Filho. - São Paulo, SP : Editora Nacional, 2021.
264 p. ; 16cm x 23cm.

Tradução de: Dear life
ISBN: 978-65-5881-020-9

1. Autobiografia. I. Andrade Filho, Julio. II. Título.

CDD 869.89923
CDU 821.134.3(81)-31

2021-451

Elaborado por Vagner Rodolfo da Silva - CRB-8/9410

Índice para catálogo sistemático:
1. Autobiografia 869.89923
2. Autobiografia 821.134.3(81)-31

NACIONAL

Rua Gomes de Carvalho, 1.306 – 11º andar – Vila Olímpia
São Paulo – SP – 04547-005 – Brasil – Tel.: (11) 2799-7799
editoranacional.com.br – atendimento@grupoibep.com.br

Para Dave, Finn e Abbey, com amor

SUMÁRIO

Nota da autora	9
Prefácio	11
1. Por um triz	21
2. Carne e osso	39
3. Desviando da morte	53
4. Aparição	71
5. Quarta-Feira Negra	87
6. Um jogo de azar	105
7. Narrativas	125
8. Luzes na escuridão	139
9. Obra-prima	155
10. Um recurso desesperado	171
11. O preço do amor	193
12. Maravilhamento	211
13. O homem com o coração partido	227
14. Gratidão	237
15. Vida querida	253
Créditos	261
Agradecimentos	263

Diga-me, que é mesmo que pretende
Para sua vida preciosa, selvagem, única?
Mary Oliver, "The Summer Day"

Nota da autora

As histórias aqui contadas se baseiam em minha experiência clínica, mas alguns elementos foram modificados a fim de proteger o anonimato da equipe e dos pacientes. Além disso, certos detalhes sobre as situações e as pessoas que conheci e tratei foram mesclados ou alterados para proteger ainda mais sua privacidade. Sou extremamente grata ao dr. Helgi Johannsson; a Andy Taylor; a Alice, Sharon e Jonathan Byron; e a Diane e Ed Finch por me permitirem contar suas histórias usando seus nomes verdadeiros.

Prefácio

Não há abastança de coisa nenhuma nesta nossa vida. Aqui e acolá, porém, surge uma doçura que, com a licença, prevalece.

Raymond Carver, "The Author of Her Misfortune"

Dois homens entram em um estúdio vazio. Sentam-se e conversam circunstanciadamente enquanto bebem uma garrafa de vinho branco, até que decidem encerrar antes que os entorpecentes se assenhorem da eloquência de um deles. No mês anterior, o aclamado roteirista e dramaturgo britânico Dennis Potter – agora envolto em fumaça, com um cigarro permanentemente agarrado à mão artrítica – fora informado que está morrendo. A garrafa de bolso que coloca na mesa ao lado do vinho contém não uísque, mas morfina. Ao longo de sua entrevista com o apresentador Melvyn Bragg, Potter será televisionado dando goles no frasco para escamotear a dor causada pelo câncer pancreático inoperável.

Estamos em 1994. Na época, na Grã-Bretanha, ninguém falava em público sobre um câncer terminal, muito menos exibia em horário nobre a agressão causada ao corpo pela doença. Potter, porém, sempre gostou de chocar o público, de manipular o drama com o intuito de confrontar as verdades que mais nos perturbam. Naquela noite, ele escolheu dramatizar, ao vivo, o próprio declínio corporal.

Aos vinte e dois anos, em casa depois da aula apenas por acaso, senti-me impelida a evitar aquele diálogo televisionado sobre a morte, mas meu pai disse que, se o fizesse, eu me arrependeria. E então nós permanecemos sentados lado a lado em frente à televisão, enquanto eu tentava disfarçar meu desconforto com a dependência de Potter aos opiáceos – com a iminência não floreada da morte. Como papai, um médico, não aprovava esse tipo de melindre, mantive sob controle o desconforto.

Estávamos testemunhando, depois saberíamos, as últimas palavras públicas de Potter. Dois meses depois, ele estava morto. Nesse dia, entretanto, preencheu o estúdio – e a imaginação dos que assistiam – com a teatralidade imanente ao ato não de morrer, mas de viver. A proximidade da morte, senhora de seu futuro, tinha dado a Potter a licença para viver no presente tal como faz uma criança. Cada segundo badalava.

— A única coisa que você compreende de fato é o presente, e esse aqui-agora se torna tão vívido que, por perverso que pareça, me sinto quase sereno – disse ele, com um sorriso torto incitado pelo paradoxo. — Eu ganhei a chance de celebrar a vida... Na semana passada, olhando [o jardim] pela janela enquanto escrevo, noto que são as flores mais brancas, cintilantes e floridas de todas, e a mim é dado vê-las. Nunca as coisas foram tão triviais e tão importantes, e a diferença entre trivial e importante parece não ter mais valor. Esse aqui-agora de todas as coisas é absolutamente maravilhoso.

Por um momento – e eu percebi que o mesmo se deu com papai –, senti como se tivesse recebido a chave para a felicidade eterna. Viver o mundo com a intensidade exacerbada de uma criança. Permanecer no agora, não no amanhã, não numa vereda de ontens. Aproveitar. Viver o instante como se fosse o último. Não preciso dizer que as banais ansiedades da existência cotidiana logo macularam qualquer ímpeto de viver o agora. Como o próprio Potter colocou de forma tão bela:

— Nós somos o único animal que sabe que vai morrer e ainda assim continua pagando as hipotecas, cumprindo os deveres, se deslocando, se comportando como se a eternidade existisse.

Em 2017, vinte e três anos após a morte de Dennis Potter, suas palavras ressurgiram em minha mente. Papai, o meu amado papai, era ele próprio um enfermo. Subjugado por um câncer não do pâncreas, mas do intestino, havia passado meio ano no carrossel da quimioterapia. Infusões, exames de sangue, náuseas, fadiga, infusões, nervos afetados, infusões, sangramento da pele. A esperança, mais do que o resto, o fazia voltar. Mesmo quando os exames mostraram uma propagação terminal, ele continuou ansiando, continuou almejando por mais vida. Ele as tomava, essas doses mensais de drogas citotóxicas, porque elas lhe abriam um espaço de esperança. Possibilitavam-lhe imaginar um futuro.

Todos nós, incluindo papai, temíamos que seus dias estivessem chegando ao fim. Incapazes de deter o tempo, nos apegamos a momentos de atemporalidade. Se pudéssemos ajudá-lo a viver naquele instante flóreo, pensei, talvez ele escapasse da maldição de todo médico – o conhecimento íntimo de como se daria seu fim, com o câncer marcando seus órgãos um a um.

Lembrei-me das histórias que ele sempre gostou de contar sobre a vida de jovem médico na agitada Londres dos anos 1960, vibrante, colorida, caótica. As festas até a alta madrugada antes de pegar seu MG vermelho e dirigir pelas ruas desertas do East End – porque, naquela época, ninguém estava nem aí para dirigir depois de beber. As debandadas, já na aurora, do hospital para o pub da esquina para compartilhar logo cedo canecas de cerveja com os açougueiros do Smithfield Market, numa celebração bêbada, manchada de sangue, por ter sobrevivido a três dias e noites de plantão. E, nos verões, a fila para comprar ingressos baratos para o BBC Proms, o festival de música mundialmente conhecido, que ele assistia do alto dossel do Royal Albert Hall, do qual era transportado ainda mais para o alto por Tchaikovsky e Mahler.

A música, eu sempre soube, era para papai uma forma de florescimento. Em "Trenchtown Rock", Bob Marley cantou sobre o poder dela: "Uma coisa boa da música é que, quando ela te atinge, você não sente dor". Assim, naquela primavera, eu secretamente reservei assentos para nós no Albert Hall, para um concerto que aconteceria no verão de 2017. A orquestra Staatskapelle de Berlim tocaria uma das peças favoritas de papai, a "Segunda sinfonia de Elgar", regida pelo grande Daniel Barenboim. Eu não sabia se papai estaria vivo ou apto para viajar a Londres. Suponho que os ingressos, enfiados no fundo de uma gaveta ao lado da cama, fossem como um talismã, meu discreto salto de fé no futuro.

Para os britânicos, 2017 se afigurou como o ano do ódio. Atos de terror caíram sobre nós com a frequência da chuva. Primeiro, em março, um terrorista nascido na Grã-Bretanha, Khalid Masood, passou com seu carro por cima de pedestres na ponte de Westminster, em Londres, matando quatro deles, e depois esfaqueou até a morte um policial que guardava a entrada do Parlamento. Dois meses depois, outro terrorista, Salman Abedi, explodiu uma bomba no saguão da Manchester Arena, matando vinte e dois espectadores, incluindo crianças. Em junho, outras oito pessoas foram assassinadas por terroristas que investiram com uma van contra os pedestres na London Bridge e, na sequência, iniciaram um ataque com facas nas proximidades do Borough Market.

O país cambaleou entre um ataque e outro. Já machucados pelo referendo do ano anterior – a decisão da Grã-Bretanha de deixar a União Europeia havia desencadeado muita divisão e raiva –, agora éramos acometidos pelo terror. Era difícil encontrar motivos para ter esperança. Em meio à descrença e ao ódio, com o número de assassinatos crescendo sem parar, nos agarrávamos a qualquer alento. Para papai, como para tantos outros, ele residia nos inúmeros atos instintivos de coragem que, tais quais pequenos milagres, surgiam em reação ao ódio.

— Você ouviu falar da enfermeira na London Bridge? – perguntou-me ao telefone certa noite.

Enquanto pedestres aterrorizados se afastavam desesperadamente dos homens que tencionavam matá-los, Kirsty Boden, de vinte e oito anos, enfermeira do Serviço Nacional de Saúde, decidiu correr na direção do perigo. O preço da abnegação foi ser mortalmente esfaqueada no peito enquanto ajudava uma vítima. O impulso de salvar outras pessoas cobrou dela a própria vida.

— Foi a maior mostra que alguém nos deu de que ainda há razão para acreditar – refletiu papai, enquanto ambos, médicos, nos perguntávamos se teríamos agido com tanta coragem.

Quando julho derramou sol sobre a Grã-Bretanha, papai já havia perdido todas as suas forças por causa do câncer, e Londres cada vez mais era guarnecida de barreiras de concreto onde quer que grandes agrupamentos de pessoas atraíssem homens e seus veículos, armas e facas. Não ousei criar expectativas para o meio do verão. Ainda assim, papai, embora frágil, continuou conosco. Muito feliz, conduzi meus pais até o estacionamento ao lado do Albert Hall, reservado meses antes para o caso de ele estar fraco demais para andar.

Lentamente, de braços dados, subimos os degraus da entrada. Senti os ossos pontudos de papai contra minha pele. As placas de concreto antiterror nos perturbaram.

— As coisas chegaram a este ponto? – perguntou ele. — Sair para ouvir uma sinfonia pode ser fatal?

Ele comprou uma taça de champanhe para mim e uma para mamãe antes do espetáculo. Eu receava que tentasse disfarçar o cansaço, que, para nos deixar contentes, fingisse estar se divertindo sendo que, na verdade, estivesse cansado demais para se divertir. Porém, enquanto ele bebia, os olhos que percorriam a multidão brilhavam viçosos. Meu coração deu um salto. Era tudo o que eu desejava.

Tomamos nossos lugares.

— Bem – ele abriu um sorriso, descansando o corpo magro no estofo aveludado – não é exatamente como assistir de pé do telhado em 1960.

Ao escolher os assentos, eu estourara meu orçamento num ato de opulência infundido pelo câncer. Ficamos num camarote, nada menos do que isso, olhando esnobes para o palco. Sob o teto abobadado, as fileiras de assentos dourados e as luzes do palco, papai já não parecia frágil, mas sim radiante. Um silêncio reverente se derramou sobre nós. A orquestra entrou e, ao sinal de Barenboim, as notas de abertura de Elgar se inflaram em nosso interior e em nosso redor.

Esqueci a voz que me perseguira durante meses a perguntar, a cada visita aos meus pais, *quantas oportunidades ainda terei de ver papai?*. Esqueci a dor de amar alguém que se está perdendo. Olhei de soslaio para mamãe e papai e o vi apertar a mão dela e sorrir. Bob Marley tinha razão. A música, ainda que fugazmente, tinha acabado de curar o câncer.

Quando a orquestra se levantou para agradecer sob aplausos extasiados, me dei conta de que guardaria essa lembrança no fundo da minha mente, onde, com o tempo, também ela poderia se tornar um talismã. A floração, porém, ainda estava por vir.

No palco, Barenboim virou-se para o público e, rompendo com as convenções, começou a falar diretamente conosco. Embora ele tenha insistido que suas palavras não eram políticas, "que tratavam, sim, de uma questão humana", elas foram dignas de estampar os jornais do dia seguinte e de atraírem, depois, a ira e a indignação das mídias sociais. Falando como um cidadão palestino nascido na Argentina, que já morara na Grã-Bretanha e agora vivia na Alemanha, o maestro confessou seus temores sobre o isolacionismo e – debaixo de aplausos ensurdecedores – sobre a capacidade única da música de transcender fronteiras nacionais:

— Se um cidadão francês quiser ler Goethe, ele precisa de uma tradução. Mas ele não precisa de tradução para as sinfonias de Beethoven. Isso é importante. É por isso que a música é tão importante.

Para alguns, suas palavras significaram uma repreensão indesejada aos britânicos que, no referendo do ano anterior, votaram para sair da União Europeia. Mas, a mim, seu apelo por uma maior compreensão "sobre quem somos, sobre o que é um ser humano e como ele deve se relacionar com outros da mesma raça" pareceu transmitir uma mensagem totalmente diferente. Unidade, e não divisão, era o que Barenboim aspirava. A música, fundamentalmente, era o seu meio de conexão, de aproximar as pessoas, independente das diferenças entre elas.

— A nossa profissão, a musical, é a única profissão que não é nacional. Você jamais ouvirá de um músico alemão: "Sou um músico alemão e tocarei apenas Brahms, Schumann e Beethoven".

Olhei para papai e sorri. Havíamos discutido muitas vezes, e com muita veemência, sobre o lugar da Grã-Bretanha na Europa – ele era um "brexiter" que ansiava pela soberania britânica, e eu, uma eurófila que carregava com orgulho o passaporte da UE. As palavras de Barenboim tocaram profundamente cada um de nós, certamente provando, com eloquência, seu ponto de vista. De forma pungente, naquela sala de concerto recém-barricada em concreto, ele continuou:

— O fanatismo religioso não pode ser combatido apenas com armas. O verdadeiro mal do mundo só pode ser combatido com um humanismo que nos mantenha todos juntos. Incluindo vocês. E eu vou demonstrar o que quero dizer.

Barenboim voltou-se para a orquestra e ergueu a batuta. Silêncio. E, então, presenteou a plateia com dois bis. Primeiro, "Nimrod", das *Variações enigma*, de Elgar, a música favorita de meu pai. Depois, a mais abertamente patriótica de todas as obras de Elgar, a primeira das *Marchas de pompa e circunstância*, amplamente conhecida como "Terra da esperança e glória". Duas peças profundamente políticas, impregnadas de tons anacrônicos de grandeza e império – e tocadas com amor, em Londres, pelos melhores músicos de Berlim. Eis que, pela música, mais poderosa do que qualquer palavra, em um país assolado por intolerância e medo, fomos lembrados daquilo que tínhamos em comum.

No entanto, eu não pensava em nada disso enquanto as cordas se dilatavam e afinavam. O meu coração se derretera ao pensar: *"Nimrod", papai foi agraciado com "Nimrod"...* Ele amava essa peça mais do que qualquer outra, e transmitira esse amor para mim quando eu ainda era criança. Muito nova para entender palavras como "patriotismo" e "império", eu simplesmente o observava aumentar o volume e ser elevado pela música a um lugar muito alto. Dentro do meu peito, sentia os metais e os tambores como trovões, relâmpagos, como o poder absoluto do mundo destilado em sons. "Nimrod", aprendi desde cedo, era o hino de papai, e é claro que se tornou o meu também.

Sob as luzes do auditório, vi lágrimas brilhando no rosto de meus pais, que sorriam extasiados. Que fato improvável, que fato inusitado o de que Barenboim usasse Elgar para rogar por nossa humanidade comum e, com isso, involuntariamente, permitisse ao homem moribundo no camarote à direita do palco viver maravilhosamente, ainda que brevemente.

No mundo desenvolvido de hoje, é possível passar a vida sem jamais ver a morte de perto, o que, considerando que meio milhão de britânicos e dois milhões e meio de norte-americanos morrerão a cada ano, é um fato notável.

Há pouco mais de um século, esse distanciamento para a morte era inconcebível. Invariavelmente, partíamos deste mundo assim como havíamos entrado nele, quase sempre entre familiares, entre pessoas íntimas, envoltos não por lençóis hospitalares, mas pela intimidade de nosso lar. Hoje, porém, tanto o nascimento quanto a morte se tornaram, em geral, institucionalizados. As duas únicas certezas em torno das quais gira a vida foram terceirizadas. Na Grã-Bretanha, apenas dois por cento dos nascimentos acontecem em casa, e apenas um em cada cinco de nós morrerá em seu lar, apesar de dois terços de nós expressarem o desejo de que seja assim. Hospitais e casas de repouso para idosos são os novos repositórios da morte.

Assim, quando se envolvem nas questões da morte, os médicos estão fazendo algo incomum. Eu sou ainda mais esquisita do que a maioria. Especialista em medicina paliativa, uso minha formação e minhas habilidades para ajudar pessoas com doenças terminais a viver o que resta de suas vidas da forma mais completa possível e a morrer com dignidade e conforto. Em resumo, fiz da morte meu trabalho cotidiano. Raramente, ou nunca, passa uma semana em que todos os meus pacientes sobrevivem.

A reação da maioria das pessoas ao descobrir o que faço para ganhar a vida é estremecer e murmurar:

— Não sei como você aguenta.

A contração de seus corpos entrega o horror que elas tentam reprimir ao imaginarem tantas mortes. E eu não as julgo. Costumava reagir com o mesmo horror. Perder um ente amado pode ser a mais terrível das dores. E não há como escapar do fato de que morrer, assim como dar à luz, pode ser extenuante – ainda que menos do que eu imaginava. Como me disse um paciente certa vez:

— Não tenho medo de morrer, só nunca pensei que seria tão trabalhoso.

O fascínio exercido pela medicina é fácil de compreender. Envolve poder, respeito, status, gratidão. Então por que diabos um médico, depois de tantos anos de estudo diligente – depois de adquirir a duras penas o potencial de fazer voltar a bater o coração de uma criança, de devolver o dom da visão, de consertar um membro quebrado, de transplantar um rim – optaria por se devotar à morte e ao ato de morrer? Que atração poderia haver numa rotina de dor e de tristeza, espargida pelo cheiro da derrota, do inevitável fracasso médico?

Se os neurocirurgiões são os bambambãs na hierarquia médica – os galãs com sua macheza e sensualidade –, os médicos de cuidados paliativos são os desalinhados coadjuvantes. Compomos uma especialidade médica de baixo escalão, espreitamos das sombras, perigosamente próximos da morte, intervindo obscuramente com a morfina e o midazolam quando nossos primos carismáticos esgotam seus esforços de cura. Ninguém no hospital sabe muito bem o que fazemos, e geralmente ninguém tem interesse em saber. A morte é um tabu por muitos motivos, em especial o medo de que seja contagiosa.

Certa vez, logo após me formar médica, um oncologista resumiu em uma frase a atitude da velha guarda para com os diagnósticos terminais. Tínhamos acabado de sair do quarto de uma paciente cujo câncer se espalhara amplamente, mesmo depois da última quimioterapia.

— Não há mais nada a fazer aqui - disse ele perto da pia, enquanto literal e metaforicamente lavava as mãos. — Pode jogar essa aí na lata de lixo dos paliativos.

Suas palavras me deixaram pasma. Existiam mesmo médicos que descartavam os pacientes como se fossem lixo, como se a vida destes não tivesse valor a partir do momento em que a medicina já não fosse capaz de prolongá-la? Na época, eu não concebia um sentimento mais repugnante, mas hoje me pergunto se a observação do oncologista não foi uma tentativa grosseira de fazer humor, gerada pelo constrangimento e pelo desconforto de perceber a própria impotência. Os sentimentos que a morte desperta são complicados.

Mesmo eu - que trabalho diariamente com a morte - trato o assunto com cautela. Meus filhos, por exemplo, ainda não sabem exatamente o que mamãe faz no hospital, e não sei bem se chegará uma idade deles em que me sentirei à vontade para explicar. Eles presumem que salvo vidas, imagino. Afinal, esse é o velho paradigma, o do médico que parece saído da tela da televisão, que chega chegando, que assume o comando, lança mão de habilidades espetaculares e salva o dia. Com um estetoscópio no lugar da capa, é verdade, são médicos-heróis, que prolongam a vida, que negam a morte, que brincam de Deus impunemente.

Quando eu era criança, devotada a meu pai, um médico, vislumbrei nas ações dele um estilo diferente e mais sereno de medicina, que talvez lograsse menos porém o fizesse de modo mais gentil e humano. Aprendi com suas inesgotáveis histórias que, mesmo quando parece não haver esperança no destino de um paciente, o médico, um que de fato se importe, sempre pode, com o mínimo de humanidade, tornar o fardo mais suportável, e que essa era uma postura a ser imitada. O ensinamento deve ter se alojado em meu cérebro. Duas décadas depois, após me formar médica tardiamente, eu descobriria que o ambiente frenético e sobrecarregado de um hospital ameaçava erradicar da medicina justamente aquilo que mais me orgulhava em meu pai: a humilde atenção aos pacientes, um amor inato e profundo pelas pessoas. Médicos exaustos logo passam a ser médicos colapsados que reproduzem pesadamente suas práticas de cura.

Diferente do que se poderia supor, a única área do hospital que me permitiu crescer como médica foi aquela impregnada de medo e de tabu:

a unidade de cuidados paliativos a pacientes internados. Se eu disser que meu trabalho lá é mais edificante, mais significativo do que outras formas de medicina que tenha imaginado exercer, talvez você pense que meu cérebro foi afetado pelo longo tempo passado na ala de cuidados paliativos. Entretanto, o que rege a medicina paliativa não é a proximidade da morte, e sim o que a vida tem de melhor. Bondade, coragem, amor, ternura: essas são as qualidades que costumam permear os últimos dias de uma pessoa. Embora o luto possa ser caótico, confuso, quase violento, no trabalho me vejo cercada de seres humanos em sua feição mais notável, incapazes de escapar da concretude e da dor da impermanência, mas que continuam vivendo e amando mesmo assim.

De uma maneira ou de outra, durante metade da vida orbitei a morte e o ato de morrer. Renegando alegremente, como a maioria, o fato de que nossos dias estão contados, não foram poucas as vezes que me salvei por um triz. Por pouco me safei de uma bomba de pregos num atentado terrorista, rastejei das ferragens de um carro no gelo fino da estrada, até mesmo fugi de tiros disparados por crianças-soldado congolesas. Depois, tendo decidido ser médica, optei por cuidar mais de perto da morte – e do sofrimento inevitável que ela desencadeia. Por fim, com a especialização em medicina paliativa, aprendi que o ato de morrer, quando visto de perto, não é o que se imagina. Pois o paciente próximo da morte está vivo, como os demais. Em uma unidade de cuidado de pacientes terminais, o que realmente importa é a essência da vida – uma vida bonita, contraditória e frágil. Você se surpreenderia se soubesse do que somos capazes.

1

Por um triz

Estamos, todos nós, vagando sonambulamente, tomando emprestado o tempo, aproveitando os dias, driblando o destino, sendo sugados pelas brechas, desavisados do instante em que a foice descerá.

Maggie O'Farrell, *I Am, I Am, I Am*

Em minha recordação, os primeiros pensamentos sobre morrer me acometeram quando eu tinha, acredite, apenas sete anos. Era o auge da Guerra Fria, e esse precoce fascínio mórbido pela morte me foi inspirado pela sra. Dewar, minha brilhante e idiossincrática professora primária, uma mulher obsessiva pela União Soviética. Magra e intensa, com um olhar penetrante, ela num instante estava ensinando subtração para no seguinte captar a atenção de seu jovem público, extasiado e trêmulo, com falas sobre a inevitável destruição nuclear mútua.

— Crianças! - alertava-nos, com uma expressão sombria. — Os russos estão chegando! Escutem bem o que estou dizendo, os russos estão chegando!

Nenhum de nós sabia bem quem ou o que eram os russos, mas logo fomos impiedosamente prevenidos. Quando eles viessem, iriam nos massacrar sem exceção, mães, pais, irmãos, irmãs. O mundo que, em nossa inocência, presumíamos ser permanente estava todo ele à beira do esquecimento, na iminência de ser assaltado por horrores apocalípticos. Nenhuma parte do país, nem mesmo a minúscula cidade que eu habitava, na zona rural de Wiltshire, era alheia à animosidade entre Ocidente-Oriente que ameaçava escalar ao ponto de uma guerra nuclear. Meu jovem cérebro não era capaz de compreender um fato tão imenso - não a morte de um indivíduo, mas a aniquilação da espécie, em que nenhum ser humano seria poupado. O medo infiltrou-se em meus ossos.

Crianças são seres que vivem tão absortos nos acontecimentos triviais do dia a dia que jamais atinam com a própria mortalidade. Mas eu me lembro de, aos sete anos, ir para a cama sentindo um medo genuíno de não estar viva pela manhã. Permanecia acordada, rígida de medo sob o edredom, e, quando adormecia, meus sonhos eram assombrados por nuvens em forma de cogumelo. Certa ocasião, de madrugada, meu pai foi despertado pelo barulho de um intruso desajeitado. Totalmente nu, munido apenas de um atiçador de lareira, ele se esgueirou – meio super-herói, meio Benny Hill – até a sala e se deparou não com um ladrão enluvado e mascarado, mas com a filha sonâmbula, de olhos bem fechados, derrubando os objetos de decoração conforme tateava o parapeito da janela e murmurava seu pavor já então internalizado:

— Os russos estão chegando, os russos estão chegando. Nós vamos morrer.

No escuro, papai me pegou no colo e me colocou na cama. Ainda me lembro da sensação de segurança absoluta, como se nada pudesse me atingir enquanto estivesse em seus braços.

Minha angústia existencial daquele Armagedom nuclear foi logo substituída por preocupações mais urgentes, como, por exemplo, se Ben Hardy, de sete anos, meu colega de classe famoso por comer no almoço sanduíches recheados com nada além de ketchup, aceitaria se casar comigo um dia. No fim, como a maioria das crianças, eu estava imersa demais no ato de viver para pensar em algo tão abstrato e etéreo como a morte.

A morte só foi se revelar, se posso dizer assim, na forma de um entretenimento ilícito. Todas as sextas-feiras à noite, depois da escola e logo após o banho noturno, meu irmão, minha irmã e eu subíamos ansiosamente no sofá para nosso deleite semanal na BBC: um filme em preto e branco do Tarzan. No papel-título, Johnny Weissmuller, o nadador olímpico que se tornou estrela de Hollywood nos anos 1930, corria, saltava e gritava conforme abria caminho pela selva com seu abdômen trincado e brilhante de óleo. O destaque, no entanto, nunca era Tarzan, nem mesmo seu companheiro selvagem, um menino de bochechas sujas conhecido apenas como "Boy".

O que a gente amava, com um amor característico de crianças de oito ou nove, era a terrível cena no final de cada filme, em que um vilão recebia uma punição especial.

— É a árvore! - um de nós anunciava com prazer macabro, já que nem todos os filmes continham esse final de gelar a espinha.

"A árvore" envolvia nativos furiosos (como Tarzan se referia a eles) deitando o vilão sobre dois troncos cruzados e, em seguida, erguendo-o, imobilizado, para o céu. O braço esquerdo e a perna direita eram firmemente amarrados a um tronco, e o braço direito e a perna esquerda, ao outro. Abaixo do infeliz vilão, os tambores da selva trovejavam em um crescendo alucinante e os nativos dançavam em frenesi. Tarzan, neste momento, estaria escondido ou capturado e, portanto, impotente para evitar a matança iminente. Um facão se erguia e brilhava brevemente ao sol. Então, de repente, as cordas que prendiam as árvores eram cortadas, uma jovem atriz angustiada desviava o olhar, e as árvores se partiam com o som de um disparo, rasgando a vítima ao meio.

— A árvore, a árvore!

Ríamos ruidosamente antes de adentrar, todas as semanas, a mesma acalorada discussão.

— Não rasgaria a pessoa ao meio - um de nós declarava.

— Rasgaria, sim, bem no meio!

— Claro que não! As pernas seriam arrancadas. E os braços. Eles ficariam nos troncos e o resto cairia e sangraria até a morte.

— Como assim? O corpo seria partido ao meio, até a cabeça! Daí o crânio ia cair, assim que a pessoa ia morrer.

E a discussão prosseguia. Algumas vezes, e esta era uma dádiva especial, papai chegava do trabalho a tempo de se empoleirar conosco na beirada do sofá e se deleitar com a carnificina da Metro-Goldwyn--Mayer. Ele se divertia com a árvore tanto quanto nós.

Para uma criança da década de 1970, a morte por um Dalek, lobisomem, ciborgue ou tubarão era o ponto alto da televisão britânica; quanto mais horrível fosse, melhor. Sabíamos que a alegria que todo aquele sangue nos provocava era vagamente indecente, mas era uma morte de mentirinha, de celuloide, fantasiosa e, portanto, um prazer permissível.

Certa vez, porém, por volta dessa época, papai me contou uma história que me fez perceber a morte - talvez pela primeira vez na vida - inquietantemente próxima de casa. Ele foi médico por quarenta anos, durante a maior parte dos quais trabalhou como clínico geral numa época em que o médico de família cuidava da comunidade local noite e dia, todos os dias do ano. Antes disso, como fizera seu próprio pai, havia navegado em alto mar como médico da Marinha Real, e suas histórias sobre viagens marítimas me fascinavam. Eu costumava achar que sua especialidade o imbuía das artes negras de um feiticeiro. Como anestesista naval, ele tinha o poder sinistro de, por meio de vapores misteriosos, "colocar as pessoas para dormir" – que foi o que, compreendi depois, aconteceu com os cachorrinhos de estimação dos meus amigos, um sono do qual eles nunca acordaram...

Um dia, papai me contou sobre uma ocasião em que seu navio de guerra estava navegando no mar do Sul da China. Eu adorava as histórias médicas de papai, prestava atenção em cada palavra todas as vezes que ele contava e, por insistência minha, recontava as minhas favoritas. De alguma forma, não importava o que seus pacientes lançassem em seu caminho – dramas, traumas, casos comoventes ou desesperadores –, papai parecia tomar em mãos aquelas vidas com confiança, onisciência e um inequívoco toque de divindade. Ele talvez se visse como um simples médico, um médico comum – um profissional vulgar, sem nada de especial –, mas, aos meus olhos de filha, era o herói indiscutível de seus contos.

Essa história, porém, não era nada parecida com as demais. Papai era apenas um jovem que tinha saído da faculdade de medicina havia poucos anos, quando chegou à enfermaria do navio a notícia de que uma explosão havia atingido a sala da caldeira. Dois marinheiros subalternos foram atingidos pelo fogo.

— Eles eram ainda mais jovens do que eu – disse papai. — Não tinham mais do que dezoito, dezenove anos.

Uma válvula de pressão defeituosa provocara um acúmulo letal de vapor que, quando explodiu, lançou os rapazes pela sala e queimou a maior parte de seu corpo.

— Eles morreram? – perguntei, incapaz de supor que ferimentos tão graves fossem compatíveis com a sobrevivência.

— Não. Não de início, quero dizer. E foi o que tornou a situação tão terrível.

Papai relatou o que aconteceu a seguir de modo tão compenetrado que esqueceu que estava falando com uma criança. As duas vítimas foram retiradas do local com sucesso e, ainda vivas, levadas rapidamente à enfermaria. Lá, ele e o médico sênior trabalharam intensamente para estabilizar cada paciente. Trataram as queimaduras com compressas, avaliaram as vias aéreas, conseguiram fazer um acesso intravenoso e iniciaram infusões de fluidos e morfina.

— O que é morfina? - perguntei.

— Um analgésico muito forte. Embora eles não precisassem disso, porque quase não sentiam dor.

Eu sabia que uma simples queimadura de sol era insuportável, então fiquei confusa. A explicação de papai foi direta:

— Para sentir dor, você precisa das terminações nervosas da pele. Eles não tinham mais pele, então não tinham terminações nervosas. Eles estavam sem dor. Eles conversavam, Rachel, riam. Os rapazes estavam muito aliviados. Acreditavam que tinham tido muita sorte de escapar.

Alguma coisa no tom de papai me fez empertigar a coluna e me aproximar. Ele falava como se estivesse vivendo de novo aquela situação.

— Estávamos a centenas de quilômetros da costa. Tínhamos que navegar até Hong Kong para levar os rapazes a um hospital, o que demoraria pelo menos um dia, talvez dois. Meu trabalho era ficar com eles, confortá-los. Eles não sabiam que estavam morrendo. Como saberiam? Não sentiam dor. Eles não tinham visto os ferimentos porque seus olhos estavam enfaixados. Mas eu sabia. Sabia que queimaduras de terceiro grau nessa extensão do corpo eram fatais. Sabia que eles perderiam a consciência muito antes de chegarmos à costa. Meu trabalho, acima de tudo, era mentir para eles...

A ideia de mentir por obrigação profissional nunca me ocorrera. Sendo uma criança de nove anos bastante puritana, nem mesmo sabia se aprovava mentiras inocentes. Prezava meus valores humanos rígidos e polarizados - certo e errado, preto e branco, indiscutivelmente admirável e indiscutivelmente indigno. Entretanto, a tristeza que o rosto de papai expressava naquele momento era tudo, menos binária. Ele deve ter sofrido com a consciência, não revelada aos pacientes, de que seus órgãos inexoravelmente se desligariam, um a um. Sua voz se suavizou ao continuar:

— A Marinha providenciou o transporte dos pais dos marinheiros até Hong Kong; assim, os meninos sabiam, ou pensavam que sabiam, que encontrariam os pais quando chegássemos lá. Um deles tinha namorada e estava preocupado em ficar bonito para ela. Eu menti, fiz de conta que eles teriam um encontro romântico. Tentei fazê-los se sentir bem. Não fazia muito tempo que eles tinham entrado na vida adulta, Rachel. Para mim, não eram muito mais do que crianças. Depois de cerca de vinte e quatro horas, os dois começaram a ficar grogues e, não muito depois, perderam a consciência.

— Mas... não tinha nada que você pudesse fazer para salvá-los? – perguntei.

— Nada. Nada mesmo.

— E depois... eles morreram?

— Sim, eles morreram, Rachel.

O olhar de papai se perdeu por um momento. A minha vontade foi de chorar. Eu não conseguia distinguir o que mais me perturbava, se a imagem dos dois jovens navegando ignorantemente rumo à morte ou a visão do meu pai visivelmente abalado. Ser médico, eu presumia, era como ser uma espécie de deus, e eu adorava ter meu pai naquele pedestal. Naquele momento, ainda incapaz de articular esta ideia, vislumbrei a incômoda verdade sobre a medicina, isto é, o fato de que, embora as exigências do trabalho sejam excepcionais, o ocupante do papel de médico é, como seus pacientes, apenas um ser humano. Gostasse ou não, tive de reconhecer em meu pai alguém com falibilidades e fragilidades, igual a todos nós. E, embora ainda não soubesse o significado de "empatia", senti um pouco de sua tristeza.

Nenhuma das histórias de papai me marcou tanto como essa. Inúmeras vezes, quando criança, eu testemunhara o torpor e o cansaço com que ele chegava em casa do trabalho, a ponto de não conseguir fazer outra coisa senão se jogar no sofá com o gim-tônica numa mão e o jornal na outra. Mas até então eu nunca havia considerado que o cerne da prática da medicina poderia ser a gentileza, não o heroísmo, e o preço que um instinto bondoso poderia cobrar de uma pessoa.

Muitos anos depois, compreendi que, naqueles momentos, meu pai, suando em uma enfermaria sem janelas sob o convés, na verdade sofrera por praticar uma forma breve e extraordinariamente penosa de medicina paliativa, cujas sequelas nunca o abandonaram inteiramente. Suas ações no dia da explosão, as mentiras ditas aos dois jovens marinheiros foram uma tentativa de garantir a eles alguma qualidade de vida, por menor que fosse, ante a aproximação da morte. Em termos médicos convencionais, ele não teve nenhum sucesso. Papai não prolongou a vida dos rapazes, não melhorou suas condições, não desacelerou sua morte, não manteve sua saúde. Ainda assim, em termos humanísticos, ao manter-se na cabeceira de seu leito, ao se fazer presente, ao evitar o horror da carne carbonizada e da morte iminente, talvez tenha ajudado a tornar mais suportável um destino intolerável. Talvez papai tenha feito o que realmente importava.

No século XXI, a experiência da morte é televisionada, digitalizada, esterilizada, e é onipresente. Minha primeira dose de morte como entretenimento foi cortesia de Johnny Weissmuller e seus músculos torneados; no caso do meu filho, já foi diferente. Aos oito ou nove anos, ele voltava da casa dos amiguinhos empolgado com as histórias sangrentas em que hordas de monstros eram aniquiladas no PlayStation. Ignorando o frisson infantil pelo contato indireto com a morte, eu temia que a exposição precoce a crimes com armas de mentira gerasse uma atitude insensível em relação à morte ou, pior, uma glamorização do assassinato banal. Finn, no entanto, me colocou no meu lugar. Ele sabia exatamente a diferença entre uma tela e a vida real:

— Mãe, você tem noção que as árvores não são de pixels, né?

Com pai médico e mãe enfermeira, meus irmãos e eu contrariamos a tendência demográfica a entender a morte humana como uma experiência abstrata. Os filhos de pais médicos muitas vezes descobrem muito cedo que não existe uma fronteira clara entre o lar e o hospital. As histórias de papai eram uma coisa; mais fundamentalmente, porém, ele se achava tão imerso na vida dos pacientes que às vezes, sem querer, trazia a morte para dentro de casa e nos tirava de casa para conhecê-la.

Certa vez, em uma idílica tarde de domingo, um telefonema da polícia arrastou papai da frente da TV, onde assistia à final do críquete. Durante toda aquela semana de sol feroz, grama nenhuma fora aparada, tal era a rivalidade esportiva que mobilizava a nação. Excepcionalmente, não foi a necessidade urgente de perícia médica o que negou a papai a satisfação de assistir à vitória da Inglaterra sobre a Austrália. E sim a exigência de uma formalidade burocrática que só o médico de plantão podia providenciar. A poucos quilômetros de nossa casa, sob um céu azul leitoso, um jovem jogara sua vida no caminho de um trem-bala e, como é necessário em casos de morte súbita ou inesperada, um médico precisava atestar a ocorrência de fato do óbito.

Papai havia contado isso para mamãe aos sussurros antes de sair, mas, como era de se esperar, meu irmão, minha irmã e eu ouvimos às escondidas. Já em seu retorno, as vociferações de papai foram estrondosas. Nenhum de nós pôde deixar de ouvir o que as provocou.

— Total perda de tempo... Pra que um maldito médico!... Ele estava espalhado pelos quinhentos metros de pista, pelo amor de Deus!... Havia pedaços nas amoreiras...

Sem dúvida, ajudei a deteriorar ainda mais a tarde de papai:

— Como assim? Como assim "espalhado"? O que tinha nas amoreiras?

Minha torrente de perguntas era implacável. Consumido pela raiva, que até eu percebia não ser inteiramente causada pela perda da partida de críquete, ele foi forçado a explicar, em termos mais adequados a crianças, por que, mesmo com um corpo reduzido a pequenos pedaços de carne pulverizados numa estrada, a lei exigia que um médico diagnosticasse e confirmasse por escrito a morte.

Esse evento, assim como o episódio em que teve de cuidar dos dois marinheiros moribundos, nunca foi esquecido por papai. Ao longo dos anos, iríamos revisitá-lo em conversas. Apesar de respeitar o desespero absoluto que leva uma pessoa ao suicídio, papai direcionava suas simpatias ao maquinista, que ele conhecera naquela tarde, na lateral da pista, ainda tremendo, curvado espasmodicamente ao lado do próprio vômito.

— Naquela época - contou papai - não existia terapia nem folga do trabalho para quem passava por isso. A pessoa tinha que trabalhar no dia seguinte e tocar a vida.

O que ele nunca admitiu exatamente - nem o faria em consideração ao sofrimento do maquinista - foi a sua própria dor, e a dos policiais e funcionários da ferrovia, por ter sido arrancado da família num final de semana em fins de julho para inspecionar restos humanos recém-pulverizados sob um céu de verão serenamente indiferente.

O meu aprendizado de criança naquele domingo foi que independia dos russos para que a morte recaísse inesperada, repentina e horrivelmente, e com o poder de transformar, ainda que temporariamente, a vida até mesmo de pessoas que nunca conheceram o morto, sem falar naquelas que o amavam. Tomei a clara consciência de que estávamos todos a poucos minutos da morte. Seja na forma de loucura, de desespero ou de má sorte, pura e simples, o fato é que a catástrofe nos espreita.

Papai ficou impaciente e irritado pelo resto do dia, e nós cautelosamente lhe demos espaço. Eu não conseguia me imaginar fazendo o que ele fez. E, para ser honesta, nem queria.

Quando pensava em medicina quando criança, era mais com um sentimento de ambivalência do que de entusiasmo. Por um lado, era viciada nas histórias de meu pai, mas, por outro, como a maioria das crianças, estava totalmente ciente de que os médicos – até mesmo meu pai – faziam coisas sem permissão ou misericórdia.

A única ocasião da infância em que eu de fato poderia ter morrido é um excelente exemplo. Tínhamos percorrido de carro todo o caminho até Fort William, nas montanhas do norte da Escócia, para passar algumas semanas em um chalé de madeira. Com idade suficiente para poder brincar sozinhos fora de casa, meu irmão, minha irmã e eu passávamos horas represando regatos, subindo em árvores e, o mais emocionante, balançando em uma corda sobre um rio. Só que eu era um desastre para balançar... Nervosa com a perspectiva de cair, deixava que minhas pernas se arrastassem debilmente atrás de mim, enquanto as outras crianças as contraíam junto ao peito para se arrojar até a outra margem.

Com todos gritando instruções de como fazer aquilo, a vergonha superou o medo. Me posicionei na beirada e agarrei a corda com todas as minhas forças, consumida pelo pensamento de que desta vez chegaria ao outro lado. Respirei fundo, e houve um momento de silêncio em que as outras crianças me olharam como se fossem uma bancada de juízes. Então, me lancei ao ar, puxando os joelhos em direção ao peito, determinada a me redimir.

A sensação seguinte foi de um som pior do que o de unhas raspando um quadro-negro, um guincho ensurdecedor, vindo de longe, mas que se tornava mais alto e mais horrível. Demorou um ou dois segundos até que eu percebesse que o barulho vinha de mim mesma. Fiquei surpresa ao me ver sentada na água, submersa até o pescoço. Mais desconcertante ainda foi perceber que estava gritando embora não sentisse medo nem dor. Mãos ásperas começaram a me agarrar e a me puxar. Meus gritos tinham feito os adultos saírem correndo dos chalés e descerem a margem lamacenta do riacho para me arrastar até a grama. Com esse levantar e puxar, veio a onda de dor. Prestes a desmaiar, estava chocada e enjoada demais para apelar por alguma delicadeza.

Depois de me carregar para dentro do chalé, meu pai, como todo médico faria, começou a fazer um exame clínico rápido. Lembro-me da expressão angustiada e ansiosa de mamãe ao vê-lo ir direto para o meu braço direito, pendurado em um ângulo estranho, para avaliar sua amplitude de movimento. Quando ele ergueu o membro, um osso raspou sobre outro. O impacto quebrara a cabeça do meu úmero, e a dor era incomparável a qualquer outra que eu já sentira. Ao me ver desmaiar no sofá, mamãe não aguentou mais:

— Pelo amor de Deus, Mark, pare com isso! Você a está machucando!

Seguiram-se palavras concisas, cujo conteúdo mal registrei.

Partimos para o hospital mais próximo, a cerca de uma hora de distância pelas estradas sinuosas da montanha; me afundei no banco de trás do carro e tentei, em vão, ficar imóvel enquanto o carro balançava e rompia as curvas. Na frente, mamãe e papai discutiam se seria necessária a fixação cirúrgica com pinos de metal e comentavam que, por um ou dois centímetros, meu pescoço não se quebrara. Eu mantinha os olhos fechados, fingindo dormir, cheia de gratidão a mamãe por exigir que papai fizesse as curvas com menos pressa. Um procedimento cirúrgico e uma noite de viagem pelas montanhas depois, suportei o resto do feriado com um braço sustentado em uma posição horizontal por camadas e mais camadas de espuma, tudo mantido no lugar pela fita cirúrgica enrolada em meu torso. Eu parecia, e me sentia, ridícula.

O autor infantil Roald Dahl disse uma vez a um entrevistador que os adultos deveriam passar uma semana de joelhos para se lembrarem como é viver em um mundo em que todo o poder reside nas pessoas que se avultam sobre você. Em nenhum lugar, a impotência e a indignidade de ser criança são mais evidentes do que em um consultório médico, onde você sabe que, a qualquer momento, pode ser submetido a uma espátula na garganta, uma sonda de metal no ouvido, a líquidos de sabor horroroso ou à halitose de um médico. Quando seu pai é o médico, seu mundo inteiro está sob esses riscos, até mesmo durante as férias de verão. Nunca teria me ocorrido questionar papai por me fazer desmaiar de dor para obter um diagnóstico se mamãe não tivesse reagido contra isso com tanta veemência. Mas, percebi mais tarde, era uma peculiaridade estranha da paternidade que, para proteger a prole, em certas circunstâncias fosse necessário causar-lhe sofrimento físico.

Seis semanas mais tarde, no ambulatório de um hospital, nua da cintura para cima, recebi a penosa lição de que a dor e sua imposição não são monopólio dos médicos. Meu úmero estava colado de novo, e era hora de remover a proteção de espuma e a fita adesiva. Não gostei da aparência da enfermeira que pegou severamente uma ponta da fita e tentou descolá-la. Com o cabelo raspado rente e a boca fina e apertada, ela parecia uma anti-heroína de Roald Dahl. E, quando franziu ainda mais os lábios e se preparou para puxar, percebi que o fez com prazer.

Eu gemi. A fita havia aderido tão firmemente à minha carne macia de criança que a força necessária para removê-la arrancou a camada superior da minha pele. Lenta e deliberadamente, a enfermeira caminhou ao meu redor enquanto arrancava tiras translúcidas de pele. Olhei para baixo e vi gotas de sangue escorrendo em direção ao meu abdômen. Mamãe, no canto, estava horrorizada. Cerrei os dentes, encarei as luzes fluorescentes e jurei não fazer nenhum som, mesmo quando meus olhos, nadando em lágrimas, me traíram.

— Pronto - disse a enfermeira, jogando na lixeira do ambulatório a fita adesiva ensanguentada e a espuma. — Não foi tão ruim, foi? Não sei com o que você estava tão preocupada.

Semanas depois, tirando as crostas das costelas, eu ainda pensava nela com ódio ardente. O fato de que um centímetro, uma guinada para a esquerda ou uma inclinação para a direita poderia ter significado a fratura do meu pescoço, e não do ombro, não me ocorreu nem por um momento. Foi somente anos mais tarde que me dei conta de que estivera a um passo da morte. Nós convivemos tão placidamente com o que poderia ter acontecido... Nesse caso, entretanto, não aconteceu.

Os primeiros indícios de que eu poderia seguir meu pai na medicina incluíram caçar as pelotas regurgitadas por corujas durante os passeios com nosso cachorro pelo campo e depois passar horas dissecando os ossos minúsculos de roedores e etiquetando-os meticulosamente e organizando-os em caixas de papelão. Mais tarde, quando aprendi na escola sobre o sistema reprodutivo feminino, fiquei tão chocada com a perspectiva da menstruação desordenada, embaraçosa e inconveniente que passei uma aula inteira de biologia discretamente esboçando um redesenho pélvico que desviava os produtos da menstruação do útero para o cólon, evitando engenhosamente o indesejável drama da menstruação. Em minha modesta opinião, meus novos e aprimorados órgãos reprodutivos femininos superavam a evolução humana.

No entanto, quando criança, eu não queria ser médica; queria ser escritora. Não conseguia acreditar que adultos ganhavam dinheiro pelo prazer de escrever histórias, ou que podia emprestar oito - oito! - livros por semana na biblioteca, ou que existia um livro, um livro extraordinário, que ensinava o significado das palavras. Minha mãe me descreve pelo episódio em que corri escada abaixo e coloquei um livro na cara dela.

— Mãe! Você sabia sobre este livro chamado dicionário? - anunciei em êxtase. — Ele explica o que cada palavra significa e até como pronunciá-las.

Minhas histórias eram obsessivamente transcritas, depois da escola e nos fins de semana, em cadernos feitos à mão muito mal ilustrados. A carnificina aparecia com destaque - eviscerações e amputações -, pelo que culpo papai. Ele tinha um armário multiuso forrado do chão ao teto com prateleiras de livros. A "biblioteca", como era amplamente conhecida, era repleta de tudo, desde James Joyce a Harold Robbins, de Isaac Asimov a Jeffrey Archer. Desde a mais tenra infância, eu secretamente devorava literatura inadequada para a minha idade, continuando a ler tarde da noite com uma lanterna sob o edredom, muito depois de mamãe e papai terem ido deitar. As séries de James Bond e Modesty Blaise eram as melhores para me aguçar, enquanto os horrores de Edgar Allan Poe ao mesmo tempo me repeliam e me cativavam, inspirando meus próprios romances horripilantes.

As melhores histórias, é claro, não vieram de um livro, mas do próprio papai. O dr. Mark Rendall conheceu intimamente muitas gerações de pacientes – todos os amores, as perdas, os sofrimentos e as alegrias que unem as famílias ou, às vezes, as separam. Ele não podia andar pela rua da pequena cidade onde tinha seu consultório sem que uma série de acolhedores cumprimentos solicitassem sua atenção. No Natal, havia tantas bebidas embrulhadas para presente oferecidas por pacientes agradecidos que não cabiam todas debaixo da árvore.

Do ponto de vista de seus filhos, nada disso importava. O tempo dedicado às necessidades dos pacientes representava um tempo longe de nós e de mamãe. Frequentemente, como ocorre com tantos médicos, papai, ao final do dia, voltava para casa vazio e esgotado como um campo após a colheita. Depois de se dedicar inteiramente a consultas em sequência, não tinha mais nada para oferecer à família. Aquele aparentemente inócuo "um em três" – sua escala padrão como clínico geral – pareceria mentira a quem não o viveu. A cada três dias de sua vida profissional, ele trabalhava trinta e seis horas seguidas, das nove da manhã às seis ou sete horas da noite do dia seguinte. Durante toda a noite, os pacientes solicitavam visitas a domicílio. Mamãe atendia às ligações enquanto papai os estava visitando, de modo que ambos sofreram uma semipermanente privação de sono. Às vezes, depois de uma noite particularmente cansativa, quando papai ajudava a nos aprontar para a escola pela manhã, estava tão abatido e cansado que até mesmo fazer café parecia muito além de suas forças, quanto mais passar outro dia tomando decisões potencialmente de vida ou morte com relação aos pacientes. A fadiga aguçava seu temperamento conforme nós nos arrastávamos pelo corredor, atrapalhados pelas mochilas e sapatos.

Uma vez por ano, eu tinha uma breve vivência do mundo clínico que tanto exigia de meu pai. Todo Natal, meus irmãos e eu abríamos o conteúdo de nossas meias e devorávamos o café da manhã especial antes de partir de carro para o hospital local com papai e mamãe. Esses pequenos hospitais rurais, hoje fechados em praticamente sua totalidade, possibilitavam aos moradores evitar longas caminhadas até um hospital municipal e ser tratados perto de casa por um único médico, o clínico geral local, que estava familiarizado com sua vida e com seus problemas. Bebês nasciam lá, bisavós morriam lá. Meu pai conhecia cada um deles.

A cada ano, um punhado de seus pacientes, homens e mulheres na casa dos oitenta ou noventa, passavam o Natal abandonados no hospital. Papai ia de cabeceira a cabeceira, conversando calorosa e amigavelmente, com sua jovem família a reboque. Com apenas cinco ou seis anos, eu pairava desconfortavelmente ao lado de cada idoso, nauseada com os cheiros de iodo e dos fluidos corporais. Raramente havia mais alguém lá. Às vezes, parecia que, para eles, a visita do médico da família era o ponto alto, até então, do dia de Natal.

Apesar da minha ansiedade com o que dizer, como me comportar, ou do medo de ver alguém dar o último suspiro na minha frente, uma coisa não passava batido: aqueles rostos, tão enrugados e velhos, se iluminavam de alegria com a chegada de meu pai. E muitas vezes, quando meus irmãos e eu nos aproximávamos mais de suas camas, eles sorriam de felicidade com a chance de conversar com uma criança pequena. De alguma forma, eu sabia que, apesar dos meus medos e constrangimento, o pouco que oferecíamos nas manhãs de Natal era muito importante para os pacientes acamados de meu pai.

Quando chegou o momento de escolher a área de estudo do meu exame vestibular, a medicina não parecia tão conectada às pessoas quanto a química básica à medicina. Exceto por papai. Ele era o elo. Ele tornava a medicina humana. Conforme fui crescendo, as histórias que um dia amara por enquadrarem meu pai como meu herói bidimensional de infância se transformaram em uma forma de intimidade entre pai e filha, cheia de nuances, complicada e preciosa. Quando conversávamos sobre seus pacientes, ele compartilhava comigo o médico reservado e questionador que carregava suas perdas e fracassos – a morte de seus pacientes – como bolor envolto no coração. Pela primeira vez, passou pela minha cabeça que talvez, muitos anos atrás, quando papai examinara meu braço quebrado, tenha sofrido tanto quanto eu.

— Pai, você sabe que, se escolher inglês, eu não vou poder fazer química?

Estávamos conversando em uma manhã de domingo enquanto passeávamos com o cachorro pelo campo que cercava nossa casa. O prazo para enviar as escolhas de matérias terminava no dia seguinte. Meu formulário era pequeno, e o horário de química se chocava com o de inglês. Papai sabia exatamente o que isso significava.

— Então, se você escolher a disciplina que é essencial para cursar medicina na universidade, não poderá estudar aquela que ama mais do que tudo?

Confirmei. Nós seguimos em frente. O silêncio pairou confortavelmente entre nós. A alguma distância, nosso labrador perseguia coelhos com um entusiasmo tão inepto que ambos caímos na gargalhada. Marchamos pela lama para contornar o esterco espalhado por ali. Hesitei antes de fazer a pergunta que sabia que meu pai não responderia.

— Pai... você acha que eu deveria ser médica?

Se ele tivesse dito sim, eu teria seguido sua dica sem pestanejar, e ele estava bem ciente disso. Papai fez uma pausa e sorriu.

— Não posso te dizer o que você deve ser, Rachel. Só você sabe isso.

Nem uma vez, crédito seja dado, nenhum dos meus pais tentou me conduzir pela visão deles da vida que seria melhor para mim. Eu sabia o quanto devia ser grata por isso, mas ainda desejava que papai me dissesse o que fazer. No final, ironicamente, foi por causa dele que descartei uma carreira na medicina e escolhi estudar livros em vez de bicos de Bunsen. Tive receio de que a opção pela medicina não fosse motivada por uma vocação genuína, e sim por uma vontade de deixá-lo orgulhoso de mim.

Em vez de ajudar as pessoas por meio da cura, nutri uma noção vaga, romântica e infantil de usar as palavras para tornar o mundo um lugar melhor. As histórias, eu sabia, eram infinitamente mais do que mero entretenimento. Não apenas as histórias podem salvar vidas, como, às vezes, as pessoas morrem tentando contá-las. Ainda uma adolescente idealista, assisti paralisada à transmissão da BBC, desde a Praça da Paz Celestial, na China, das imagens de um homem magro em mangas de camisa enfrentando os tanques de uma ditadura, desafiando-os a esmagá-lo aos olhos da imprensa mundial. A ideia de que falar ousadamente, de que falar a verdade poderia, em outra parte do mundo, resultar em morte fez o jornalismo parecer um imperativo moral. Ao longo de todos aqueles anos ouvindo encantada as histórias de medicina contadas por papai, nunca me ocorrera que o cerne de ambos os trabalhos, jornalismo e medicina, pudesse ser fundamentalmente o de contar histórias.

Não pensei mais sobre medicina ou sobre mortalidade até que, pouco antes de partir para a universidade – filosofia, política e economia foram os cursos que escolhi –, fui forçada a enfrentar, em uma onda de adrenalina, o aparente fato de que estava prestes a morrer.

Era um inverno intenso, um daqueles dias ingleses sombrios em que o amanhecer nunca surge propriamente e em que, na hora do chá, qualquer resto de luz do dia já se foi. Meu amigo tinha planos, no entanto. Tom apareceu na soleira da porta naquela noite; mal conseguia disfarçar a agitação enquanto girava as chaves do carro nas pontas dos dedos.

— É meu, todo meu – gabou-se ansiosamente. — Quer dar uma volta?

Fiquei boquiaberta com o calhambeque estacionado em frente de casa. Para mim, aquela lata-velha prometia mais emoções do que a Ferrari mais rápida do mundo. Um carro – qualquer carro – era um meio de escapar para bem longe. Intoxicação pura.

— É realmente seu? Seus pais realmente te deram um carro?

Tom havia passado no exame de direção alguns dias antes. A recompensa da parte de seus pais foi deliciosamente inesperada.

— Sim. Vem. Vamos!

Não há surpresa no desfecho dessa história. Estava muito frio, geava. Gelo negro As estradas da região tinham estado cobertas de gelo negro durante toda a semana. Depois de um começo claudicante e algumas manobras amadoras, avançamos calmamente pela cidade, em um ritmo obediente à lei, e então, na estrada, começamos a acelerar. Tom gritava ao trocar as marchas. Havia uma selvageria em seu desejo por velocidade que não me assustou a princípio. Rimos juntos do motor esticando e engasgando, e as sebes passaram a ser um borrão. A velocidade, a liberdade de brincar de ser adulto, de reivindicar as estradas.

Então, aquele primeiro gostinho por velocidade de Tom se desencadeou em algo primitivo e perigoso. Com seu pé tocando o chão, o motor primeiro rugiu, depois gritou em protesto. Comecei a me arrepiar de medo.

— Ei, Tom! Vai mais devagar. – Foi como se eu não tivesse falado nada. — Tom, sério, vai devagar. Você está indo rápido demais. Tom!

Quanto mais eu implorava, mais imprudentemente ele dirigia. Meus gritos pareciam apenas estimulá-lo.

Mesmo com a adrenalina inundando meu corpo – meu pânico era uma espécie de bile na boca –, uma parte de mim observava a estrada com clareza fria, dura e inabalável. Eu tinha a perfeita noção de como seriam os próximos segundos. O manejo oscilante com que Tom mantinha o carro na pista estava prestes a se romper. O carro logo não estaria mais mudando de direção, e sim derrapando. Tom lutaria pelo controle, porém não o recuperaria. Seríamos lançados na direção do tráfego contrário. O guinchar das rodas, o estilhaçar do crânio contra o vidro passariam despercebidos, porque dentro de instantes estaríamos mutilados e sem vida, pendurados inertemente nos cintos de segurança.

Previsivelmente, o carro começou a se propelir de uma pista para a outra. As torções que Tom dava no volante eram inúteis. Eu não distinguia se o trovão que soava em minha cabeça era meu sangue pulsando ou as pastilhas de freio arranhando contra o metal. Nenhum de nós dois podia alterar o desfecho iminente. Quando fomos arremessados para a pista oposta pela terceira vez, o carro tinha adquirido tal impulso descontrolado que os pneus se descolaram da estrada – fomos lançados para o céu. Um baque, um guincho, o som de metal amassando, e então estávamos de cabeça para baixo em uma vala, os eixos girando acima de nós.

Todas as janelas estavam quebradas, a lataria estava destruída, o carro era uma perda total. Ninguém poderia ter saído daqueles destroços intacto, e ainda assim ambos emergimos, cobertos de vidro da cabeça aos pés, arranhados e trêmulos, porém ilesos. Ficamos na estrada perto da sucata fumegante, segurando um ao outro silenciosamente. Fazia muito frio. Nossas respirações, condensadas, eram uma prova visível para o mundo e para nós mesmos de que estávamos vivos, contra todas as probabilidades...

Do outro lado da estrada, havia uma casa de campo, do lado de fora da qual se achava uma senhora idosa de camisola.

— Venham aqui! – chamou ela, nos levando para dentro. — O estrondo me acordou. Achei que fosse uma explosão.

Usei seu telefone para chamar meus pais. Cacos de vidro caíam do meu cabelo sobre a mesa. Mamãe e papai chegaram, olharam horrorizados para os destroços e nos levaram para casa em silêncio. O que havia para dizer? Tom e eu nunca falamos sobre o que aconteceu. E, depois de um dia ou mais de rememorações intrusivas, em câmera lenta e em alta definição, tirei definitivamente de minha mente o acidente. "Apenas siga em frente", falei a mim mesma. "Não pare, não olhe para trás. Você tem dezoito anos e há uma vida inteira para viver".

2

Carne e osso

Não há meio-fio em que não repousem;
Não há rua que, a seu tempo, não visitem.

Phillip Larkin, "Ambulances"

Estaria mentindo se dissesse que, na primeira vez que vi um cadáver, fingi me importar.

É primavera, mas a cidade está atônita com a ousadia do verão. Com vinte e tantos anos, moro em Londres há tempo o bastante para saber que essas aparições fora de época do raro sol britânico trazem à tona o espírito carnavalesco da capital. Durante tais fugazes momentos de não-exatamente-verão, as durezas da vida na cidade – nariz esmagado contra axilas no metrô, brigas entre motoristas para ver quem domina a rua – se esvaem quando viramos a cabeça para o céu como plantas para a luz, maravilhados com o azul e o calor.

Na sexta-feira trinta de abril de 1999, os ânimos desgastados e os pavios curtos de uma metrópole superlotada se desfizeram sob céus infinitos. Sou uma jovem jornalista de televisão que ocasionalmente se entrega ao sonho secreto de, um dia, se formar médica. No momento em que, naquela noite, saio dos estúdios com meu namorado, Londres está mergulhada em dourado. Sem os casacos, com um sorriso no rosto, passeamos lentamente pela Hungerford Bridge, saboreando sem pressa a luz do sol refletida no Tâmisa. Estamos à procura de um pub com mesas do lado de fora para brindar a este improvável presente, uma linda noite. Parece que toda Londres teve a mesma ideia. As ruas do Soho estão cheias de rapazes e moças espalhados pelas calçadas, com uma caneca de cerveja nas mãos.

De braços dados com Matt, semi-inebriada pela luz do sol, fico maravilhada com o poder transformador de algo tão simples como o clima. No lugar dos trabalhadores obstinados em busca de seus caminhos individuais para casa no fim de semana, Londres parece ter se unido em humilde adoração ao sol.

Seguimos em direção a um pub que por acaso se localiza na Old Compton Street do Soho, o coração da comunidade LGBT de Londres. Gosto do Admiral Duncan. Um pequeno, mas vibrante bar gay, cheio de personalidade. Sua arrogância e atitude refletem muitos de seus clientes. Entretanto, esta noite, sem que saibamos, alguém os quer mortos.

Quando o fato acontece, estamos nos aproximando da entrada do pub. Não me lembro da explosão em si, me recordo apenas de me encontrar de cara na sarjeta. Minhas bochechas estão pressionadas contra o asfalto. Uma floresta de pernas me assoma. Embora perplexa, estou estranhamente impassível com a forma como a rua balançou, virou de cabeça para baixo, e não consigo mais ouvir nenhum som.

Lentamente me levanto, atordoada e em silêncio, me perguntando por que as pessoas ao redor estão cobertas por uma poeira da espessura de farinha. Dos meus cinco sentidos, apenas a visão parece funcionar. Alguns metros à frente, há um corpo na sarjeta. Vagamente, noto como o sangue do homem é brilhante, e que sua perna, meticulosamente cortada, está a seu lado no chão. A rua está inundada com seu sangue. Outras pessoas, observo depois, estão vagando em círculos, fantasmas sem propósito ou direção. Eu as examino indolentemente, sem sentir nada. Não consigo me lembrar por que estou lá.

De repente, policiais se encontram por toda parte, gritando para todos nós voltarmos, embora eu, ainda incapaz de ouvir, só possa afirmar isso por suas expressões contorcidas. Somos conduzidos para longe da cena. Aquiesço, permitindo-me ser empurrada para trás, perplexa com a razão pela qual a polícia está tão frenética, incapaz de correr como eles exigem.

Na confusão, por acaso encontro Matt, de quem me esqueci completamente, e partimos, sem trocar palavras, por Londres. No lugar da conversa, há o peso do não dito enquanto caminhamos sem rumo por quilômetros. Talvez tenhamos a esperança de que, colocando distância suficiente entre nós e a explosão, faremos com que ela não tenha acontecido. Em algum momento, começo a tremer. Temos de parar um pouco para eu não desmaiar. Várias horas após o ataque, nos encontramos em nosso apartamento, no East End de Londres. Com os ouvidos ainda zumbindo, nos sentamos grudados na televisão, paralisados ante a cobertura da explosão que quase nos matou. Um segundo a mais, um passo a mais, um passo decidido em vez da perambulação. Só tarde da noite, assistindo à gravação do caos que acabamos de deixar para trás, é que começo a me sentir devidamente assustada – ou, na verdade, a não sentir nada.

Os fatos, conforme surgem na mídia, são desoladores. Três pessoas morreram – uma delas, uma mulher grávida –, e mais de oitenta se feriram quando o dispositivo, uma bomba de pregos, atingiu o pub Admiral Duncan. Um homem foi lançado a dez metros de altura pela força da explosão. Seria esse o homem que eu tinha visto diante de mim, quebrado, profanado, deitado na poça do próprio sangue? As incontáveis páginas dos jornais me deixam enjoada. Como jornalista, sou perfeitamente ciente de que nada deixa uma matéria tão boa quanto a desgraça de outras pessoas. Ainda assim, não consigo parar de ler.

O terrorista, um supremacista branco chamado David Copeland, explodiu três dispositivos no total, visando deliberadamente as comunidades negra, bengali e gay de Brixton, Brick Lane e Soho, respectivamente. Em seu julgamento, ele se declararia um justo mensageiro de Deus, e louvaria sua campanha explosiva como o início de uma guerra homofóbica e racial há muito esperada. Condenado por assassinato, seria condenado a cumprir seis sentenças consecutivas de prisão perpétua.

Nas semanas que se seguem às explosões, meus sonhos dão uma guinada assustadora. Parece que todo o medo que não senti na hora vai, de uma forma ou de outra, forçar a sua saída. Nunca falo disso com ninguém, mas às vezes acordo à noite em pânico, com falta de ar; e, durante o dia, sou atormentada pela culpa de não ter feito nada pelas vítimas. O homem sem perna, os mortos e moribundos. Não me ocorreu tentar ajudar nenhum deles. Poderia atribuir isso ao choque, mas a verdade é que, mesmo que eu estivesse em condições de ajudar os outros, não saberia como fazê-lo.

Vinte e uma ambulâncias e uma ambulância aérea prestaram socorro naquela noite, despejando tripulações de paramédicos e médicos não perto, mas no próprio local do desastre – a fim de evitar que pessoas como eu se machucassem ou se ferissem. Muitos policiais, homens e mulheres, fizeram o mesmo. Será que eles pensaram na possibilidade de morrer, ou estavam tomados pelo sentido do dever? Nenhuma dessas centenas de pessoas que primeiro atenderam o chamado sabia se havia uma única bomba ou se haveria mais explosões. Ao correr para o local e conduzir o público a um lugar seguro, estavam, dependendo do ponto de vista, simplesmente fazendo seu trabalho ou agindo como heróis consumados. Talvez um super-herói moderno seja exatamente isso, um trabalhador, um cara comum ou uma mulher comum que, quando a situação exige, se coloca em posição de ajudar sem hesitar – ignorando completamente a própria vulnerabilidade – e arrisca a própria vida para salvar outras pessoas.

Aos vinte e cinco anos, do lado de fora do pub Admiral Duncan naquele dia, descobri que a morte digitalizada que nos cerca diariamente – nos desenhos animados, nos video games ou nos cinemas multiplex – não nos prepara nem um pouco para a assombrosa realidade da morte em carne e osso. Por quase duas décadas, a minha maneira de lidar com o primeiro cadáver humano que vi foi fingir para mim mesma que não o tinha visto de fato. A ideia de que um homem sangrou até a morte diante dos meus olhos, e eu observei sem forças, sem fazer nada, era dolorosa demais elaborar de outra forma. Escolhi a negação.

Esse contato inicial repentino com a morte era, então, típico de minha época e dos tempos. Ao passo que os adultos mais velhos geralmente vivenciam períodos prolongados de problemas de saúde e declínio – nos quais a fronteira entre viver e morrer se torna turva, indistinta e às vezes pode abranger anos –, na Grã-Bretanha do século XXI, são as mortes súbitas ou violentas e em acidentes o modo mais comum de morrer entre os jovens. As colisões no trânsito, por exemplo, são responsáveis por mais de sessenta por cento das mortes de jovens no Reino Unido. Quando a morte, tal qual um raio ou a ira de Deus, recai instantaneamente, não há tempo para falar ou planejar. Você é abatido antes de saber o que está acontecendo.

Essa espécie de iminência de morrer aleatoriamente pelas mãos de um terrorista com uma bomba de pregos apenas solidificou minha convicção de que negar a morte era o mais sensato. Havia pouca vantagem em meditar morbidamente sobre minha possível morte se nenhuma especulação poderia evitá-la. Eu poderia ficar neurótica e inquieta, sim, mas seria muito melhor *viver*, agarrar-me a cada momento, aproveitá-los com sabedoria. Quem poderia saber, afinal, quantos desses momentos eu ainda teria? Já quanto a pensar na minha futura decadência até a velhice, me parecia o cúmulo do comodismo. Sabia que meu corpo, então cheio de energia e vigor, um dia murcharia e se decomporia, transformando-se em algo encurvado e enfraquecido, uma casca da forma física atual. Por que eu desejaria contemplar o envelhecimento e a morte, se era uma criatura programada para viver? Eu tinha escapado da morte duas vezes. Eu a havia desafiado. Ela não me queria por ora.

Muitos anos depois, o atentado no Soho surgiu como assunto durante o café da manhã com um amigo, um anestesista no St. Mary's Hospital, em Londres, um dos principais centros de trauma da capital. Helgi Johannsson é especialista em lidar com o que os terroristas deixam como rastro. Para um médico, trauma não é, antes de tudo, aflição ou angústia, e sim a afronta física de uma bala atravessando a carne, do carro esmigalhando o membro, do metal no crânio, do peito esmagado sob os escombros. Equipes de trauma lidam com o inesperado, com a surpresa – com lesões corporais de tal violência e gravidade que, se não forem estabilizadas instantaneamente, podem privar as pessoas de ter a própria oportunidade de se sentirem traumatizadas.

Helgi lida diariamente com aqueles corpos mutilados, retorcidos e quebrados que assustam até mesmo outros médicos, quanto mais pessoas não treinadas em medicina. A morte súbita, chocante e brutal é seu ganha-pão. Ele comentou comigo que há muito tempo parou de ter medo de atos terroristas. Não porque Londres esteja livre deles, mas porque tragédias pessoais de uma grandeza inimaginável – vidas que são dilaceradas sem motivo nem aviso – fazem parte de seu dia a dia de trabalho.

— Eu cuido das pessoas que estão no lugar errado na hora errada – disse ele. — Você aprende que a vida é arbitrária e precária. Certa vez, ouvi uma enfermeira dizer à minha paciente, uma jovem que havia sido esfaqueada quase até a morte pelo parceiro, que existia uma razão para o que tinha acontecido com ela, um significado. Falei: "Não, isso é só a vida sendo aleatória". A paciente gostou, ela riu com gosto. E eu realmente acredito nisso. Vivemos em um mundo aleatório onde tudo pode acontecer a qualquer momento, mas que também é cheio de beleza e bondade.

Meu amigo fez uma pausa para saborear a torrada. Era difícil imaginar que esse médico lúcido, que vê nos terroristas uma ameaça comparável aos acontecimentos fortuitos da vida, alguma vez tivesse enfrentado a morte de modo não sereno. Mas mesmo Helgi já hesitara em tratar dos mazelados. Para nosso espanto mútuo, descobrimos durante a conversa que ele também estava na Old Compton Street no dia em que David Copeland desencadeou seu ódio. Na época um jovem médico formado havia poucos anos, Helgi correu instintivamente em direção à mesma carnificina na qual eu patinara aturdida.

— Provavelmente passei por você - contou. — Não pensei nos riscos nem por um instante. Artefatos secundários, outras bombas, essas coisas nem passaram pela minha cabeça, só corri para ajudar. Mas eu estava completamente fora da minha zona de conforto. Era totalmente inexperiente. E não fazia ideia de como lidar com as vítimas. Não tinha nenhum equipamento. E, como você sabe, a gente se sente completamente nu sem o equipamento de médico. Muito limitado. Orientei transeuntes a enrolar em panos os membros sangrentos das vítimas e fazer compressões cardíacas até a chegada dos paramédicos. Mas no fundo me senti perdido.

Muitas vezes, me perguntei se minha própria impotência naquele dia, uma fonte particular de vergonha, havia desencadeado a decisão de estudar para ser médica. Para Helgi, esse primeiro encontro com o trauma - um para o qual ele se sentiu totalmente despreparado - moldou sua carreira subsequente.

— Eu odiei o sentimento de inutilidade, de incapacidade de fazer mais. Lidei com isso decidindo ali mesmo me especializar em anestesia e adquirir habilidades adequadas, para nunca mais me sentir tão inútil como médico.

Essa conversa me permitiu dissipar minhas apreensões.

— E aconteceu mesmo? - perguntei a Helgi. — O homem sem perna? Tenho certeza que vi um homem sem perna... ela estava no chão ao lado dele. Ele era real?

Sim, veio a resposta. Totalmente, indiscutivelmente real. Nenhuma invenção de minha imaginação abalada. Um jovem cheio de vida, com a bebida na mão, desfrutando um passeio aleatório no verão em meio à primavera, massacrado no auge da vida.

É penoso, mas também salutar, se imaginar em uma era em que escolher ignorar a inevitável morte não seja uma opção tendo em vista a onipresença de acontecimentos súbitos, chocantes e fatais, que não fazem distinção entre jovens e velhos. Quando, no século XVII, o filósofo Thomas Hobbes notoriamente descreveu a condição humana como "desagradável, brutal e breve", estava se referindo especificamente ao estado da humanidade antes da formação do governo central, uma guerra perpétua de todos contra todos. Entretanto, para mim, a descrição sempre foi mais profunda. Claro, um aparato estatal poderia refrear o pior da natureza humana, mas foi necessário o advento da medicina moderna para nos libertar das infecções, das doenças, dos acidentes e da pura má sorte que costumavam nos extinguir, em massa, no auge da vida.

Há menos de um século, por exemplo, minha avó materna, Nessie, morava em uma área de Glasgow conhecida por sua pobreza urbana. Em 1925, mais de duas décadas antes de a Grã-Bretanha criar o Serviço Nacional de Saúde, Nessie era uma menina de dez ou onze anos. A mãe, o pai e os quatro filhos viviam espremidos em um pequeno cortiço de dois cômodos sem eletricidade, água corrente ou banheiro interno. A privada do lado de fora do cortiço era compartilhada por cinco, talvez seis famílias. Apesar de não possuir quase nada, a mãe de Nessie – minha bisavó – nunca deixou de manter os dois quartos imaculados.

Inválido desde os campos de batalha da Primeira Guerra Mundial, o pai de Nessie não podia trabalhar, e a Depressão da década de 1920 na Grã--Bretanha não era o melhor momento para uma família pobre ficar sem sua força de trabalho masculina. A mãe tentava fazer frente às despesas costurando peças de vestuário à luz de velas até tarde da noite. Annie, a filha mais velha, já a ajudava a costurar havia anos. Mal havia dinheiro para comida, muito menos economias reservadas para uma consulta médica, que poderia facilmente custar uma semana e meia de salário.

Uma noite, as duas meninas, Nessie e Annie, ignoradas pelos demais, estavam amontoadas em um colchão puído e conversavam em sussurros urgentes.

— O que foi, Annie, o que houve? - perguntou Nessie.

— É a minha barriga - respondeu ela, o rosto vermelho e úmido de suor. — Uma dor forte.

— Devo avisar a mamãe? - perguntou Nessie, alarmada com o desconforto da irmã de quinze anos.

— Não. Não, você não pode contar para ela. Ela vai ficar preocupada. E não podemos pagar um médico.

Nessie, por natureza uma garotinha tímida e sempre submissa à irmã mais velha, não ousou desafiá-la, por mais que lhe angustiasse ver Annie rangendo os dentes de dor. Sentindo a ansiedade comprimir seu estômago, Nessie estendeu o braço para apertar a mão da irmã.

Sob os cobertores, Annie se virou para a parede e ficou tão imóvel quanto conseguiu. O menor movimento era excruciante. A noite avançou lentamente. Quando seus três irmãos se deitaram na cama ao lado dela, Annie percebeu que o menor movimento deles causava uma dor insuportável. Foi necessária uma grande força de vontade para não gritar e ainda mais para não chamar a mãe.

A década de 1920 foi uma época de extraordinária inovação médica. Os avanços incluíram a descoberta da penicilina e da insulina, as primeiras vacinas contra o sarampo e a tuberculose, e o uso de pulmões de aço para evitar que os pacientes infectados com poliomielite sufocassem. No entanto, o cuidado por um médico não era essencial, e sim um luxo - disponível, principalmente, para quem podia pagar. Em toda a Grã-Bretanha, havia milhares de famílias pobres que, por falta de meios para pagar, nunca conheceriam os cuidados de um médico.

A mãe esfregou os olhos, colocou de lado a peça que costurava e adormeceu assim que deslizou para baixo dos cobertores, sem saber que na cama ao lado a filha mais velha estava rígida e insone. A dor de Annie ia e vinha em pontadas na escuridão. O apêndice, infeccionado, estava inflamado, latejando, porém ela suportou o sofrimento em silêncio.

O tempo se arrastou. Em algum momento durante a noite, a pressão aumentou muito e seu apêndice estourou, inundando de pus seu abdômen. Talvez as outras crianças tenham ouvido os resmungos e murmúrios delirantes da irmã mais velha causados pela septicemia avassaladora. Quando o dia amanheceu, Annie jazia estendida e gelada, morta, ao lado dos irmãos.

Só muito recentemente, muito depois da morte de minha avó, minha mãe me contou essa história. Fiquei pasma, estupefata. Alguém pode considerar que a coisa mais chocante dessa história seja o fato de uma criança decidir suportar níveis fatais de dor para não preocupar os pais com a revelação de uma doença porque eles não podiam pagar um médico. Mas não foi isso. Foi o que veio a seguir.

— Imagine acordar e encontrar a própria irmã, uma criança, morta ao seu lado na cama. Deve ter sido muito traumático – falei para mamãe.

Condescendente, mamãe respondeu:

— Acho que Nessie simplesmente aceitou, para ser honesta. – Ela fez uma pausa. — Era assim naquela época.

Levou algum tempo para que eu assimilasse essa ideia. Acalentada pelos confortos do século XXI, segura de que meus entes queridos podiam contar com cuidados de saúde de alta qualidade, fiquei ruminando sobre o que mamãe me contara. Meus próprios filhos, na época, tinham dez e seis anos. A suposição de que meu filho mais velho, Finn, acordasse e encontrasse a irmã, Abbey, morta ao seu lado na cama era suficientemente terrível, quanto mais a de que não se afetasse por estar tão acostumado a ver a morte, por estar tão exposto à morte arbitrária...

Mas era assim. Na Grã-Bretanha, há menos de um século, morrer em casa era tão frequente, tão comum, que os membros da família consideravam a perda de seus entes queridos algo esperado – normal. O que hoje nos parece uma violação, um horror, era habitual naquela época.

Ser uma documentarista jovem e entusiástica em uma das cidades mais vibrantes do mundo foi uma experiência inebriante para uma jovem que viera de uma vida protegida no campo, em Wiltshire. Naquela época, a televisão era movida a álcool e pequenas montanhas de cocaína. Eu era rodeada de gente inteligente, experiente e cosmopolita, capaz de convencer praticamente qualquer pessoa a fazer qualquer coisa. O poder estava predominantemente nas mãos de homens mais velhos, alguns dos quais poderosos predadores, que visavam suas colegas mais jovens, como eu. Uma vez, a equipe de produção da qual eu fazia parte foi convidada pelo chefe para um retiro no campo. Com uma taça de champanhe na mão, a gente caminhava pelo terreno e dissecava inteligentemente – assim achávamos – o estado da nação. Meu chefe me chamou para perto de uma estátua que havia no gramado.

— Olhe para ela, Rachel, o que ela te lembra?

Estávamos sozinhos, isolados do resto da festa, e eu tinha, suponho, vinte e dois ou vinte e três anos. Observei aquela escultura de pedra de uma jovem atraente, deitada de barriga para baixo aos meus pés. Suas costas estavam arqueadas, o rosto inclinado para trás, enquanto uma fonte gotejava na parte baixa de suas costas, como se fosse uma eterna ejaculação ao ar livre. Enquanto eu tentava em vão pensar numa resposta, o chefe a forneceu para mim.

— Vou te dizer quem ela me lembra, Rachel – murmurou ele, enquanto acariciava a fenda entre as nádegas da estátua com o dedão do pé descalço. — Ela me lembra você.

Você sempre espera ter uma resposta à altura nessas situações, mas elas são mortificantes, depreciativas e, mais do que tudo, humilhantes. Eu sorri debilmente para não parecer indelicada, ainda que por dentro me xingasse por não dar um soco no homem.

Jornalismo e eu éramos uma combinação pouco ajustada. Obsessiva por natureza, propensa ao perfeccionismo desenfreado, era absorvida completamente por cada documentário que fazia, até que voltava à superfície para respirar depois de seis meses perdidos em um filme, me sentindo vazia, reduzida a nada. Minha mãe finalmente realizara o sonho de ter um diploma, obtido em um curso a distância na Open University. E eu não estive presente em sua formatura porque estava bajulando senhores da guerra na África central para capturar imagens de crianças-soldado congolesas. O fim justificava os meios, dizia a mim mesma – nesse caso, iríamos trazer para as telas da TV uma guerra civil que era praticamente ignorada –, porém os meios eram longos e solitários, e muitas vezes significavam deixar de lado os entes queridos. Eu era a amiga que decepcionava no último minuto, aquela com quem talvez não se pudesse contar em uma crise, a esquisitona, sem substância, sempre saltando de uma história para outra, e me questionava por que o bem proporcionado por uma atuação jornalística responsável me fazia tão mal.

Lentamente, traiçoeiramente, com o passar dos meses, esse vazio tornou-se patológico. Certo dia, na manhã seguinte à transmissão do meu mais recente documentário, fiquei deitada na banheira, derramando lágrimas na água. Cada cumprimento, cada mensagem de parabéns alimentava o meu pânico, e não o meu orgulho. A ideia de passar pela mesma coisa de novo, de lutar com unhas e dentes para tentar contar uma história sem falhas, era insuportável. Fiquei chocada ao me pegar sonhando acordada com diferentes maneiras de acabar com minha vida e imediatamente procurei papai.

— Oi - murmurei ao telefone.
— Olá, Rachel! - veio a resposta tranquilizadora.

Ele me contou sobre o jardim, sobre suas caminhadas recentes pelo campo, o retorno, como acontecia em cada primavera, das cotovias pelo céu do vilarejo. Mamãe estava aprendendo bridge, papai estava furioso com algo que Tony Blair tinha aprontado, eles planejavam fazer uma trilha pelas montanhas da Córsega. A vida, em toda a sua banalidade e glória, transcorria em sua normalidade confortável.

— O que está acontecendo? - perguntou ele, depois de um tempo.
— Estou cansada - respondi baixinho. — Realmente cansada.

Uma pausa. Elas sempre foram leves entre nós. Papai esperou que eu continuasse.

— Eu amo ser jornalista, mas... é difícil e... e às vezes acho que cometi um erro... Talvez eu fosse mais feliz se tivesse feito medicina.
— Acho que você seria uma excelente médica, Rachel.

Notei o tempo do verbo, um futuro, não um passado, como se se tratasse de uma perspectiva ainda realizável.

— Você acha? Acha mesmo, pai?

Embora eu não acreditasse nele, a ideia ainda era uma tábua de salvação. Entretanto, exausta demais para trabalhar, eu lhe escondi, convencida de que estava tentando imaginar um novo futuro, mas na realidade vivia enterrada sob o edredom e a depressão, mal saindo do apartamento.

No fim das contas, o melhor que consegui pensar foi isto. O jornalismo, com toda a sua atração e poder - alcançando milhões de pessoas a cada transmissão -, pode ter sido o emprego dos sonhos no papel, mas consumiu minha alma, essa era a verdade. Qualquer satisfação era acompanhada de um sentimento de desonestidade. Eu não queria persuadir, atrair, manipular pessoas a se mostrarem diante das câmeras. Se eu tivesse que trabalhar tão duro assim, tão exaustivamente, teria de ser em algo mais limpo, mais simples. E não poderia ser tão difícil. Eu conhecia sobre a síndrome do impostor e, no íntimo, sabia que essa sensação permanente de fraude e inferioridade provavelmente tinha mais a ver comigo do que com o jornalismo – mas como poderia ter certeza se não tentasse outra coisa antes? Quando chega o ponto em que, largado na banheira, alguém se imagina cortando os próprios pulsos, já não tem nada a perder.

Eu gostaria de poder dizer que a decisão de estudar novamente, desta vez medicina, foi uma cegante epifania de vocação e altruísmo, porém foi mais um recuo confuso em relação a um presente intolerável, um paraquedas contra o aqui-agora. Estava tentando salvar a mim mesma, não a outras pessoas, então, envergonhada, ocultei meus verdadeiros motivos de todos, até mesmo de meu pai.

Transformar um sonho em um lugar na faculdade de medicina envolveu me arrastar de volta ao trabalho e ao mesmo tempo estudar à noite tudo o que havia esquecido das matérias do exame vestibular. Para minha surpresa, esse plano capenga, apesar do desespero que precedeu sua concepção, provou ser um antídoto eficiente contra a depressão. Passei a me importar um pouco menos com a criação de novas histórias para a televisão, e descobri que me importar menos tornava mais fácil a criação. Voltei a respirar. E descobri que a química, quando estudada aos vinte e oito anos, é simplesmente inebriante. A ideia de que o comportamento de cada sólido, líquido, gás e ser vivo possa ser reduzido às propriedades químicas básicas dos cento e dezoito elementos da tabela periódica – e, mais especificamente, ao número de elétrons que orbita seus núcleos – se apresentou com uma elegância e um poder que me tiravam o fôlego. Cada reação química do corpo humano se resumia a isto: partículas giratórias em órbitas graciosas, interagindo tal como previsto pelo livro na minha mesa, em casa. Era lindo, mágico, emocionante. Uma espécie de epifania – a magia da ciência.

Por outro lado, conseguir uma vaga na universidade era um exercício tático. Obediente, comprei os caros guias sobre como conseguir aquele cobiçado lugar na faculdade de medicina e os examinei de capa a capa para determinar a melhor estratégia para a entrevista e o preenchimento do formulário de inscrição. Ao que parecia, a mesma atitude comprazível que se espera de um criminoso de guerra era exigida pela banca entrevistadora dos candidatos, que deveriam completar todas as fases sinalizadas como "material médico". Um ditame era particularmente estridente: nem pense, em hipótese alguma, em admitir que sua motivação para estudar medicina é ajudar as pessoas. Jamais pronuncie, sugeriam os livros, algo tão estúpido e ingênuo. Ao sussurrar a palavra começada por A, você estará se despedindo de seus sonhos de estetoscópios.

Apesar de minha recém-descoberta obsessão em ver as pessoas em termos de elétrons em órbita, li esse conselho com consternação. Pareceu-me que esses livros, escritos por médicos praticantes, estavam enviando uma mensagem menos do que sutil aos alunos do sexto ano de que seu instinto de ajudar os outros era algo a ser abafado, uma falha furtiva que corria o risco de incorrer na ira dos guardiões de uma suposta profissão solidária. Mesmo antes de colocar os pés em uma faculdade de medicina, eles estavam sendo ensinados que falar aberta e sinceramente sobre suas verdadeiras motivações diminuía as perspectivas de se tornarem médicos.

Quando chegou a vez das minhas entrevistas, eu sabia que o fato de ser uma candidata pelo menos uma década mais velha do que o resto, e com uma carreira na televisão, iria despertar um interesse particular pelas minhas motivações. Não pude revelar-me completamente – "É a minha estratégia idiossincrática para evitar uma recaída em uma depressão suicida" não transmitia bem a ideia de um par de mãos seguras. Mas pude ser sincera sobre as outras coisas que me motivavam. E ajudar as pessoas – querer fazer algo de bom para os outros – foi, sempre foi, um impulso poderoso.

Um tanto surrealmente, me vi sentada em frente a uma banca de professores atrás da qual, mergulhadas em potes com formol, havia partes de corpos humanos. Orelhas, cérebros, globos oculares, corações e, ainda mais sinistras, peças de carne que eu rezava fervorosamente para não ser solicitada a identificar. *Seria um primeiro teste de medicina?*, me perguntei. *Quer dizer, ser capaz de responder de forma coerente à pergunta de um professor que está a centímetros de um fígado humano embalsamado?* Nenhum de nós mencionou os espécimes de anatomia. Eu estava sendo observada por um globo ocular em conserva que todos fingiam não estar ali. Não poderia imaginar uma entrevista de admissão mais macabra que essa.

— Então, conte-nos, Rachel, o que fez você decidir estudar medicina? - alguém perguntou.

— Bem - respondi, recusando-me a brincar com a situação. — Sei que não deveria dizer que quero ser médica porque desejo ajudar as pessoas, mas a verdade é que é por isso. Esse é o resumo. Eu poderia inventar todos os tipos de razões alternativas e inteligentes, mas o fato é que quero ir trabalhar todos os dias e fazer algo decente e bom, algo de que possa me orgulhar, e acho que essa deveria ser a essência da medicina.

Sorrisos educados me cercaram. E então, rápido como um relâmpago:

— Isso é muito interessante. Mas diga-nos: como é trabalhar... na televisão?

— Ah. Bem, a televisão também tem a ver com pessoas, fundamentalmente. É sobre construir relacionamentos com as pessoas, conquistar a confiança delas para, então, tentar contar uma história humana da forma mais eficaz possível.

Até tentei articular as partes que achava mais desafiadoras, como o risco, sempre presente, de explorar alguém inadvertidamente.

A entrevista foi a mesma em todas as universidades, dominada por mexericos sobre a televisão: se eu conhecia pessoas famosas, por que queria largar um trabalho desses, essas coisas.

— Conte-nos - disse um entrevistador -, como é trabalhar com Jon Snow? Ele é tão legal na vida real quanto parece no Channel 4 News?

Minha vontade era responder: "Chega de falar sobre televisão, cara. Não dá para a gente discutir, sei lá, sobre elétrons ou algo assim?".

Eu sabia que tinha entrado. A televisão me garantiu isso. Quando liguei para casa para contar a novidade aos meus pais, percebi o sorriso na voz de papai ao dizer estas palavras com a maior sinceridade:

— Estou muito orgulhoso de você, Rachel.

3

Desviando da morte

*A morte não é o oposto da vida, mas
uma de suas partes constituintes.*

Haruki Murakami, "Firefly"

Tudo começou razoavelmente bem. O jovem médico escrupuloso e eficiente explicou à mulher de cinquenta anos, vestida com uma camisola hospitalar, que precisava realizar um exame invasivo. Inabalável, ela não abaixou a cabeça raspada.

— Vamos começar o exame, então - disse o dr. Jason Posner. — Por que você não se deita e relaxa? Não vai demorar nada.

Não há dignidade nenhuma em colocar os pés em estribos ginecológicos elevados, mas Vivian Bearing tem vivido com um câncer de ovário no estágio quatro. A indignidade a tem perseguido faz algum tempo.

Estoicamente, ela olhou para as luzes fluorescentes, preparando-se para entregar o corpo, mais uma vez, aos médicos. Foi então que a indignidade corriqueira se transformou em algo mais desagradável. O médico de Vivian tinha esquecido que um exame íntimo exigia uma acompanhante - para proteger tanto a paciente quanto o médico da possibilidade de toques inadequados.

— Tenho que buscar a Susie - um Jason exasperado murmurou. — Preciso ter uma mulher junto por causa de alguma regra clínica maluca.

Ele saiu da sala para procurar a enfermeira em questão, deixando Vivian sozinha, ainda apoiada nos estribos, totalmente exposta. Conforme os segundos se arrastavam, ela tentou se distrair recitando mentalmente primeiro a tabuada e depois alguma poesia metafísica. Quando o médico finalmente voltou, havia se passado uma eternidade de vergonha com ela deitada ali como um corpo numa mesa de necropsia.

— Por que você a deixou assim? - perguntou Susie, horrorizada.

— Eu precisava te encontrar - respondeu Jason bruscamente. — Vamos começar.

Seu exame interno foi realizado ao ponto da brutalidade. Posteriormente, Vivian comentou secamente:

— Uma coisa pode ser dita sobre um período de oito meses de tratamento de câncer: é algo altamente educacional. Estou aprendendo a sofrer.

Vivian, felizmente, é fictícia, embora pareça estar enraizada nas experiências de mulheres reais. Sua criadora, a dramaturga americana Margaret Edson, trabalhava em um departamento de oncologia. Em 1999, Edson recebeu o prêmio Pulitzer por seu drama *Wit*, amplamente considerado a melhor peça já escrita sobre o câncer.

No meu primeiro dia na faculdade de medicina, assisti à versão cinematográfica de *Wit*, estrelada pela atriz Emma Thompson. Trezentos de nós entramos inocentemente no auditório, a grande maioria formada por adolescentes recém-saídos da escola. Ficamos intrigados com o fato de um filme, entre tantas outras coisas, ter sido considerado suficientemente importante para ocupar a primeira tarde do período na faculdade de medicina. Futuramente, considerei que o membro do corpo docente que tivera a ideia de inaugurar assim nosso aprendizado, quem quer que fosse, era um gênio educacional. Estávamos prestes a ser atingidos por uma marreta de celuloide.

Vivian Bearing é uma professora norte-americana extremamente inteligente, especializada nos sonetos do poeta metafísico do século XVII John Donne. Após o diagnóstico de câncer de ovário em estágio avançado, ela é internada em um hospital universitário de Nova York para se submeter a um tratamento exaustivo com medicamentos experimentais. Desde o início, a peça captura soberbamente a perda de controle que os pacientes normalmente sentem ao ser internados no hospital, quando são despidos, vestidos com a camisola, cutucados e examinados por uma elite médica que detém todo o poder.

Como objeto de pesquisa, Vivian é particularmente vulnerável. Até mesmo seu consentimento supostamente bem esclarecido a tratamentos não testados é desmentido pela insistência de seu médico para que, em troca dos medicamentos experimentais, ela resista a quaisquer efeitos colaterais.

— O importante é você tomar a dose completa de quimioterapia - ele a coage. — Talvez haja momentos em que você queira uma dose menor, devido aos efeitos colaterais. Mas temos que ir com força total.

Para seus médicos, Vivian é menos um ser humano e mais uma cobaia nas pesquisas. O caminho certo para uma publicação em uma revista de prestígio, talvez - desde que ela produza resultados decentes. Mesmo quando os benefícios terapêuticos são duvidosos, a equipe, impulsionada mais por uma fome de dados do que pela ânsia de cura, a insta a se submeter a doses de quimioterapia de dar água nos olhos. Na enfermaria esterilizada e despojada, testemunhamos Vivian suportar os efeitos colaterais inevitáveis - vômitos intensos, dor e humilhação. Ela se torna perfeitamente ciente de que seu corpo é, agora, para a equipe médica, o que os sonetos de Donne costumavam ser para ela - um objeto a ser sondado e interrogado implacavelmente para, na melhor das hipóteses, promover a compreensão acadêmica ou, na pior, impulsionar a carreira de seus médicos.

Em apartes fulminantes, Vivian desconstrói sua experiência no hospital com o mesmo rigor que aplicaria a um soneto. Uma manhã, depois de ser usada por seu médico para ensinar alunos, ela se vira para a câmera e comenta maliciosamente:

Em roda, eles me leem como um livro.
Eu costumava ensinar...
Agora sou ensinada.
O que é muito mais fácil,
Só preciso permanecer imóvel e parecer doente.

Durante todos os cem minutos do filme, nos sentimos colados no assento, em um silêncio doloroso. Embora eu soubesse que a peça era até certo ponto exagerada, mais relevante para a medicina de uma época passada, a ideia de que qualquer médico poderia tratar seus pacientes de forma tão insensível me atingiu com profundo incômodo. Com os olhos brilhando de entusiasmo naquele dia, ansiei por mergulhar nos livros de medicina. *Wit* me surpreendeu. A peça me compeliu a avaliar meu futuro poder como médica - o potencial para desumanizar, afligir e até mesmo machucar os pacientes. Para um público de médicos neófitos, o filme foi, em suma, o melhor remédio possível. Isso nos forçou a nos ver através dos olhos de nossos futuros pacientes e a confrontar nossa capacidade de ferir.

Mas havia mais coisas importantes na tela. Em cinco longos anos de faculdade, a sessão de *Wit*, eu descobriria mais tarde, foi a única – a única – ocasião em que, como estudante, fui convidada a refletir sobre a mortalidade humana.

Como Donne – cujos poemas são meditações diabolicamente cerebrais sobre a inevitabilidade da morte, repletos de conceitos e paradoxos intrincados –, Vivian confronta o medo de morrer com um arsenal de inteligência e argúcia. Ela intelectualiza sua morte iminente, usando ironia e humor para desviar os horrores viscerais que sabe que virão. No entanto, as palavras, que a serviram tão bem ao longo da vida, tornam-se mais vazias à medida que a vida começa silenciosamente a se livrar dela.

— Agora não é hora para uma esgrima verbal – afirma sem rodeios, após uma discussão franca com Susie, sua enfermeira, sobre fazer reanimação cardiopulmonar caso seu coração parasse de bater:

Nada seria pior do que uma análise acadêmica detalhada e
Erudição, interpretação, complicação.
Não. Agora é hora de simplicidade.
Agora é hora de, ouso dizer, gentileza.
E eu pensei que ser extremamente inteligente bastaria.
Mas vejo que fui exposta.
Estou assustada.

Em uma das cenas mais comoventes da peça, a velha professora de faculdade de Vivian, a temível intelectual E. M. Ashford, faz uma visita inesperada à ex-aluna. Apesar de sua reputação de erudita implacável, Ashford imediatamente percebe não apenas que Vivian está morrendo, mas que ela precisa, neste momento, de gentileza, pura e simples. Instintivamente, aconchega seu corpo idoso na cama com Vivian, como uma mãe confortaria o filho febril, e começa a ler em voz alta o livro infantil que acabara de comprar pelo aniversário de cinco anos do bisneto. As palavras deixam de ser armas, desafios ou pistas, e passam a ser uma forma de consolo, uma litania de amor e ternura.

Vivian cai em um sono agitado, e sua professora se aproxima. Saindo suavemente do texto infantil para Shakespeare, ela sussurra para a aluna moribunda as mesmas doces palavras com as quais Horácio se despede de seu amigo, um Hamlet envenenado: "E revoadas de anjos cantam para o teu descanso".

Wit foi, ao mesmo tempo, um aviso e um apelo. A peça nos alertou contra intimidar os futuros pacientes ao passo que nos implorava a reconhecer o potencial de cura de pequenos atos de bondade. No entanto, a empatia – a capacidade de entender e se identificar com os sentimentos de outra pessoa – foi atacada desde o primeiro dia da faculdade de medicina. Com a bioquímica e a anatomia preenchendo nossos períodos, o fato é que as pessoas foram reduzidas – fosse a interações químicas ou a cadáveres em mesas de necropsia. Neste primeiro e mais formativo ano da faculdade, os mortos, não os vivos, ocuparam o centro do palco.

Desde o início, suspeitei fortemente que o verdadeiro objetivo da dissecação humana era dar o pontapé inicial no processo de desprendimento. Em uma cultura contemporânea que gosta de manter os mortos atrás de portas fechadas, assim que você cruza a linha e mergulha em uma vida repleta de partes de corpo – cujo fedor de carne refrigerada apodrecendo lentamente em formol nunca sai definitivamente das roupas –, não há como voltar atrás. Você já viu, fatiou e cheirou demais. Éramos um bando de alunos que, primeiro, precisávamos ser desumanizados e, depois, reconstruídos como médicos.

A sala de anatomia foi nosso local de metamorfose. Fiquei muito apreensiva antes de cruzar a porta. Meu pai me disse que, em sua época, a sala de dissecação era um lugar onde os estudantes de medicina costumavam arrancar partes do corpo por diversão. Naquela época, na década de 1960, depois de um longo dia esfolando tendões, nervos e pele humanos, eles gostavam de relaxar aterrorizando colegas desavisados nos pubs com pegadinhas que envolviam mãos e olhos humanos roubados quando os professores viravam as costas.

— Você sabe, Rachel – dizia ele. — Você estendia um cumprimento à pessoa, mas oferecia a mão dissecada. E a pessoa, horrorizada, derrubava a cerveja ao ver uma mão solta.

— Honestamente, pai, eu *não* sei. Quer dizer, eu não consigo imaginar você fazendo isso. É completamente repulsivo.

Também era, para ser honesta, totalmente enervante. Se os médicos, ainda que estudantes, achavam hilário desmembrar humanos, era o caso de eu me perguntar se tinha sido feita para a medicina. Ou será que, como eu, papai vacilara instintivamente e, ainda assim, emergira de seu tempo sobre a mesa de necropsia sem a lembrança dos escrúpulos que lhe causou o bisturi contra a carne fria e embalsamada dos cadáveres?

Apesar de todas as minhas dúvidas, quando entrei na sala de dissecação pela primeira vez, o cheiro de formol concentrado me pareceu estranhamente familiar. Era, percebi, um cheiro que já havia sentido quando criança: sempre que juntava bolotas de coruja demais para dissecar todas de uma vez, eu preservava algumas em pequenos potes, fornecidos por papai, a fim de examiná-las depois da semana de aulas. Talvez a experiência não viesse a ser tão ruim, pensei esperançosa.

Um corpo preservado, descobri, é tão rígido e gelado quando sai da câmara fria que não parece carne, mas um boneco de cera. Contanto que não olhasse muito de perto para o rosto, eu conseguia fingir que o que estava fazendo – afastar a pele humana com minha lâmina – era vagamente normal. Quaisquer sentimentos de repulsa eram surpreendentemente breves e, melhor ainda, rapidamente substituídos pelo genuíno prazer de aprender a cada corte. No decorrer do ano, seis de nós passamos duas manhãs por semana enluvados e de jaleco, curvados sobre o cadáver de um homem em seus oitenta anos, educadamente batizado de Henry, que resolutamente reduzimos até os ossos.

— Meu Deus, vejam isso! – exclamou Will um dia.

Tínhamos feito uma incisão de cima a baixo no peito de Henry e, em seguida, retirado a pele para expor sua caixa torácica. Depois de usar cortadores de metal para abrir caminho entre as costelas, Will expôs à luz os pulmões de Henry, e sua aparência chocou a todos nós.

— Vejam esses pulmões! Quantos mil maços de cigarro ele fumou?

Ficamos boquiabertos com os pulmões tão enegrecidos e tomados por cicatrizes que pareciam ter sido atacados por um maçarico.

Um maço correspondia a vinte cigarros por dia, trezentos e sessenta e cinco dias por ano. Henry certamente havia fumado cigarros sem filtro por décadas. Diante de nossos olhos incrédulos, estava o efeito cumulativo de meio milhão de cigarros, um miolo de alcatrão podre em seu peito, a causa de sua morte, muito provavelmente.

Ansiosos, cavamos e vasculhamos em busca de um tumor.

— Tem que haver um câncer aqui, não pode ser – murmurei, cavando mais fundo com o bisturi. Como previsto, uma massa nodosa, escarpada e maligna espreitava dentro de um pulmão.

— Uau! - disse Will. — Isso é... impressionantemente nojento.

As secas descrições dos manuais de um "pulmão de fumante" tinham acabado de saltar da página, exalando formol, e sua realidade visceral – a aparência, a sensação e o cheiro reais da doença – foi inesquecível. Pelo resto do dia, tomada pelo odor persistente de conservantes, mantive um sorriso inabalável. Esse meu projeto de cinco anos de me transformar em uma médica... eu estava adorando.

Tive a sorte de fazer parte de uma geração de médicos cujos primeiros encontros práticos com os corpos humanos que dissecamos foram infundidos de respeito, não obscenidades. Nosso professor de anatomia exigia algo próximo à reverência. Ele esperava que reconhecêssemos, e enxergássemos com humildade, o último ato de generosidade das almas sem nome que, para ajudar os outros, haviam legado seu corpo às nossas lâminas hesitantes. Seguindo sua orientação, levamos a sério as desfigurações provocadas por nossos bisturis.

O que, no entanto, não mudara desde os dias de meu pai era uma certa irracionalidade que se exigia de jovens homens e mulheres, a maioria ainda adolescentes, os quais, bisturis a postos, se posicionavam em torno de um cadáver em lenta decomposição para retalhar carne humana convencidos de que se tratava de uma forma perfeitamente trivial de passar as manhãs de terça e quinta. Nossa experiência de dissecação pode ter sido respeitosa, pode ter tido o objetivo vital de nos fazer ótimos em anatomia humana, mas jamais poderia ser descrita como normal, em nenhum sentido do termo. Era um ato de violação – a mutilação dos mortos, sua profanação física – que estremecia os tabus mais sombrios da espécie, e, ainda assim, em nenhum momento isso foi discutido abertamente.

Ao deixar de reconhecer a enormidade do que acontecia atrás das portas da sala de dissecação, nossos tutores, sem querer, nos ensinaram algo profundo. Que, em torno dos mortos, giravam segredos indizíveis.

Que, como futuros médicos, nosso novo papel exigia que sufocássemos, que não expressássemos, nossos sentimentos e instintos. Que quaisquer emoções provocadas eram ilegítimas e desastrosas. Que tínhamos que ignorá-las e negá-las. Que se, em vez disso, admitíssemos nossas vulnerabilidades quando estivéssemos próximos da morte, seríamos uma espécie de embaraço para a medicina.

Muitos de nós, suspeito, nos agarramos com uma gratidão silenciosa à tarefa de decorar o nome de cada minúsculo fragmento da forma humana. No esforço gigantesco de memorizar vários milhares de rótulos latinos para cada músculo, nervo e osso, veio o alívio do desapego intelectual. Assim podíamos manter nossa fraqueza em segredo.

Não há nada que inspire uma vida invigilante como flertar com a morte. Imediatamente antes de entrar na faculdade de medicina, comecei a namorar meu futuro marido. Em vinte de março de 2003, o primeiro dia da Guerra do Iraque, a soma total de minhas relações com Dave contabilizava um encontro às cegas, um ano antes, uma ocasião tão embaraçosa, tão dolorosamente estranha, que os detalhes devem permanecer confidenciais para sempre. E, no entanto, desde aquela noite catastrófica, não consegui reprimir o pensamento enervante de que, de todos os homens que já viveram na Terra, aquele, o da catástrofe, era o único para mim. Uma pessoa normal teria tomado alguma atitude sobre isso, mas eu era inglesa, de modo que teria preferido torrar meus próprios olhos; um ano se passou, e tudo o que fiz nesse tempo foi soltar suspiros melancólicos.

Então, três dias após o início da Guerra do Iraque, um jato da Força Aérea Real, um Tornado GR4, foi acidentalmente abatido por um míssil estadunidense ao retornar de um bombardeio em Bagdá. Tanto o piloto quanto o navegador morreram instantaneamente, e o público britânico rapidamente aprendeu um novo vocabulário – "fogo amigo" e "fratricídio" – para denotar não a matança fraterna no estilo Caim e Abel, mas a morte por engano de camaradas militares por seus próprios camaradas.

Em meio ao crescente número de mortos no Iraque – todos sabíamos o que as táticas de "choque e pavor" do Pentágono significavam para os civis sobre os quais as bombas caíam –, a perda de dois aviadores britânicos não identificados não deveria ter me assombrado. Mas Dave, o homem que eu não via fazia um ano, mas a quem nunca deixara de desejar ver, era um piloto de caça da Força Aérea Real. Me convenci de que ele estava voando naquele jato. Passei a noite acordada, desesperada para saber se ele estava vivo, xingando a mim mesma por ser tão tímida, tão pouco corajosa, por perder a oportunidade de descobrir o que ele poderia ter significado para mim.

No dia seguinte, recebi um e-mail de um endereço que não reconheci. De uma tenda militar em um deserto saudita chamuscado, meu piloto de caça, chocado com a morte de seus companheiros, jogou ao vento a cautela e decidiu entrar em contato comigo. Desimpedidos graças à distância e à precariedade da vida, começamos a nos corresponder com alegre despreocupação, com o tipo de franqueza que se perde na vida adulta. Fora os tópicos aos quais os censores militares podiam se opor, nada passava impune: vida, morte, sonhos, curiosidades, falávamos sobre tudo o que esperávamos do futuro, se tivéssemos a sorte de ter um.

Quando Dave voltou do Iraque, eu já sabia que queria me casar com ele. Na tentativa de não exagerar meus sentimentos, combinei nosso segundo encontro em um restaurante de curry em East London forrado com papel de parede de veludo marrom – o encontro menos romântico, menos arriscado possível. Sem sucesso. Quando comecei a derramar água sobre a toalha da mesa – o objetivo era seu copo, mas fui distraída por suas maçãs do rosto –, tive a convicção de que estava desesperada e terrivelmente apaixonada. Mais tarde naquela semana, enquanto minhas mãos seguravam um coração humano – o coração de Henry –, minha mente só fazia compor péssimas poesias de amor.

Apesar do foco inicial nos cadáveres, a morte se fazia notável por sua ausência no currículo dos alunos. Em nenhum momento da faculdade de medicina, mesmo nas poucas horas dedicadas a aprimorar as habilidades de comunicação com os pacientes, houve uma discussão aberta sobre os medos em que a morte costuma estar imersa. Estava perfeitamente claro que o que Vivian Bearing fazia, isto é, lançar mão do intelecto prodigioso para se desviar de temores mortais, faziam também muitos dos médicos que nos ensinaram a contornar a questão da morte.

No caso deles, o escudo de sua escolha eram ações, não palavras. Se os médicos de amanhã se concentrassem estritamente em fazer - o diagnóstico, o tratamento, a cura, o controle -, a morte poderia ser minimizada com segurança, até mesmo ignorada. No entanto, a morte, é claro, nos rodeava. O hospital estava cheio dela. Tropas de elefantes desembestavam por cada enfermaria.

Esse cenário gerava alguns momentos dolorosos. Certa vez, quando estudante, fui designada a uma equipe médica que admitiu um paciente com forte dor no peito e falta de ar, além de um diagnóstico subjacente de câncer no rim.

Timothy Bradbrooke era um respeitável ex-professor de linguística. Agora em seus setenta anos, ele ainda manejava as palavras com precisão magnífica, muito parecido com a própria Vivian Bearing. Como a malignidade torna o sangue mais sujeito à coagulação, os médicos suspeitaram que ele havia desenvolvido uma embolia pulmonar, um coágulo no pulmão. Uma varredura pareceu confirmar o achado, até que um segundo radiologista, mais experiente, deu uma olhada. Enquanto os especialistas trocavam opiniões, o professor Bradbrooke e sua esposa, atrás das cortinas na emergência, eram consumidos pela preocupação com a demora. Por fim, chegou-se a um consenso, e meu tutor foi lhes explicar o diagnóstico, com vários outros médicos e cinco ou seis estudantes de medicina a reboque.

Éramos um bando e tanto. Cerca de dez de nós pairávamos sobre os Bradbrooke como arautos da desgraça munidos de estetoscópios. Implacável, o médico começou sua explicação:

— Bem, professor Bradbrooke, o senhor prefere a boa ou a má notícia primeiro? - Foi uma pergunta retórica, é claro; sem perder tempo, ele continuou: — A boa notícia é que o senhor não tem embolia pulmonar. A má notícia, porém, é que o que pensávamos ser um coágulo é, na verdade, câncer. O tumor em seu rim se espalhou pela veia cava e chegou ao coração. Essa opacidade na sua tomografia é câncer. Altamente incomum. Nunca vi isso antes.

Eu observei com atenção o professor Bradbrooke. Ele empalideceu. O significado das palavras desfez o equilíbrio de sua expressão e, por um momento, vi o medo surgir. De repente, não havia espaço suficiente dentro do cubículo para respirar. Nós, os médicos, estávamos sugando todo o ar.

— O que você quer dizer com câncer no coração? - perguntou a esposa.
— É o que se chama de metástase. Propagação distante - respondeu o médico, como se a sra. Bradbrooke buscasse algum esclarecimento etimológico.

As perguntas, claramente, eram acima de tudo existenciais. Como meu marido pode ter câncer no coração? Se o câncer está aí - bem aí, entre todos os lugares -, então ele está morrendo? É isso? Estou perdendo meu marido? Eu podia estar errada, claro. Mas havia vislumbrado a mesma coisa no olhar dele - o choque de enfrentar a própria morte, sem camuflagem, sem disfarce, nua e crua.

Cada palavra dita desse ponto em diante se perdeu como poeira ao vento. O intelecto já não retinha mais nada. O médico falava monotonamente sobre referências, mais exames, uma transferência para o setor de oncologia, mas os Bradbrooke, de mãos dadas, estavam estupefatos.

Nunca a necessidade de bondade foi tão premente. O medo inundou o pequeno cubículo. Marido e mulher nos olhavam com olhos arregalados. Fiquei esperando por uma conexão humana entre médico e paciente, que o médico oferecesse uma palavra, uma mão, qualquer coisa que mostrasse ao homem, em seu momento de reconhecimento da finitude da vida, que ele não estava sendo abandonado.

Mas nada aconteceu. Ou o médico estava alheio à devastação que acabara de desencadear, ou estava fugindo dela. E seguimos em frente, com o médico e o professor, para atender os outros vinte ou mais pacientes da ronda. Um de nós deveria ter voltado. *Eu* deveria ter voltado. Em vez disso, fechamos as cortinas como um véu diante da mulher idosa que se agarrava, com todas as forças, ao homem com câncer no coração.

Nosso processo, como estudantes de medicina, de distanciamento das convenções sociais normais - ao mesmo tempo que aprendíamos a suprimir uma resposta emocional à mortalidade - se desenrolou primeiro com os cadáveres e depois com os vivos. Dave, agora meu noivo, estremecia incrédulo com algumas das histórias que eu levava para casa. Logo no início, sendo uma estudante de medicina inexperiente, fui instruída por um médico a colher sangue de um paciente internado no hospital. Ansiosa por obedecer, ávida por provar minha competência, recolhi meu torniquete e as agulhas e saí em busca do paciente.

Estaquei, surpresa. O homem de quem deveria tirar sangue quase brilhava na cama, tal era a intensidade de sua icterícia. Os contornos do rosto não eram suavizados por qualquer carne, os olhos eram pequenos demais para as órbitas. Eu estava olhando para uma caveira enrolada em filme-plástico amarelo. Meu instinto, reprimido, foi recuar. Ali estava um homem evidentemente tão perto da morte que seu apego à vida parecia absurdo, estranho. Como ele ainda podia estar vivo? Eu não conseguia atinar que fatos extras um tubo cheio de sangue forneceria à situação.

Hesitante, andei em círculos no posto de enfermagem, com medo, para ser honesta, de me aproximar dele. Sentindo-me perdida, ganhei algum tempo folheando suas anotações médicas. Câncer de pâncreas, que corria solto. Normalmente, uma doença furiosa e agressiva. Não admirava que o homem parecesse tão assombrado. Nervosa, como se a proximidade dele com a morte pudesse me infectar, aproximei-me da cabeceira. O que eu estava fazendo parecia errado, mas ainda assim enterrei minha relutância, como a faculdade de medicina me ensinara.

— Olá, senhor Smith - saudei com uma jovialidade inadequada. — Meu nome é Rachel e sou estudante de medicina. Pediram-me para tirar um pouco de sangue. Vai ser rápido.

Receei não ter pedido de forma proativa sua permissão para tirar o sangue. E, porque não queria falhar na tarefa que o professor me solicitara, optei por entender como consentimento a maneira como ele me fitou em silêncio. Levar aquilo adiante não só parecia errado, era errado, eu *sabia*, mas fiz mesmo assim, dizendo a mim mesma que o procedimento era necessário enquanto apertava o torniquete contra o osso.

De repente, ele fez uma careta, os dentes à mostra.

— Por que vocês não param de me torturar? - murmurou fracamente. — Por que você não cai fora e me deixa morrer em paz?

Horrorizada, me vi através de seus olhos. Ao seguir ordens, ordens que afrontavam meu bom senso, eu estava de fato infligindo um pequeno ato de tortura - a picada da minha agulha, tão inútil quanto dolorosa. Envergonhada, e me desculpando, saí correndo, voltando de mãos vazias à equipe.

— Sinto muito. Ele não quer mais que tirem sangue – falei ao meu tutor.

— Ah. Tudo bem, sem problemas, acho. Não é como se os resultados fossem mudar alguma coisa, no estado em que ele está – respondeu ele.

Tive de me segurar para não retrucar furiosamente: *E por que diabos você não se deu conta disso antes de me mandar espetá-lo?.*

O fato é que minha raiva era dirigida a mim mesma. Meus instintos, meus sentimentos, estavam certos, e ainda assim insisti em agir de maneira errada. Posso ter me convencido de que os médicos experientes sabiam mais do que eu, de que havia uma razão – além da minha compreensão – para tirar aquele sangue; o ponto é que minha obediência relutante havia acabado de superar minha decência humana. Senti que estava ingressando em um clube do qual não queria fazer parte.

Por um lado, reconheci que a crueldade negligente era um risco inevitável em uma profissão cujo requisito essencial é moderar empatia e desapego. Ainda que tivéssemos escolhido a medicina pelo desejo de ajudar as pessoas, médicos não podem e não devem dar rédea solta à sua compaixão. Se uma oncologista, por exemplo, se permitisse compartilhar profundamente a dor de sua paciente de vinte e oito anos com avançado câncer de mama, inconsolável por deixar os filhos, como poderia calcular as alterações de tratamento com mais chances de maximizar a qualidade de vida restante dessa paciente? Como ela poderia fazer seu trabalho?

Eu tinha a ciência de que nenhum paciente merecia ter ao lado do leito um médico chorão se o que de fato ajudava era uma sólida competência médica. O desafio para todo médico, então, era conquistar um nível de desapego que o fizesse útil e, ao mesmo tempo, manter sua humanidade. Entretanto, ninguém jamais discutiu isso conosco, os alunos. Na verdade, os médicos pareciam não tomar consciência do peso emocional de seu trabalho, fingindo, em vez disso, carregá-lo despretensiosamente em seus passos.

Meus primeiros dois anos na faculdade de medicina foram um turbilhão de bioquímica, anatomia, fisiologia e patologia. Esqueci Vivian Bearing completamente. Meu objetivo, como o de todos, era me destacar nos exames, e isso exigia precisão e certeza, não uma metafísica obscura. Na verdade, os testes de múltipla escolha aos quais éramos constantemente submetidos exigiam que não apenas selecionássemos a resposta certa, mas também que classificássemos em um, dois ou três nosso nível de confiança, sendo que três transmitia fé total na resposta ou a disposição a dar um belo chute. O excesso de confiança incorria em uma penalidade, mas, se você marcasse três e estivesse correto, recebia um bônus pela audácia. Assim, era possível obter uma pontuação de cento e cinquenta por cento em todos os exames, cinquenta por cento mais do que perfeito. Desnecessário dizer que nada menos que isso me satisfazia.

Mesmo enquanto encarava esses desafios, eu estava ciente de que esse método de marcação promovia certa atitude, além do conhecimento. Parecia que a universidade não queria apenas médicos bem formados: tínhamos também que correr riscos. Aparentemente, não havia lugar para dúvidas na medicina: hesite e será castigado.

Entretanto, o excesso de confiança tem suas desvantagens. Arrogância e prática reflexiva não andam de mãos dadas. Esporadicamente, conforme trotava obedientemente no hospital atrás de um de meus tutores, eu via evidências diretas de que a relação abusiva entre médico e paciente, retratada de forma tão vívida em *Wit*, não havia desaparecido inteiramente. Certa vez, em uma extensão dos alunos em neurologia, oito de nós nos reunimos diante de um eminente professor para começar a ronda semanal.

— Muito bem – anunciou dramaticamente o professor Melrose. — Tenho um presente para vocês nesta manhã. Vocês terão muita sorte se voltarem a ver algo assim algum dia. — Senti uma pontada de mal-estar na boca do estômago. Tive a sensação de que sabia o que estava por vir. — Sigam-me, meninos e meninas! Leito 3A.

Com um floreio de pulso, ele desceu pelo corredor, com o bando de alunos correndo atrás. Eu não tinha muito tempo para tomar uma decisão. Sabia exatamente quem estava naquele leito e sabia exatamente por que estava fora de questão que nós nove nos aglomerássemos sobre ela.

Ali estava Maureen Gibson, uma mulher de sessenta e poucos anos. Eu a tinha conhecido quando ela chegara na emergência, e fizera questão de conversar com ela diariamente desde então. Por alguns meses, Maureen estivera vagamente ciente de que se sentia mais fraca do que o normal. Para se levantar da poltrona, por exemplo, descobriu que precisava se segurar nas laterais com as duas mãos. Não demorou, e seus braços e pernas como que perderam as forças. Alcançar o armário da cozinha para pegar uma lata de sopa tornou-se um exercício de tentar ignorar a fragilidade recém-descoberta. Por fim, uma manhã, ao atender o telefone, o aparelho escapuliu de suas mãos. Como ele ficou fora de alcance no tapete, o medo dela de não saber o que estava acontecendo com seu corpo finalmente superou o de descobrir a resposta. Então pediu ao marido que a levasse ao hospital.

Atrás de uma cortina muito fina, sob as luzes esverdeadas, encontrei Maureen com um especialista em neurologia. O clamor, o gemido, o barulho e o bipe dos aparelhos em pleno funcionamento se ouviam a apenas uma tira de poliéster de distância. O medo nos olhos de Maureen desmentia sua alegria desafiadora.

— Estou imaginando se poderia ser apenas uma deficiência de vitamina? - perguntou ela, esperançosa. — Minha dieta tem sido muito ruim ultimamente. Ou talvez seja apenas por causa do estresse no trabalho?

Era evidente que ela não acreditava em uma palavra daquilo.

— É verdade - interrompeu apressadamente o marido. — Ela tem trabalhado muito. Honestamente, não teve uma pausa durante meses. Esse tipo de coisa sempre causa um impacto, não é?

Gentilmente, respeitosamente, o neurologista primeiro tomou conhecimento da história de Maureen, depois examinou cuidadosamente seu corpo. Sua compaixão me surpreendeu. Como era esperado, os membros de Maureen estavam excepcionalmente fracos. Mais surpreendentes ainda eram seus reflexos. A maioria das pessoas tem um reflexo impressionante no joelho. Bata suavemente no tendão abaixo da rótula com um martelo de patela, e a canela se move para cima, sinalizando que os músculos e nervos estão funcionando como devem. Outros reflexos são mais difíceis de provocar; alguns exigem grande habilidade do médico que tenta avaliar sua resposta e ligeireza. Todo o corpo de Maureen, no entanto, estava tomado de contrações intensas. Bastava tocar em praticamente qualquer parte, mesmo que levemente, e ela estremecia involuntariamente. Até o toque da ponta de um dedo em seu queixo fez a mandíbula se abrir em um espasmo. Lutei para manter a expressão serena de uma tela em branco. Nunca tinha visto nada parecido.

O neurologista explicou calmamente que, para descobrir todos os sintomas, Maureen precisaria ser internada para uma investigação mais aprofundada. Depois que deixamos a cabeceira de sua cama, ele me interrogou:

— Qual é o diagnóstico, Rachel? Qual é a única coisa que você quer descartar?

As informações neurológicas sobre Maureen se encaixavam em um diagnóstico especialmente terrível, o de doença do neurônio motor. Uma doença progressiva e fatal, a DNM é causada pela degeneração gradual de um tipo de nervo, os neurônios motores, no cérebro e na medula espinhal. Não há cura.

Nos dias seguintes, a probabilidade opressiva desse diagnóstico sombrio foi discutida em muitas conversas com Maureen. A rapidez de seu declínio a apavorou. Ela parecia sentir-se mais fraca a cada dia. A perspectiva de ficar aprisionada para sempre em um corpo debilitado – primeiro preso a uma cadeira de rodas, depois incapaz de se alimentar e, por fim, até mesmo de respirar sem ajuda – era quase insuportavelmente assustadora.

Sempre que podia, eu chegava meia hora mais cedo para visitar Maureen. Como estudante de medicina, podia me dar esse luxo. Às vezes, simplesmente ficávamos sentadas em silêncio, a mão dela segurando a minha, com lágrimas escorrendo pelo rosto. Em dias melhores, conversávamos. Soube tudo sobre o momento em que ela pôs os olhos no marido pela primeira vez, e o quanto seu neto adorava pisar em poças d'água.

Espalhou-se rapidamente pelo hospital a notícia de que havia na neurologia uma paciente com DNM com sinais clínicos tão surpreendentemente graves que um médico talvez os visse apenas uma vez em toda a carreira. Um fluxo constante de estudantes e médicos começou a se aglomerar ao lado da cama de Maureen. Pacientemente, ela suportou o cutucar e o espetar intermináveis. Mas existem limites. A doença que fazia dela uma curiosidade médica também a estava encarcerando obstinadamente. As multidões que ela atraía apenas sublinhavam o quão incomum e excepcionalmente desagradável era seu destino.

Então, como falei, há um limite para o tanto de expressões boquiabertas em torno de uma pessoa que ela pode aguentar. Para Maureen,

a manhã da ronda com o professor tinha sido o ponto crítico. Mais cedo naquele dia, ela me dissera em meio a lágrimas que não estava em condições de lidar com ninguém que quisesse examiná-la. Enquanto o professor Melrose caminhava em direção a seu leito, eu o cutuquei pelas costas.
— Com licença, professor Melrose. Por favor, pare. Não podemos ver essa paciente.
Ele se virou para mim com os olhos brilhando de raiva.
— E quem exatamente é você? – vociferou.
Aproximei-me para não ser ouvida pelos outros alunos e murmurei timidamente:
— Eu conheço a paciente. Estava lá quando ela foi internada. Ela estava chorando esta manhã e não quer ver nenhum aluno.
— O que foi que você disse? Sinto muito, mas sou eu que decido isso – respondeu, e partiu novamente em direção ao leito.
— Não – retruquei mais alto.
Ele se voltou para mim, zangado. Meus colegas observavam atentos. O professor Melrose tinha uma reputação assustadora de arrancar o couro dos alunos e frequentemente reduzi-los a lágrimas. Eu estava dividida entre sustentar minha posição e murchar. Ajudou o fato de eu ser dez anos mais velha que meus colegas.
Silêncio. Encarei seu olhar. Então, anuindo com um aceno quase imperceptível para mim, ele partiu para visitar outro paciente.
— Bem, Rach, vou rezar para ele não ser seu examinador no final da residência – murmurou alguém.
— Quanto mais cedo ele se aposentar, melhor – sussurrei em resposta.

Algumas semanas depois, papai me ligou.
— Então, como foi o exame?
Naquela manhã, cada um dos alunos tivera de examinar um paciente aos olhos ferozes de um neurologista. Obviamente, fui designada ao professor Melrose. O caso era incrivelmente difícil. A curiosa combinação de movimentos oculares defeituosos do paciente ocorria em uma condição tão rara que a maioria dos livros não a mencionava. Enquanto me esforçava para dar sentido aos sinais neuroanatômicos que deduzira, me

neguei, por princípio, a sucumbir ao olhar penetrante de Melrose. Para minha surpresa, quando o sinal tocou para indicar que eu deveria passar ao próximo paciente, sua expressão se suavizou momentaneamente.

— Aquela mulher com DNM, Rachel - murmurou ele. — Você estava certa em insistir que a deixássemos em paz. Obrigado.

Contei a papai o que tinha acontecido. Isso me parecia mais importante do que as lições acadêmicas.

— Acho que - refletiu papai, rememorando suas décadas de prática em medicina - é precisamente o fato de começar cheio de compaixão que acaba deixando um médico imune à dor de outras pessoas. Ninguém quer se tornar um médico frio, mas não ser frio gera muito sofrimento. Não dá para praticar medicina de outra forma.

Imaginei como seriam os atendimentos diários de Melrose. Sendo um especialista em distúrbios do movimento, ele tinha de lidar, dia após dia, com a experiência de revelar a novos pacientes um entre inúmeros terríveis diagnósticos: doença de Parkinson, paralisia supranuclear progressiva, degeneração corticobasal, atrofia multissistêmica, algumas das doenças mais implacáveis, incuráveis e cruéis, cujo nome e cuja desolação ele repetidamente infligia a outros. Será que eu seria capaz de sobreviver a décadas lançando bombas desse tipo, bombas que destruiriam a vida de meus pacientes, e ainda assim manter intactos meu afeto e minha humanidade? Poderia alguém responder a esse questionamento com absoluta convicção?

4

Aparição

A doença é o lado sombrio da vida, uma espécie de cidadania onerosa. Todas as pessoas vivas têm dupla cidadania, uma no reino da saúde e outra no reino da doença. Embora todos prefiramos usar somente o bom passaporte, mais cedo ou mais tarde cada um de nós será obrigado, pelo menos por um curto período, a identificar-se como cidadão do outro país.
Susan Sontag, *Illness as Metaphor*

Eu não esperava imitar Vivian Bearing tão cedo depois de assistir a seu destino fictício. E no entanto lá estava eu, deitada com os pés em estribos, indefesa, com os olhos fixos nas lâminas prateadas do ventilador de teto, incapaz de afastar o cheiro do meu próprio corpo queimando. Um homem, um ginecologista, trabalhava entre minhas pernas. Nunca desejei tanto sair da minha pele, desencarnar. Daria qualquer coisa, qualquer coisa mesmo para me livrar daquela posição e das tiras que prendiam meus tornozelos.

No meu caso, porém, não era uma indignidade provocada pelo câncer. Ninguém nem sequer mencionou essa palavra. O que estava acontecendo não era nada, era uma ninharia em comparação às experiências de outras pacientes – e eu sabia disso melhor do que a maioria. Tinha atendido à chamada que me levara a esta sala, a esta cama, durante o estágio em ginecologia. No hospital, descobrira que o ato de cortar, fazer ablação, raspar e emendar corpos de mulheres era feito principalmente por homens. Um dos ginecologistas homens tinha apresentado a uma nova turma de alunos um guia manuscrito e fotocopiado intitulado por ele de *Ginecologia na ponta dos dedos*. Pelas suas costas, as enfermeiras o chamavam de Goldfinger, se em referência à sua Ferrari ou à sua habilidade em certos aspectos de sua prática eu nunca soube.

Algumas das mulheres internadas na ala de ginecologia haviam sofrido cirurgias tão extremas que precisavam inventar seu próprio vocabulário macabro. Uma "exenteração", aprendi na minha primeira semana – do latim *enteron*, que significa "intestino", e *ex*, que significa "fora de" –, referia-se à estripação completa de uma cavidade corporal. A exenteração pélvica feminina se referia à remoção cirúrgica da bexiga, uretra, reto, ânus, vagina, colo do útero, útero e ovários. Não admira que essas mulheres permanecessem assustadoramente impassíveis em seus leitos, imóveis como estátuas sob o lençol branco de algodão do hospital, como que envoltas em mortalha para nos privar da visão do que seus corpos haviam tão violentamente se transformado. Eu queria me sentar com elas e conversar e ouvir, tentar me aproximar dessas mães e irmãs entre drenos e tubos, mas a escala da mutilação me assustou. Eu não suportava imaginar corpos esvaziados assim tão profundamente...

À noite, comecei a ler sobre história da medicina. A chamada cirurgia heroica, inspirada nos esforços dos cirurgiões durante a Segunda Guerra Mundial, cativara a profissão no pós-guerra. Alexander Brunschwig, o cirurgião norte-americano que inventou a exenteração pélvica total, exaltava as virtudes da excisão radical para curar as pacientes de câncer ginecológico. As evidências de seus métodos eram escassas e controversas, mas o *British Medical Journal*, revisando um de seus livros em 1948, comentou com entusiasmo: "Depois de ler o livro, todos concordarão que ele é um cirurgião ousado, habilidoso, corajoso e otimista". Eu não conseguia deixar de pensar que, para o dr. Brunschwig, o corpo feminino era um território a ser conquistado e subjugado, e que a coragem estava, na verdade, naquelas mulheres cujos corpos eram pilhados cirurgicamente. Inacreditavelmente, o *BMJ* continuava: "O autor não permite que a noção de prognóstico afete sua definição de 'operável'". Ele definia uma neoplasia operável como "aquela que pode ser extirpada independentemente do local ou da extensão da disseminação". Em outras palavras, enquanto Brunschwig sentisse que a paciente não iria expirar na mesa de cirurgia, tudo valia e o corpo dela podia sofrer uma cirurgia radical. Trinta e quatro das cem pacientes descritas no livro morreram durante ou imediatamente após a cirurgia. O heroísmo era um ofício sangrento.

Enquanto eu assistia a uma palestra sobre cânceres ginecológicos, minha médica ligou para revelar os resultados de meu recente exame de Papanicolau. Por um momento, pensei que ela estava apenas sendo atenciosa, fazendo um esforço especial para falar diretamente com uma colega profissional. Então:

— Não há nada para se preocupar, Rachel, mas o teste deu positivo. Claro. Médicos não telefonam para os pacientes para dar boas notícias corriqueiras. Eu me esforcei para parecer relaxada e experiente.

— Ah... Entendo. Bem, obrigada por ligar. Imagino que seja NIC 1, não?

— Na verdade, não. É NIC 3. - Ela fez uma pausa. — Então, vou encaminhá-la para a clínica de colposcopia. Eles provavelmente vão querer te ver dentro de uma semana.

— Ah, ok. - Quem fez a pausa agora fui eu. — Bem, foi muito gentil da sua parte me avisar. Obrigada - respondi com uma despreocupação afetada, determinada a não parecer neurótica.

Então, saí sorrateiramente pelos fundos da sala de aula e fui para a área em que ficavam os coletores especiais de lixo hospitalar, pois sabia que mesmo os fumantes mais renitentes evitavam locais tão desagradáveis. Permaneci imóvel e tentei não entrar em pânico, sentindo-me fraca e insignificante.

A NIC, neoplasia intraepitelial cervical, gera células deformadas e disformes que, se não tratadas, podem se transformar em câncer - está fortemente associada a uma infecção sexualmente transmissível, o papilomavírus humano. É muito raro que uma mulher sexualmente inativa desenvolva câncer cervical. As "meninas comportadas", em suma, estão protegidas, enquanto "as meninas más" se colocam em risco. Esses pensamentos se precipitaram sobre mim, roubando o ar dos meus pulmões. De alguma forma, me senti julgada, além de ameaçada. O que eu fiz de errado? Isso foi minha culpa? Acima de tudo, me esmagava o terrível pensamento de que eu poderia compartilhar o destino daquelas mulheres em mortalha e ser obrigada a enfrentar os homens cujos bisturis faziam a evisceração.

O NIC se apresenta em três graus de gravidade. No meu caso, era a pior delas, exigindo excisão total. Somente quando - se - as margens se mostrassem claras é que eu saberia se havia desenvolvido câncer. A colposcopia - inspeção do colo do útero sob um microscópio - seria, no meu caso, seguida por uma "excisão de alça diatérmica" na área afetada.

Em resumo, um aro de aço inoxidável incandescente de corrente elétrica cortaria a borda do meu colo do útero e, com ele, em tese, qualquer traço de malignidade. O procedimento, embora desagradável, exigia apenas maxilar cerrado e estômago forte. Foi o medo da invasão que me desestabilizou. Tentei afastar todos os pensamentos de um futuro em queda livre, dos filhos que eu nunca teria, do marido com quem eu nunca envelheceria, dos anos de uma vida linda e gloriosa dando lugar a uma perspectiva de dor, drenos e cicatrizes, à amargura de que tudo se tornasse canceroso.

Ao voltar para casa naquela noite, escondi meu medo de Dave – afinal, que benefício haveria em infectá-lo com essa angústia? A faculdade de medicina já me ensinara que os fatos que alguém opta por omitir têm pelo menos tanto peso quanto aqueles que são enunciados. Então, mencionei apenas o Papanicolau anormal, a necessidade de um segundo exame, nada grave. Não havia por que usar termos como "neoplasia", que o tragariam à minha catastrofização.

— Você está preocupada? – perguntou ele, procurando a resposta em meu rosto.

— Não, de jeito nenhum. – Sorri. — As estatísticas estão totalmente a meu favor. Vai ficar tudo bem.

Poucos dias depois, cheguei à clínica de colposcopia. Mantive meu crachá do Serviço Nacional de Saúde pendurado no pescoço tal qual um amuleto de plástico, como se um crachá pudesse impedir a transição de profissional médico para paciente, com toda a perda de poder – o declínio – que isso acarretava. Tinha consciência de que era a condição patológica, e não os médicos, que causavam minha vulnerabilidade recém-descoberta, mas ainda assim me vi querendo culpar os mensageiros de estetoscópio...

O ginecologista, um professor, estava perto da aposentadoria. Milhares de mulheres como eu haviam cruzado sua porta com a expressão corajosa, desafiadora, que não disfarçava nada. Ele sorriu com genuíno afeto, o que instantaneamente rompeu minhas defesas.

— Se me permite, Rachel, eu gostaria de sugerir tratá-la não como estudante de medicina, mas simplesmente como paciente. Não importa o quanto alguém sabe ou não sabe sobre uma doença. Fatos e experiência não são a mesma coisa. Você está de acordo? – perguntou ele.

Seria um exagero dizer que me senti feliz, mas posso afirmar que o alívio que me tomou num momento como aquele foi avassalador. Ele era gentil, isso estava claro, e se importava com o que suas pacientes sentiam. Mesmo ao tirar a calcinha, me senti segura pela primeira vez desde o telefonema.

A diatermia tem, em abstrato, uma elegância irresistível. O uso da eletricidade para aquecer metais gera ferramentas cirúrgicas que esculpem e selam simultaneamente. A carne é selada ao ser cortada, minimizando perfeitamente a perda de sangue. Já a realidade – sua própria carne sendo carbonizada, o cheiro acre nas narinas – é uma coisa mais difícil de avaliar. Segurei a mão da enfermeira como se me agarrasse à própria vida, e, quando minhas pernas começaram a tremer e ela me disse que eu estava sendo corajosa, tive vontade de abraçá-la com gratidão. Como ninguém me ensinou, em meus anos de faculdade de medicina, sobre o poder absoluto desses pequenos atos de bondade e do simples toque humano para transcender o medo primitivo?

As margens, constatou-se, eram claras. Eu tinha sido agraciada com uma prorrogação. Porém, desta vez, ao contrário de meus encontros anteriores com a mortalidade, jurei nunca mais desconsiderar a experiência. O medo que senti, a onda de pânico cego que me invadiu... Foi assim que tudo começou para cada uma das mulheres da minha ala. Meu encontro com o câncer, embora fugaz, me revelou um vislumbre do abismo. Eu havia adquirido algo vital: um meio de sentir mais empatia por meus pacientes, uma habilidade que eu não sabia que não possuía.

Houve mais. Naquela noite, deitada com Dave, com o quase encontro com o câncer ainda apegado a mim como o cheiro de formol, conversamos sobre a precariedade da vida. Tudo aquilo que tomávamos por certo e liquidado – nossa carreira, a promessa de formar uma família, de construir um futuro – havia sido planejado sobre uma inocente negação de nossa própria fragilidade.

— Mas o que mais a gente pode fazer? – meditou Dave. — Tudo o que podemos fazer é escolher viver.

Eu sabia que ele estava certo. A única alternativa a viver com a guarda baixa, destemidamente – se lançar esperançosamente em um futuro desconhecido –, era uma existência oprimida, pálida e monótona na qual nada poderia ser perdido, já que nada era investido de paixão humana. E quem quer viver assim?

— Talvez – especulei sonolenta – a pessoa só possa *realmente* dar valor à alegria de estar vivo quando aceita que o destino de tudo, o destino de cada uma das experiências é acabar. É *aí* que você passa a saborear a vida. Talvez a morte nos faça amar a vida.

Dave ergueu uma sobrancelha cética.

— Bem, não faço ideia sobre isso, mas vou dar uma excelente sugestão. – Ele sorriu e se inclinou para mais perto. — Vamos começar uma família.

— Oh, você vai gostar desse, Rach. Já aprendeu a fazer exame de mama? - perguntou-me um homem jovem de pijama cirúrgico.

— Não - respondi ansiosamente -, mas adoraria aprender.

Estávamos conversando na ala Verde, a área do pronto-socorro para onde são dirigidos os pacientes que estão bem o suficiente para dar entrada por conta própria no hospital. Do outro lado, na Amarela, encontram-se os mais gravemente enfermos, que são levados aos nossos cuidados às pressas, de ambulância. Ed, o médico encarregado da primeira seção naquele dia, havia me colocado sob suas asas. Como estudante de medicina, eu era um peso morto, uma inconveniência, e era perfeitamente ciente da necessidade de me manter sob amparo dos médicos e enfermeiros certos. Com um metro e noventa de altura, um corpo de jogador de rúgbi e uma personalidade igualmente descomunal, Ed dominava o departamento. Sua forma favorita de cuidado emergencial era ser designado para uma ambulância aérea e levado de helicóptero para o meio da confusão, de onde resgataria do caos os esmagados e mutilados. Colisões na estrada, grandes incêndios e explosões - o cara era movido a adrenalina.

Nos monótonos cubículos da ala Verde, os pacientes eram atendidos em estrita ordem de chegada, e a próxima da lista, uma mulher de vinte anos chamada Fabiana, tinha um motivo incomum para comparecer ali.

— Quem vem ao pronto-socorro por causa de um caroço no peito? - especulou Ed. — Não faz sentido. Talvez ela seja estudante e não possa se consultar com um clínico geral particular ou algo assim.

Fiquei intrigada. Dentro do cubículo, quase invisível pela cortina de poliéster, Fabiana, de punhos cerrados, empoleirava-se rigidamente na beirada da cadeira. Ela passava a impressão de que sairia correndo a qualquer momento. Ed, normalmente expansivo e barulhento, agora falava baixo, gentilmente, como se tentasse acalmar um animal acuado, enquanto os olhos da jovem passavam ansiosamente por nós, de um para o outro. Gradualmente, ele começou a persuadi-la a contar sua história. Embora as filas de pacientes sobrecarregassem nosso departamento, Ed transmitia a impressão errônea de ter todo o tempo do mundo.

O sotaque espanhol de Fabiana era difícil de entender, mas finalmente descobrimos que ela tinha vindo para o Reino Unido para uma estadia de seis meses com a finalidade de aprender inglês. Ela se consultara, sim, com um clínico geral, que a examinara e concluíra não haver nódulo. O clínico, assim como Ed, acabou conseguindo um histórico detalhado. Fabiana não tinha histórico familiar de câncer de mama ou qualquer outro fator de risco. O deslocamento à nossa emergência era, em essência, uma tentativa peculiar de obter uma segunda opinião. Aparentemente em perfeita saúde, ela aguardara por cinco horas para ser atendida por nós.

Ed pediu permissão para examiná-la, desde que ela não preferisse se consultar com uma médica. Fabiana negou com a cabeça; queria acabar logo com isso. Ao desabotoar a blusa, ela pareceu encolher de tamanho, e estremeceu visivelmente quando Ed se aproximou. Sem roupa, a garota parecia mais uma criança do que uma adulta, magra e infinitamente frágil. Com um olhar, Ed sinalizou para mim que não havia ali nada o que ensinar – o que me fez sentir uma profunda admiração por ele. Tudo o que eu desejava era envolvê-la em cobertores, protegê-la. Respeitosamente, metodicamente – meticulosidade era essencial –, Ed apalpou um seio de cada vez, sondando profundamente cada axila, procurando cada fenda onde o câncer pudesse se esconder. Fabiana olhava para o teto, mordendo o lábio para se distrair. Notei seu celular na mesa ao lado dela, decorado com adesivos de coalas e do Pikachu.

Acabou. Ed esperou até que ela estivesse totalmente vestida, então revelou o que presumiu serem boas notícias, que não havia encontrado nada. O olhar de Fabiana despencou. Eu vi as lágrimas começando a brilhar. Ed observou atentamente enquanto ela pegava o telefone e vestia a jaqueta. Este era o momento de seguir em frente, seguir para o próximo paciente. Em vez disso, quando ela estava prestes a sair, ele estendeu a mão em sua direção.

— Fabiana, por favor, espere. Acho que há um motivo para você ter vindo nos ver hoje, algo que você está achando difícil de nos contar.

Com a mão na cortina, ela hesitou.

— Está tudo bem – disse ele. — Talvez a gente possa te ajudar, se você sentir que pode nos contar.

O rosto dela começou a se contrair. Ela se sentou novamente, com lágrimas fluindo.

— Minha irmã – soluçou Fabiana. — Minha irmã.

Aos trancos e barrancos, a história surgiu. Com apenas vinte e cinco anos, a irmã mais velha de Fabiana estava em um hospital espanhol recebendo quimioterapia contra um câncer de mama metastático. Os testes genéticos revelaram uma mutação subjacente, BRCA1, que aumentava dramaticamente a probabilidade de desenvolver a doença, e Fabiana corria um risco significativo de também tê-la herdado. O câncer da irmã era virulento, incontrolável, e a quimioterapia era apenas uma intervenção paliativa, uma tentativa de ganhar um pouco mais de tempo.

— Você mencionou isso ao clínico geral? – perguntou Ed.

Fabiana negou com a cabeça. Ela se sentira incapaz.

O histórico de BRCA1 na família mudou a situação. Por mais que o exame rotineiro proporcionasse algum grau de certeza, as probabilidades haviam subitamente apontado na direção do câncer. Era mais do que prudente que ela se consultasse numa clínica específica, onde poderia fazer um exame de imagem com um oncologista. Ali estava uma garota, quase uma mulher, lidando de longe com um câncer obstinado que estava roubando a vida de sua irmã, uma garota que temia sofrer o mesmo destino. Ainda que o exame de imagem não oferecesse mais do que uma tranquilidade passageira, negar-lhe essa possibilidade teria sido desumano.

Fizemos alguns telefonemas e conseguimos uma vaga em uma clínica. Fabiana já ia desaparecendo no corredor até que, em um impulso, se virou e correu de volta para Ed. Ainda chorando, arremessou os braços em volta dele.

— Obrigada, doutor, muito obrigada!

O que aprendi naquele dia foi incomparavelmente mais importante do que qualquer procedimento de manual de exame de mamas. Foi a sensibilidade daquele homem musculoso, que mais parecia um touro, que mais parecia um jogador de rúgbi do que um médico, e sua habilidade em fazer uma jovem vulnerável sentir confiança nele. Acima de tudo, a sua compreensão de que, mesmo em meio à confusão e à tensão do pronto-socorro de um hospital, era vital descobrir a crise daquele ser humano naquele cubículo em particular. Por isso, guardei com carinho esse exemplo de tato e de compaixão, sabendo que iria voltar a ele no futuro, assim como fazia frequentemente com os exemplos de meu pai. De uma coisa, eu tinha absoluta certeza: como eu, Fabiana não se esqueceria tão cedo de Ed.

Se eu pudesse receitar algo ao currículo de medicina, seria uma dose considerável de adoecimento temporário, uma para cada futuro médico.

Algo que fosse suficientemente grave para provocar um medo genuíno e que envolvesse um ou dois procedimentos desagradáveis. Algo cuja simples menção fizesse os alunos se contraírem. Talvez uma colonoscopia para cada um, acompanhada de um diagnóstico que apresentasse uma catástrofe em potencial. Caso contrário, como eles vão entender de verdade aquilo a que um paciente se submete, a gravidade das demandas que os médicos fazem aos doentes?

É justo dizer que não sou uma pessoa que gosta de receber ordens, muito menos sob coação. No entanto, como paciente, sou a mansidão em pessoa. Vire para cá, olhe para o teto, endireite o braço, abra as pernas, pule para a maca. Os pacientes obedecem, cumprem, aceitam; eles não podem arriscar qualquer discordância ante o poder que se concentra nas mãos médicas. Há, aliás, um lugar especial no inferno reservado aos médicos que pedem com desdém para saltar na maca. Nem adultos nem crianças gostam de tirar a roupa, mulheres não gostam de expor sua intimidade, e não há nada, nada mesmo, de benigno em uma maca de consultório, não importa se o médico se mostra jovial e trata como normal estar em uma. A pessoa se esgueira, rasteja, caminha na ponta dos pés em direção àquela cama sinistra enrolada em plástico, preparando-se mentalmente para entregar o próprio corpo, mas ninguém sobe contente em uma maca.

Cada vez que encontrava um médico com o coração e a bondade de Ed – e houve tantos durante meus estudos –, eu descortinava um pouco mais o verdadeiro significado da medicina. Ainda assim, foi a perspectiva, mesmo que breve, desde o outro lado – o reino penoso e estranho dos doentes – o que realmente abriu meus olhos. A onda de medo com a ideia de que um possível câncer cresce silenciosamente dentro de você, a luta para não chorar enquanto seu colo do útero queima, a identidade reduzida ao pedaço de plástico em torno de seu pulso, a consternação por ser marcado com um código de barras como se fosse uma lata de feijão no supermercado...

E ainda há as lições sobre a impotência mais absoluta, mais desesperada, que ninguém é mais capaz de ensinar do que a pessoa que você ama, aquela por quem faria qualquer coisa – uma pessoa que, ao mesmo tempo que dá brilho à sua vida, precisa enfrentar as próprias perdas.

Dizem que, para obter um diploma de médico, é preciso memorizar três milhões de fatos. Quando entrei na sala para fazer os exames finais do primeiro ano, estava exausta por não ter dormido na noite anterior devido à preocupação. Em certo nível, eu não tinha nenhuma dúvida de que passaria – a inquietação nascia do fato de eu querer ser excelente –, mas, ainda assim, tudo aquilo parecia excruciantemente importante. Cabeça baixa, foco total, três horas se passaram nas quais extravasei meu cérebro no papel. Alguém aos soluços foi escoltado para fora da sala. O arranhar coletivo de trezentas canetas soava como uma invasão de suricatos.

A centenas de quilômetros de distância, uma mulher acabara de chegar de ambulância a um pequeno hospital distrital. Pat, a mãe de Dave, estava gravemente doente. Chocada, assustada, prostrada em razão de uma septicemia, uma infecção galopante em seu sangue. Eu só soube da crise quando religuei meu celular. Doze chamadas perdidas, todas de Dave. Enquanto eu regurgitava montões de fatos médicos – um exercício de vaidade que só visava prêmios –, ele tentara insistentemente me contatar. Meu estômago embrulhou. Antes mesmo de ele atender, eu sabia que a notícia seria terrível.

— Ei. Sou eu. Querido, o que aconteceu?

De longe – do reino dos entes queridos perdidos –, ele respondeu com precisão militar, conciso:

— É a mamãe. Ela está no hospital. Estou indo pra lá.

Recolhi alguns fragmentos de informações, incompletas, confusas. Tudo o que ele entendera do que seu pai havia dito era que tinha de ir imediatamente para lá.

Naquela noite, quando ele voltou do hospital, nos falamos de novo, desta vez por mais tempo. O fato crítico, aquele que tornava desimportantes todos os demais, era que Pat estava tão mal que as chances de sobreviver à septicemia eram de, no máximo, cinquenta por cento. Pior ainda, os exames revelaram uma notícia devastadora. Câncer, amplamente espalhado, invadindo todos os lugares. Então, mesmo que ela sobrevivesse nos próximos dias, seu futuro continuava em risco.

— Posso ir amanhã. Vou remarcar as provas. Chego na hora do almoço – falei a ele.

— Não, não seja boba. Faça as provas, resolva isso de uma vez. Vai depois que elas acabarem.

Eu mal conseguia suportar a tensão na voz de Dave. Minhas palavras de conforto soaram forçadas e vazias. Eu estava pisando num território desconhecido. Como, de que forma - com quais palavras - você se faz presente para alguém que ama, alguém cujo coração está partido? O que eu podia dizer com convicção, a única coisa que soava genuína, era que o amava, e sempre amaria, independente do que acontecesse com qualquer um de nós.

Enquanto eu superava os obstáculos acadêmicos por mais quarenta e oito horas, Dave e seu pai faziam vigília ao lado da cama de Pat. As informações que Dave me dava eram vagas. Às vezes, no meio da prova, eu me pegava pensando na mulher que conhecera tão brevemente, mas que tinha passado a amar com tanta força. Ela me recebera, a nova namorada de seu único filho, com um afeto e uma sinceridade que me deixaram sem fôlego. Era o tipo de mulher que começava a comprar presentes de Natal em janeiro e escondia esse tesouro no guarda-roupa até que mal houvesse espaço para as próprias roupas e, no outono, pacotes embrulhados com estampa de renas começassem a cair no tapete. Eu a reconhecia nos olhos e no sorriso de Dave e, acima de tudo, em seus valores. Na decência pura e simples, na gentileza com que tratava os outros, na educação, na compaixão, na intenção de enxergar o melhor das pessoas.

Consciente de minhas limitações - nessa fase da faculdade, eu só tinha aprendido teoria -, instintivamente busquei meu pai.

— Apenas dê apoio a Dave - ele me disse. — Você não pode fazer mais do que isso, você não é a médica de Pat, mas pode fazê-lo sentir que não está sozinho.

Mal acabei a última prova, peguei um trem para me encontrar com Dave no hospital. Na estação, ele parecia estar sob muita pressão e assustado, com o ar cansado de um soldado recém-chegado da batalha. Embora fosse um homem de ações, via-se impotente agora, desanimado, e odiava isso. Ray, seu pai, estava do mesmo jeito. Os dois tinham se revezado dia e noite ao lado de Pat e estavam exaustos. Me ofereci para ficar com ela naquela noite e lhes permitir o necessário descanso.

Quando chegamos ao hospital, Dave sorriu para a mãe.

— Veja, mãe, a Rach está aqui.

O mais débil dos sorrisos se refletiu de volta para nós. Sob os tubos, as cânulas, o oxigênio e a camisola hospitalar, a pequenez de Pat foi o que mais me impressionou. Ela sempre fora assim tão pequena?

— Você está contente que a Rach vai ficar com você esta noite? - perguntou ele.

— Muito contente - ela conseguiu murmurar.

Acho que tomei consciência de que Pat estava morrendo no instante em que botei os olhos nela. Não por causa de qualquer treinamento que tivesse recebido - os livros de bioquímica não têm o que dizer em questões de mortalidade -, mas por causa, principalmente, do que não estava lá. Boa parte daquela vida já tinha alçado voo. O que restava, a mulher imóvel como pedra na cama, gastava cada grama de sua força para não desaparecer completamente. O ato de viver estava tirando tudo o que ela ainda tinha.

Se eu soubesse mais sobre hospitais, sobre como funciona uma unidade de internação, teria atinado que o quarto lateral significava que os enfermeiros tinham formado a mesma opinião. Quando a equipe reconhece que um paciente está morrendo, faz o possível para oferecer a ele e sua família um pouco de privacidade, se - e é um grande *se* - a disputa por leitos permitir.

A sós com Pat e com minha ignorância, conversei baixinho e docemente com ela. Sobre o casamento iminente, sobre os planos misteriosos de Dave para a lua de mel, sobre a maciez e o farfalhar do vestido. Em alguns momentos, percebi o que parecia um sorriso. Ela conseguiu apertar minha mão uma ou duas vezes.

— Ele te ama tanto, tanto - falei baixinho. — E sabe de uma coisa? Vejo você nele, todos os dias. Que homem maravilhoso você e Ray criaram.

Ela abriu os olhos e olhou diretamente nos meus, enquanto eu procurava desesperadamente pela coisa certa a dizer. Como se consola uma pessoa nesse momento? O que pode tornar essa situação um pouco melhor? Sem palavras, agarrei-me ao calor e ao peso de sua mão, ainda viva na minha.

— Pat, eu... Eu sei que você está muito doente, mas os médicos estão fazendo tudo que podem. E, aconteça o que acontecer, Ray, Dave e eu estamos aqui, não vamos embora.

Ela deu um tapinha na minha mão como se fosse eu quem precisasse ser confortada, talvez o ato mais generoso que já presenciei.

Enquanto ela dormia, saí sorrateiramente do quarto e liguei para meu pai.

— Pai, pai, ela está morrendo. O que eu posso fazer? Eu não sei o que dizer.

— Ela parece assustada? - perguntou ele.

— Não. Não. Pat parece calma.
— Isso é muito importante, Rachel. Cuide para que ela não sinta dor nem medo. Morfina e midazolam podem ajudar, se for necessário. Ligue-me sempre que precisar, Rachel, não importa a hora.

Naquela noite, me tornei um canal humano para a sabedoria de meu pai. Ele se tornou o médico de Pat, o qual já não estava mais lá.

As horas se passaram e a situação começou a mudar. Quando seu corpo passou a desligar lentamente, tive de tomar uma atitude. No interior sombrio de um hospital à noite, onde nada acontece a menos que alguém assim considere imperativo, Pat, sem voz, precisava de um defensor. Primeiro, notei que sua aliança de casamento estava afundando na pele de sua mão, cada vez mais inchada.

— Peça aos enfermeiros para cortar a aliança - aconselhou papai, mas, quando o fiz, eles me disseram que não havia alicate na enfermaria.

Outro telefonema.

— Diga a eles que todo pronto-socorro tem alicates precisamente por esse motivo. Ou alicates para cortar gesso. Eles podem pegar lá. Ou você pode se oferecer para ir.

Insisti. Finalmente, uma auxiliar de enfermagem aproximou-se do leito e, com muita habilidade e ternura, conseguiu soltar o anel inteiro, sem precisar de cortador ou alicate.

Pat começou a ficar inquieta, puxando com os dedos trêmulos os tubos de oxigênio do nariz. As enfermeiras insistiram em manter os tubos no lugar. Furtivamente, liguei para papai de novo.

— Tire o oxigênio. A menos que ela fique severamente incomodada e sem fôlego, deixe-a descansar da maneira mais confortável para ela.

Livre do plástico, Pat voltou a dormir espasmodicamente.

Agora, a dor parecia a estar deixando agitada.

— Ela precisa de morfina - disse papai.
— Ela já está tomando morfina - respondi.
— Que dose?

Eu não sabia nada sobre doses. A dela era a menor possível, dois miligramas e meio - correspondente ao alívio oferecido por um comprimido de codeína, e a dose inicial de cautela final.

— Por favor - implorei às enfermeiras -, chamem o médico de plantão. Ela precisa de mais morfina. Por favor, tragam-no aqui.

Sem dúvidas, eu estava agindo como um parente muito irritante. Entretanto, meu medo de que Pat sofresse mais do que o necessário trouxe à tona uma ferocidade que eu desconhecia em mim. Por fim, um médico apressado chegou à enfermaria. Mais morfina foi prescrita. E agora Pat dormia serenamente. Sentei-me e observei o subir e descer de seu peito, acariciei sua mão, afastei o cabelo de sua testa.

Pouco antes do amanhecer, uma enfermeira me surpreendeu com uma xícara de chá. Seu olhar, nada acusatório, era, ao contrário, gentil.

— Se fosse minha mãe, eu gostaria de alguém como você cuidando dela – falou antes de sair do quarto.

Papai me dissera exatamente o que fazer quando as atividades matinais começassem a movimentar a unidade:

— Chame a equipe de cuidados paliativos, Rachel. Peça que eles venham imediatamente.

O jovem médico que cuidava de Pat pairou brevemente no vão da porta do quarto, ansioso para seguir seu caminho. Ele murmurou uma vaga concordância em envolver os cuidados paliativos e deixou o aposento antes de terminar de falar.

— Não – retruquei categoricamente. Então, fiz uma pausa e olhei para o médico com olhos frios como aço, ou assim pretendi.

Encarando-o, falei:

— Você precisa chamar a equipe agora.

Eu o segui para o corredor e me prostrei na estação de enfermaria até que ele pegasse o telefone. Quem era essa parente detestável, vinda diretamente do inferno? Bem, se papai fosse o médico de Pat, já teria feito a ligação. Papai era minha referência de bom atendimento.

Dave chegou. Informada de que a equipe de cuidados paliativos estava a caminho, troquei de lugar com ele e fui para casa dormir. Algumas horas depois, ele entrou no quarto. Não foi preciso dizer nada para que eu soubesse que sua mãe havia morrido. Lágrimas, o mais forte dos abraços, nenhuma palavra. Permanecemos nos braços um do outro por um longo tempo, enquanto lá fora o céu escurecia lentamente. Quatro dias do diagnóstico até a morte, a partida de sua mãe.

Mais tarde, Dave contou que a equipe de cuidados paliativos avaliara a situação com cuidado e eficiência, e tratara Pat, inconsciente, com toda a solicitude. Eles haviam iniciado o uso de uma bomba de infusão para administrar pequenas doses de medicamento, a fim de mantê-la sem dor e calma. Foi nesse estado, respirando pacificamente, sem nenhum sinal de angústia, que ela morreu nos braços do marido.

Quanto a Ray, estava exausto como o filho. Naquele dia, em meio às lágrimas e sem vontade de comer, aprendi algo novo sobre o amor. Que perder um ente querido dói exatamente o tanto que deve doer. A dimensão da dor de Ray, de sua tristeza, correspondia exatamente ao que a esposa valia para ele. Nessa aritmética fatal, Pat custou a ele a soma de sua importância, ou seja, mais do que tudo. Olhei para Dave, que segurava a chaleira com que servia chá ao pai, e percebi com absoluta clareza que um dia ele ou eu agiria assim com o outro, e que eu não desejava nada diferente.

Depois do funeral, rápido e impactante – em que Dave e Ray moveram-se como nadadores atolados em melaço, alheios, lentos –, eu e meu futuro marido caminhamos pelos campos. Partimos sem rumo, sem propósito naqueles passos senão abrir espaço e tempo entre nós e sua perda. Depois da intensidade do ritual e das condolências, a quietude parecia estranha, quase sobrenatural. Era pleno verão, em meio a uma onda de calor, e a grama dos campos estava marrom, queimada pelo sol. Caminhamos continuamente pela lama endurecida como cimento, enquanto o sol lentamente se inclinava para o horizonte. Já mais tarde, às oito ou nove horas, talvez, Dave finalmente começou a falar um pouco sobre a mãe. Paramos no alto de uma elevação para contemplar o sol poente. Abaixo, o campo continuava até se misturar a um céu repleto de cores. Rosa, roxo, verde, laranja, luminoso demais para ser inteiramente natural: era uma mistura do crepúsculo com o paranormal.

E então, conforme aquela luz radiante demais para uma fazenda lançava sua estranha benção sobre nós, surgiu, no limite da minha visão periférica, um vulto branco, um fantasma. Não um espectro, não a presença de Pat, mas uma coruja-branca, noturna, à espreita.

— Dave – sussurrei, e ambos prendemos a respiração para ver a coruja voando em silêncio, uma caçadora de olhos cravados na grama seca, seu domínio.

Ela guinava de uma ponta a outra da asa, como um hipnótico piloto de caça, arrastando-se languidamente em busca de uma presa. Sem dizer nada, observamo-na deslizar pela extensão do campo num voo que mais parecia um passeio. Aproximando-se da cerca viva, ela desenhou um amplo arco para refazer a trajetória, brilhando em ouro sob o céu incandescente.

Se existe uma criatura capaz de cruzar diferentes reinos, é a coruja-das-torres, que costuma voar à noite para caçar e raramente aparece durante o dia; que permanece imóvel como uma lápide no topo das árvores; que invariavelmente é avistada um instante antes de desaparecer na escuridão e se fundir às trevas. O aparecimento dessa coruja à luz do sol, nesse dia entre todos, banhada em ouro sob um céu em chamas, era razão para fazer um ateu acreditar em Deus ou em magia.

Então, a coruja se foi, o feitiço foi quebrado, e nós nos vimos rindo como crianças, talvez de alívio, talvez de espanto. Que o acaso, na ausência de uma crença, nos desse esse fantasma à luz do dia, essa graça da vida do mundo natural, da irreprimível marcha da vida, só tornou tudo ainda mais marcante. Abraçamo-nos sob o sol poente e então, de mãos dadas, começamos a longa caminhada de volta para casa.

Na época, preferi enterrar aquelas noventa e seis horas. A natureza chocante de uma perda súbita – hoje aqui, amanhã não mais – era desoladora demais para ruminar e muito próxima do mundo do hospital. Minha única preocupação era apoiar Dave e seu pai. No entanto, sem que eu me desse conta, meu destino como médica tinha sido selado – pela vulnerabilidade absoluta de Pat, sua necessidade desesperada, durante a última noite de sua vida, da presença de um médico que se importasse com ela, alguém capaz de fazer daquelas horas finais tão confortáveis e dignas quanto possível. E pela equipe de cuidados paliativos, a postos no primeiro horário da manhã, armada não apenas com sua perícia, mas também com a convicção de que mesmo – ou principalmente – nos estertores da vida, um cuidado superlativo é fundamental. Eis a medicina em sua melhor versão, que coloca o paciente, e não a doença, no centro do palco.

5

Quarta-Feira Negra

Na ocorrência de uma parada cardíaca, o primeiro procedimento é medir o próprio pulso.

Samuel Shem, *The House of God*

— Rach, me ajuda?

Às vezes, mais do que as palavras em si, é o tom de voz de um colega que indica a necessidade de largar tudo. Caroline, embora seja formada há apenas três meses, impressiona a equipe por sua postura e serenidade. Neste momento, porém, ela tem os olhos arregalados e vulneráveis, e a ansiedade carrega sua voz de tensão.

Já sou médica há dois ou três anos, tempo que me permite perceber que algo deu terrivelmente errado. Conforme seguimos apressadas em direção ao paciente, Caroline tenta esboçar seu dilema com a maior precisão possível, porém suas palavras se atropelam.

— Acho que ele está prestes a morrer. Eu... eu acho que ele está prestes a sofrer uma parada cardíaca, e com certeza é cenário de reanimação... — Ela faz uma pausa, respira fundo e então confessa: — E não deveríamos fazer. Não mesmo. Mas, quando tentei falar disso com o médico-chefe na ronda da manhã, ele apenas falou que não tinha formulário roxo.

Instintivamente, tendo estado nessa posição antes, posso imaginar a perplexidade e a agitação que ela está sentindo. O fato de ter pedido ajuda me deixa aliviada. Os formulários ONRCP - abreviatura para Ordem de Não Ressuscitação Cardiopulmonar - são notórios por sua ausência nos prontuários dos pacientes. Muitas vezes, as equipes médicas fogem da difícil porém vital conversa com os pacientes e suas famílias que poderia ajudar a moldar sua opinião sobre fazer ou não RCP na eventualidade de uma parada cardíaca ou respiratória. Tais formulários geralmente são roxos, ou têm bordas vermelhas, porque, *in extremis*, quando um paciente sofre uma parada cardíaca, não se pode desperdiçar momentos preciosos procurando entre folhas amassadas o status de reanimação do paciente. O formulário – se presente – precisa saltar aos olhos da equipe.

Em sua ausência, o padrão é a reanimação. Uma equipe surge tal qual uma tempestade, bombeando o peito, eletrocutando o coração, injetando adrenalina, fazendo o que for preciso para recuperar uma vida interrompida. A reanimação é um trabalho violento, esmagador. Uma RCP caracteriza-se essencialmente por um cadáver sendo atacado por uma equipe de médicos com o intuito de ressuscitá-lo. Entretanto, se essa esperança for em vão desde o início – quiçá o paciente seja idoso demais, frágil demais ou esteja doente demais para ter seus batimentos cardíacos restaurados –, o desenlace que esse procedimento inflige é invariavelmente feio, brutal e indigno.

Caroline, apesar de sua inexperiência, percebeu que seu paciente estava oscilando precariamente entre a vida e a morte. Diariamente durante semanas, ela cuidara dele, intimamente, e hoje notou uma mudança radical em sua saúde. A jovem diagnosticou com precisão a proximidade da morte. Apesar de ter sido repelida pelo médico-chefe, ela teme a perspectiva de seu paciente ser afrontado por uma ressuscitação inadequada.

Absorvo os rudimentos do caso enquanto corremos para o quarto do sr. Woodman. Eu nunca o vi antes. Um homem de quase oitenta anos, enrugado, esquelético e com tendência a quedas, vive há algum tempo com insuficiência cardíaca crônica. Em vez de bater forte e sincronizadamente, seu coração tem um ritmo irregular e está inchado, cujos músculos excessivamente esticados são ineficazes em bombear. O sangue que antes pulsava com vigor por seu corpo agora é lamacento, e tende a se acumular nas pernas e nos pulmões, saturando o homem, inchando-o, tirando-lhe o ar. A insuficiência cardíaca crônica apresenta um lamentável prognóstico: entre trinta e quarenta por cento dos pacientes morrem no primeiro ano após o diagnóstico. Durante a permanência do sr. Woodman na unidade, a equipe tentou todas as combinações possíveis de medicamentos para ajudá-lo, mas os tratamentos basicamente se esgotaram para ele.

Seus olhos, enormes e suplicantes, encontram os meus, e há em seu rosto uma expressão de dor e medo. Preciso controlar as minhas emoções para não refletir o horror que ele emana.

— Me ajude – ele diz com muita dificuldade. — Estou morrendo.

Ele sabe. Eis um homem capturado pela certeza de que está, neste exato instante, à beira da morte. Na faculdade, fui ensinada desde cedo a ficar atenta ao sintoma de *angor animi* – expressão latina que denota a sensação de fatalidade que acompanha a convicção de que a morte é iminente. Neste ponto da carreira, testemunhei o *angor animi* poucas vezes, mas sempre de forma inconfundível. O pulso do sr. Woodman está acelerado, sua pressão arterial caiu, e seus lábios estão profundamente manchados de um azul desoxigenado. Ele provavelmente acabou de sofrer um infarto do miocárdio – uma parte de seu coração, abruptamente privada do fluxo sanguíneo, está morrendo neste momento.

Não há tempo a perder. Se a morte for realmente inevitável, o mais gentil – na verdade, o único – curso de ação é eliminar o terror do sr. Woodman através da sedação, uma grande dose de morfina ou midazolam administrada em uma veia, o quanto antes. No entanto, o médico-chefe, o especialista que detém a responsabilidade final pelos cuidados, ao visitar o paciente mais cedo, prescrevera, se necessário, exatamente o oposto – compressões torácicas, choques elétricos, o circo completo da RCP. Provavelmente, eu já deveria estar correndo para chamar a equipe de emergência.

Porém, do meu ponto de vista, ao pé da cama, a situação me parece uma farsa. Trata-se de uma decisão ousada. No mundo hierárquico da medicina hospitalar, ignorar o médico-chefe é um ato visto como transgressor, o cúmulo da insolência – e, num sentido geral, com razão, visto que o bom senso em medicina é adquirido experimentalmente. A experiência conta, portanto. Eu sou júnior. Não conheço o paciente. Talvez tenha deixado de enxergar algo óbvio. Penso rápido, os pensamentos se atropelando, tento pesar todas as opções.

— Caroline, corra e chame o chefe. Diga que ele tem que vir imediatamente, é uma emergência.

Em seguida, peço às enfermeiras que administrem dez miligramas de morfina intravenosa. Então – a maneira mais rápida e menos dolorosa que consigo pensar de provar ao médico-chefe que a RCP é totalmente inadequada –, tiro um dedal de sangue que podemos analisar instantaneamente. Sua bioquímica certamente provará a absoluta futilidade de qualquer procedimento que não a mitigação, a paliação. Ainda assim, minha agulha faz o sr. Woodman gemer e se debater. Em vez de ajudá-lo, como ele me implorou, inflijo-lhe dor. Estou decidida a, assim que tiver o retorno dos resultados da gasometria arterial, dar morfina aconteça o que acontecer e apagar o horror, independente de o médico-chefe estar presente ou não. É uma espécie de plano, um compromisso com o menos pior. No entanto, somos tragados pelos acontecimentos.

Enquanto alguém corre com o sangue para análise, fico a sós com um homem moribundo. Até que a morfina chegue, a medicina não tem mais nada a oferecer. Tudo o que posso dar é minha humanidade. Abraço o sr. Woodman, envolvendo seus ombros úmidos, e ele agarra minha mão com tanta força que quase me faz gritar de dor. Ele já não consegue falar. Seu rosto está escurecendo, turvando-se. O filete de sangue no ponto em que perfurei seu pulso brilha incrivelmente contra o lençol da cama. Tento, devagar e suavemente, enunciar palavras de conforto e de conexão para que o sr. Woodman não se sinta inteiramente sozinho no precipício. Por mais sinceras que sejam, as minhas palavras são totalmente desonestas. Ele vai morrer, eu sei.

Irrompe pela porta uma enfermeira com a seringa cheia de morfina. O sr. Woodman estremece e engasga. O seu corpo inteiro, encharcado de suor, se retesa em meus braços, o rosto adquire um roxo profundo. O médico-chefe, com Caroline, se aproxima do leito. Entretanto, sua opinião é inútil, o momento já passou. Encontramo-nos diante de um homem com olhos vítreos; já não é uma pessoa, mas um cadáver que embalo em meus braços.

Ninguém diz nada por alguns instantes. O silêncio toma a sala como enxofre. A porta se abre novamente. Outra enfermeira, sem fôlego, chega com a impressão da gasometria. Lê em voz alta uma série de números catastróficos, as evidências de que eu precisava para desafiar meu chefe. Tarde demais. Os lençóis estão encharcados do suor de um homem morto. Nós, seus médicos, acabamos de falhar com ele.

Naquela noite, já de volta a casa, muitas horas depois da morte do sr. Woodman, ainda me sentia magoada pela culpa de ter falhado não com um, mas com dois indivíduos. Eu já tinha posto as crianças e sua bem-vinda vivacidade barulhenta para dormir, e agora fazia silêncio na casa. *Angor animi*. Meu paciente morrera aterrorizado. Se eu tivesse sido mais corajosa, mais disposta a agir por instinto, poderia ter superado sua angústia, suavizado os aterrorizantes momentos finais de sua vida. Mas não o fiz.

E havia Caroline, que tinha procurado minha ajuda na esperança de evitar exatamente esse tipo de morte. Depois do acontecimento, em outra sala, com uma xícara de chá quente nas mãos, ela chorou durante nossa conversa sobre o que se passara. A raiva fez um nó dentro de mim quando olhei para a jovem médica, séria e angustiada, e tive vontade de gritar minha frustração ao médico-chefe: *o que você tinha na cabeça para ignorar uma necessidade óbvia do paciente?*

Agora, recostada no sofá, considerei com mais imparcialidade essa pergunta retórica, irrefletida e não verbalizada. Não apenas o sr. Woodman não fora convidado a discutir seus pontos de vista sobre a reanimação, como a questão de como proceder no caso de deterioração de sua saúde fora bruscamente rejeitada, ainda que um membro da equipe tivesse expressado suas preocupações – a médica iniciante, que conhecia o paciente melhor do que ninguém.

A RCP moderna é um procedimento brutal e indigno, que nunca foi pensado com vista a pacientes que estão morrendo de uma doença irreversível – como a insuficiência cardíaca em estágio terminal. Mesmo entre pacientes saudáveis, compressões torácicas e descargas elétricas – o pilar da RCP em adultos – são frequentemente mal sucedidas. A cada cinco pacientes que sofrem parada cardiorrespiratória no hospital, apenas um sobrevive até a alta. Entre as pessoas que são acometidas fora do hospital, a proporção é ainda menor: uma em cada dez sobrevive.

A tentativa de RCP vale a pena porque o prêmio é a sobrevivência. No entanto, a prolongada falta de oxigênio durante o "tempo de inatividade" cardíaca carrega o risco de causar no sobrevivente danos cerebrais permanentes, de fazê-lo, assim, habitar um mundo crepuscular, destituído para sempre de sua personalidade anterior. Algumas pessoas, inclusive eu, consideram essa perspectiva um destino pior do que a morte.

As conversas com os pacientes sobre ONRCP permitem-lhes considerar preventivamente se desejam ou não a RCP. Seus desejos, registrados no prontuário, ajudam a orientar o clínico na ocorrência de uma emergência, quando o paciente não tem a capacidade de decidir por si. O tal formulário roxo é vital para garantir que, *in extremis*, os holofotes estejam sobre os desejos do paciente, e não sobre as suposições do médico. Desde que esteja na capacidade de tomar a decisão, o paciente pode rejeitar preventivamente a RCP a qualquer momento.

O sr. Woodman se achava num estado desesperadamente frágil, emaciado, com os dias contados, após ter ultrapassado por muitos meses a expectativa de vida típica de alguém com seu tipo de insuficiência cardíaca. As evidências mostram que a fragilidade e as comorbidades estão associadas à piora dos efeitos da parada cardíaca, ou seja, a tentativa de RCP em tais pacientes apresenta poucas perspectivas de sucesso. Por que, então, a equipe do hospital nem chegou a abordar o assunto com ele? Por que ele foi deixado para morrer em um limbo agonizante, com uma jovem médica perplexa, compelida, pela falta de interesse do médico-chefe, a agir de modo a violar seus instintos de bom cuidado?

A resposta se encerra em algo obscuro e tenso: a relação dos médicos com a morte dos pacientes. Há uma inquietação, uma furtividade, gerada pelo negócio onipresente da morte humana. O fato de a sociedade ter terceirizado a mortalidade não significa que os profissionais encarregados gostem disso.

A falha em conduzir conversas vitais sobre RCP é às vezes atribuída à falta de tempo, de funcionários – e, sim, as condições precárias de trabalho são inegavelmente relevantes. Entretanto, no fundo, o que impulsiona a relutância da minha profissão é, estou certa disso, uma falta de coragem. Apesar – ou talvez por causa – de nosso treinamento médico, os médicos, assim como os não médicos, podemos achar estranho e assustador falar sobre a morte. Para mudar esse fenômeno para melhor, primeiro é necessário compreender suas causas.

Como qualquer pessoa razoavelmente familiarizada com o horário nobre da televisão, as minhas primeiras impressões sobre a RCP foram adquiridas não nos livros de medicina ou nas enfermarias hospitalares, mas nos excessivos seriados médicos. Como consumidor ávido de *ER, House, Casualty* e *Grey's Anatomy*, meu eu jovem, pré-médico, cometeu o erro compreensível de presumir que a reanimação, sempre protagonizada por robustos homens de meia-idade e jovens e esbeltas mulheres nos pijamas médicos que lhes destacavam a silhueta, tendia a ser o prelúdio de uma atracação erótica na sala de descanso vazia, além, é claro, de um pretexto para os médicos exibirem seus superpoderes e salvarem heroicamente a vida dos pacientes.

Portanto, ingressei na faculdade de medicina com a inocente e incrivelmente imprecisa concepção de que, se agisse com tal serenidade sob pressão, com tal destemor e habilidade em bombear um tórax, meus pacientes também sobreviveriam. Mesmo depois, já como médica iniciante, perambulando pelas unidades, ninguém me ensinou que, no mundo real, os pacientes submetidos à RCP raramente sobreviviam em condições de deixar o hospital, nem que a televisão exagerava grosseiramente as chances de sobrevivência. O chamado "efeito da televisão" – as distorções na percepção do público geradas pelas representações excessivamente otimistas de RCP na tela – é bem documentado em pesquisas médicas e afeta médicos recém-formados também. No início, eu supunha, baseada nos roteiros dos dramas de TV, que, quando se tratava de RCP, tudo dependia de mim. Se eu trabalhasse bem, o paciente sobreviveria. Se ele não sobrevivesse, a culpa seria minha.

— É simples como o abecedário – ensinou-nos certa vez um médico iniciante, cuja ânsia em produzir um esquadrão de pupilos especializados em ressuscitação teve infelizes repercussões. — Tudo o que vocês precisam fazer é avaliar as vias aéreas, a respiração e então a circulação – declarou vivamente. — Se não detectarem nada, mandem ver na RCP.

"Mas e se", queríamos perguntar, porém não ousamos, "a razão para não detectar nada seja o fato de que somos muito ineptos? E se cometermos um erro?".

Nosso instrutor já havia nos advertido que, se não quebrássemos algumas costelas ao fazer pressão no peito, então estávamos fazendo errado. Pior ainda, disse com um deleite desconcertante:

— Se vocês fizerem errado, o cérebro do paciente vira um mingau, ainda que os batimentos cardíacos voltem. E a culpa será da compressão de merda de vocês.

Assim, a minha primeira incursão prática na reanimação foi acompanhada dessa mensagem resoluta de que, se eu fizesse certo, quebraria os ossos do meu paciente e, se fizesse errado, infligiria um dano cerebral irreversível.

Lembro de nós apinhados nervosamente em torno dos manequins de RCP, revezando-nos para salvar a vida de um torso de borracha deitado com o coração para cima, no chão de um ginásio com cheiro de azedo. Normalmente, o único heroísmo nesse local era logrado pelo time de badminton da universidade. Na lateral da quadra, o médico, com uma expressão carrancuda, esbravejava orientações enquanto examinava nossos esforços desajeitados:

— Não! Não! Muito devagar! Muito fraco! Seus cotovelos estão dobrados. Como você pretende fazer força assim? Por que você não está suando?

Acima de tudo, o que absorvi dessa aula foi uma dose altamente prejudicial de ansiedade por desempenho. Determinada a superá-la, aproveitei todas as oportunidades de praticar. Quando, ainda como aluna, um paciente sofreu uma parada cardíaca na baia ao lado da minha, quase não acreditei na minha fortuna. Foi a primeira vez que participei de uma equipe de ressuscitação – como um par extra de mãos para ajudar no trabalho físico de aplicar as compressões torácicas. A médica que liderava o procedimento parecia bastante calma; ela orientava a equipe com autoridade firme e tranquila, e o paciente foi ressuscitado com sucesso. Mesmerizada, observei cada movimento da médica, desejando adquirir a mesma serenidade numa situação de pressão.

Desde o meu primeiro dia como médica, as paradas cardíacas constituíram uma parte integrante do ofício. Eu carregava o bipe o tempo todo, à noite, nos fins de semana de plantão. Ansiava pelas chamadas de emergência, procurava por elas, perseguia-as. Porque as considerava oportunidades de me tornar melhor, mais confiante, mais relaxada ao lado da maca, oportunidades de aprender a conduzir aquele arriscado procedimento que, em uma a cada cinco ocasiões, permitia ao paciente sair vivo do hospital.

Em nenhum momento desse obstinado esforço para dominar a técnica, considerei o paciente. A cada ocasião, eu estava preocupada demais em tentar me reinventar como a líder calma e confiável de uma equipe de emergência para considerar que sob a palma de nossas mãos havia um indivíduo. Sendo brutalmente honesta, em cada uma dessas primeiras chamadas de emergência, só pensei em mim. Em minha ânsia de acertar.

Alguém poderia argumentar que, em um sentido, isso não é necessariamente ruim. Se um membro da minha família sofre uma parada cardíaca no hospital, só tem uma coisa que eu quero ao lado da maca: destreza técnica, absoluta, cabal. Quero uma equipe que entre em ação sem piscar. Qualquer indício de pânico, qualquer erro, qualquer hesitação, e a pessoa amada terá uma probabilidade menor de viver. Não me importo de não ver nenhum traço de humanidade se ele vier acompanhado de indecisão. Quero médicos e enfermeiros impiedosamente competentes, porque, quanto mais tempo o coração permanece sem bater, menores são as chances de que volte a fazê-lo. Então, me dê a versão humana mais próxima de uma máquina. Pois a outra opção – a hesitação confusa, desordenada, a tragédia anunciada que já testemunhei na intervenção de equipes de ressuscitação inexperientes – pode custar a vida do meu ente querido.

Fazemos exigências paradoxais aos médicos. Queremos que eles sejam mais humanos, empáticos, atenciosos – mas apenas até certo ponto. Já que também reivindicamos deles um desapego que lhes permita mergulhar em uma crise – um coração parado, membros mutilados, uma criança sufocando – e agir sem se abalar, sem ceder ao instinto de recuar.

Um dos momentos mais edificantes que já testemunhei na medicina foi um RCP em um
a criança. Mesmo agora, essa lembrança me enche de admiração.

Durante a residência na emergência do hospital, eu por acaso me encontrava no setor Vermelho quando chegou a notícia de que uma ambulância trazia o corpo inconsciente de uma criança.

— O que sabemos? – perguntou o pediatra assim que entrou na sala, convocado por uma chamada de emergência pediátrica.

— Ela se chama Gemma e tem três anos. Caiu em um canal – disse uma enfermeira. — Quando os pais conseguiram tirá-la, a menina aparentemente já não estava respirando.

— Paramédicos a três minutos de distância - avisou outra enfermeira, ainda segurando o telefone vermelho pelo qual as emergências eram comunicadas ao departamento.

Com uma graça e uma eficiência coreografadas, uma equipe de profissionais até então díspares como átomos, dispersos pelo hospital, pairava como uma entidade una ao redor de uma maca de ressuscitação vazia, à espera de entrar em ação.

O médico que liderava a equipe de ressuscitação calmamente confirmou a função de cada membro. O anestesista era responsável pelas vias aéreas. O escriturário anotaria, em detalhes meticulosos, os horários, os medicamentos, as doses, cada gota de cuidado que, com sorte, sopraria vida onde ela não mais havia. Médico um, médico dois - as funções e responsabilidades continuavam. Então, fez-se um momento de silêncio antes que a força bruta dos paramédicos empurrasse pelas portas giratórias uma maca, na qual, minúscula, mole e pálida, estava uma criança, imóvel, sob as fortes luzes fluorescentes.

Era impossível ouvir os paramédicos devido aos gritos da mãe de Gemma:

— Salvem minha filha! - ela implorava. — Por favor, salvem-na!

Gentilmente, uma enfermeira perguntou à mãe se ela desejava ficar ou se não achava melhor sair da sala. A equipe de ressuscitação trabalhou com foco absoluto. Em instantes, a criança foi entubada. Tubos e eletrodos brotaram de toda parte. As compressões torácicas tamanho bebê se seguiam, até que eram interrompidas precisamente a cada dois minutos para se verificar a retomada dos batimentos cardíacos.

Muito inexperiente para ajudar, fiquei de canto, tentando não demonstrar meu choque. Nunca tinha visto uma criança tão mal. A menos que a equipe de ressuscitação conseguisse reanimar o coração, eu estava diante de uma garotinha morta. Pensei em meu próprio filho, seguro no berçário, e na magnitude do horror que a mãe de Gemma, num aposento próximo, devia estar sentindo.

A equipe trabalhou sem parar. Compressões, adrenalina, descargas elétricas, compressões. Um manequim em miniatura manuseado com confiança. A vontade coletiva de que a criança vivesse, sobrevivesse, era quase palpável de tão forte. Como um campo magnético de desejo ao redor da maca, com seu mantra silencioso: por favor, *por favor, por favor, por favor*.

Quinze, vinte minutos devem ter se passado. A tentativa de reanimação não estava dando frutos. Em um adulto, o risco de danos cerebrais é alto, mas a juventude de Gemma conferia resiliência a seu corpo. Mordi o lábio para conter as lágrimas. E, então, o impossível; diante de nosso olhar descrente, a garatuja caótica que era a linha do ECG soluçou no último choque para então se fundir a um ritmo normal. O coração atordoado, golpeado e fibrilar de Gemma voltou a bater. Apesar de tudo – da submersão em água salobra, da inundação dos pulmões pelo líquido verde e rançoso do canal –, o pequeno coração preservou a capacidade de conter vida, seu marcapasso interno sobrevivera. Era uma ressurreição. Bem ali, no lençol amassado do hospital, uma garotinha tinha sido resgatada dos mortos. Eu quis berrar em comemoração.

A concentração da equipe não caiu nem por um segundo. O júbilo era um luxo proibido enquanto a vida da menina, seu cérebro, ainda estivesse em risco. O RCE, retorno da circulação espontânea, é apenas o primeiro passo de volta à saúde após uma parada cardiorrespiratória, e Gemma foi levada direto para a unidade de terapia intensiva pediátrica.

Os sorrisos na sala de reanimação iam de orelha a orelha. Os médicos abraçavam os enfermeiros, que abraçavam os residentes, em um raro momento de euforia compartilhada. O que guardei comigo, porém, quando deixei o plantão naquela noite, não foi essa explosão de alegria, e sim o implacável desapego que a antecedeu. O foco total enquanto eu, nos bastidores, me controlava para não tremer e chorar. A equipe de ressuscitação, simultaneamente humana e robótica, a analisar friamente os protocolos que maximizavam as chances de vida de uma criança. Eu quis erradicar minha fraqueza humana para me tornar, como aqueles médicos, parte máquina.

A RCP, quando funciona como planejado, é nada menos que milagrosa. Ela resgata pacientes à beira da extinção, puxa a vida na iminência do desastre. Mas corações de três anos raramente param de bater. São os órgãos desgastados e machucados dos mais velhos que, como é previsível, costumam ceder. Em certo ponto, e isso vale para todos nós, a parada cardíaca deixa de ser um estado reversível e se torna o momento natural e inevitável da morte. O coração para porque é hora de partir. Nesses casos, a RCP é, na melhor das hipóteses, inútil; na pior, uma indignidade grotesca.

Um desafio fundamental para os médicos, portanto, é distinguir quem pode ser salvo daqueles para os quais a cessação dos batimentos cardíacos significa o ponto irreversível da morte. Ainda assim, em nenhum momento da faculdade de medicina, essa tarefa vital e complicada foi discutida conosco. Muito menos fomos orientados a garantir que os desejos do paciente precedam quaisquer outros nas decisões relativas à RCP. Nem, mais fundamentalmente, aprendemos a conduzir tais conversas delicadas e extremamente importantes com os pacientes e suas famílias. O foco era exclusivamente no fazer.

O microcosmo da ressuscitação cardiopulmonar tal como a aprendi representava a faculdade de medicina como um todo. Fui alimentada à força com fatos sobre doenças, não sobre pessoas. Notáveis por sua ausência, estavam, ironicamente, meus futuros pacientes. Quase explodi meu cérebro com nomes, números, medicamentos e diagnósticos, mas não aprendi praticamente nada sobre pessoas de carne e osso como eu, pessoas confusas, ilógicas, inconsistentes, esquecidas, amedrontadas, assustadas, pessoas reais que habitam um mundo cheio de nuances de cinza e em constante mutação, e não das certezas preto no branco das minhas estantes de livros acadêmicos. Sobrecarregada com a tarefa quase intransponível de decorar fatos, me dei conta de que a *raison d'être* da medicina – os pacientes – tinha sido relegada às sombras. Ou seja, conforme me aproximava do meu primeiro dia como médica formada, eu não fazia ideia do quão pouco sabia.

Todos os anos, na primeira quarta-feira de agosto, por volta de sete mil novos médicos dão os primeiros e vacilantes passos nas unidades dos hospitais do Serviço Nacional de Saúde. Como se sua ansiedade já não fosse alta o suficiente, um tabloide ou dois sempre reciclam a sinistra afirmação de que a data marca o início da "temporada anual de mortes" hospitalares – um aumento na taxa de mortalidade supostamente desencadeado pela inépcia desastrada de médicos recém-formados. Outros médicos, uns babacas, fazem piada dizendo: "Custe o que custar, não fique doente na Quarta-Feira Negra".

A mim, parecia inconcebível que, às oito e cinquenta e nove desse dia fatídico, eu ainda fosse um membro comum da sociedade e, no minuto seguinte, sem que acontecesse nada além da solene passagem do tempo, sofresse uma metamorfose e me transformasse em médica, com a expectativa e a seriedade que esse cargo acarretava. Largada nas enfermarias do hospital, passaria a ter a capacidade não apenas de salvar vidas, mas também de dar cabo delas. Um erro no trabalho pode assumir a forma de um erro de digitação... ou de um cadáver. Eu estava apavorada. Durante meses, meu mantra interno foi implacável: *Faça o que fizer, Rach, apenas não mate alguém sem querer*. Não havia espaço para outro pensamento em minha cabeça. Eu precisava manter minha confiança a todo custo, e para isso precisava manter todo mundo vivo, em qualquer situação. Simples assim.

No final de uma das minhas primeiras noites de plantão, fui convocada pelos enfermeiros para avaliar uma paciente doente. Corri em direção à enfermaria com os dados dela dançando na minha cabeça, tentando afastar o peso da privação de sono. Pressão sanguínea, abismal. Frequência cardíaca, disparada. Saturação de oxigênio, extremamente baixa. Uma tempestade perfeita de insultos fisiológicos. O corpo da mulher estava desordenado, talvez irrevogavelmente, e eu era médica fazia apenas um dia ou dois...

Quando cheguei, sem fôlego, ao lado da cama da sra. O'Riordan, os dados estampados em sua pele gritavam emergência. Tratava-se, como o sr. Woodman, de uma paciente *in extremis*.

Na faculdade, os professores haviam nos afiançado que era possível identificar de longe um paciente doente. Mas eu fora o tipo de adolescente que ocasionalmente, ao fazer chá, colocava os saquinhos dentro da chaleira. Sempre receei que um paciente em estado crítico passasse despercebido por mim, aquela médica incompetente demais para notá-lo. Nem tanto. Uma breve avaliação da paciente diante de mim desencadeou o tipo de pavor nauseante, arrepiante que mais tarde eu aprenderia a identificar como "paciente à beira da morte" e, mais tarde ainda, aprenderia a mascarar e então, finalmente, a ignorar enquanto estivesse absorta no imediatismo da gestão de uma crise.

Ela era pequena e enrugada, um fiapo. Sua pele estava cinza e molhada de suor, os olhos, arregalados de terror. Usava todos os músculos que possuía para respirar, e os tendões se salientavam em seu pescoço e tórax conforme se contorcia para sugar o ar. Alguns termos dos livros de medicina – "fome de ar", "trabalho de respirar" – foram expostos pelo código vazio que de fato são. Assim como a expressão "trabalho de parto" – a labuta dilacerante que uma mulher empreende para manter a própria vida enquanto dá à luz –, são palavras de tal palidez insípida que mal se conectam com o mundo real. Eu via uma idosa em choque, desesperada, em lençóis úmidos de suor, implorando através dos olhos por um salvador. Na mesa ao lado, havia um pote de alcaçuz e cartões escritos pelos netos. O estetoscópio em meu pescoço nunca pareceu tão pesado.

Até onde eu sabia, ela poderia ter ajudado a decifrar o código Enigma. Poderia ter sobrevoado sozinha o Atlântico. Não me importava. Toda a informação que eu tinha, reunida o mais rapidamente possível, eram os dados médicos que, com sorte, poderiam orientar seu tratamento. Nem me ocorreu a ideia de abster-me de tentar salvar sua vida.

Noventa e cinco anos. Internada por pneumonia. Um coração debilitado, antes disso. Um derrame, vários anos antes. Oxigênio, ECG, cânula de calibre largo, monitoramento, uma tentativa – sem sucesso – de tranquilização verbal. O básico estava feito, e agora? Antibióticos de amplo espectro? Fluidos? Morfina? Suponho que dez ou quinze minutos se passaram. Seu rosto parecia mais cinzento, sua respiração desacelerou. As secreções obstruíram sua garganta tais qual cola. Seus olhos não pareciam mais me ver. *Não!*, eu tinha vontade de gritar. Claramente, ela estava piorando. Eu não sabia o que fazer. Queria que papai estivesse por perto para me guiar. Ele saberia salvar a situação, enquanto minha incompetência iria matá-la.

Eram nove horas da manhã, o final do meu turno da noite e o início da troca matinal. No andar de baixo, na bagunça dos médicos, todo estariam reunidos para fazer piadas e tomar café. As pessoas estariam xingando os computadores por não funcionarem, alguém contaria uma piada sobre o sistema de saúde estar terminal... Por um momento, senti uma pontada de autopiedade.

Cinco anos de faculdade de medicina, todos aqueles exames, porém nada havia me preparado para isso. Eu sabia que precisava de ajuda e chamei a equipe diurna. Um médico sênior logo chegou à enfermaria, irado por ter sido arrastado da reunião diária da equipe.

— Por favor! – implorei. — Não sei mais o que fazer.

As treze horas de plantão recaíram todas de uma vez sobre mim. A luz do sol me atingia com violência depois de uma noite vagando por corredores escuros.

Ele examinou a cena – minha consternação, o rastro de sangue de minha cânula, a mulher se afogando ruidosamente. Um traço de impaciência. A mais superficial das avaliações. Então:

— Você não está vendo que ela está morrendo? Você sabe que ela tem noventa e cinco anos, não sabe? - Com isso, deu meia-volta e saiu, vociferando por cima do ombro, quase como uma reflexão tardia: — Não esqueça de ligar para a família.

Naquele momento, quaisquer noções infantis de médicos como heróis de verdade foram dissipadas para sempre. Alguns deles, descobri, eram cretinos completos. A enfermeira da paciente percebeu as lágrimas em meus olhos e ficou com pena.

— Ela já não está ciente de nada - disse. — Veja. Ela não sabe o que está acontecendo.

Os olhos da sra. O'Riordan estavam vidrados e desfocados, e sua respiração se tornara superficial e esporádica. O ruído de sucção, de salpico dos fluidos em sua garganta diminuíra a um quase silêncio. O brilho de pânico em sua expressão se apagara numa insensibilidade.

— Ninguém poderia tê-la salvado, Rachel. Ela já estava morrendo antes de você chegar. - A enfermeira então se virou para a paciente e segurou sua mão. — Está tudo bem - sussurrou, acariciando a palma da mão. — Estou aqui. Estou aqui com você.

Saí antes de começar a chorar. Tive consciência de que minha paciente estava dando seu último suspiro enquanto eu lhe virava as costas. Pior ainda, era o tipo de morte no hospital que todos fôramos levados a temer: um corpo frágil e solitário partindo atrás de cortinas de poliéster, entre pessoas estranhas e máquinas. Vasculhei o prontuário em busca do número do parente mais próximo. A chamada foi atendida, e escutei a vergonha em minha voz:

— Olá... É o senhor O'Riordan?

Se realmente queremos entender por que os médicos nem sempre procuram ajudar os pacientes e suas famílias a enfrentar o fato da mortalidade humana, é útil imaginar-nos na pele de médicos recém-

-formados, lançados às unidades dos hospitais, ricocheteando de uma crise humana a outra, tentando e falhando em deter a morte, e carregando toda a culpa esmagadora que essa falha acarreta.

    Os pacientes, por óbvio, vêm em primeiro lugar. Ainda assim, nenhum novo médico deve ser condenado por seus primeiros esforços de cuidado, até porque isso tem o risco de deformá-lo ainda muito jovem, de distorcer suas atitudes em relação à morte e à experiência de morrer. Veja o caso da sra. O'Riordan. Uma mulher de noventa e cinco anos que, com minha experiência atual, sei que já estava morrendo quando botei os olhos nela e que iria morrer de qualquer jeito, independente do tratamento que eu tentasse. Se meu pai milagrosamente estivesse junto de mim, teria instantaneamente reconhecido os sinais de morte iminente, e se esforçaria não para salvá-la, mas para amenizar seus estertores derradeiros.

    Despojada dessa visão, e sem nunca ter sido ensinada a levá-la em consideração, me vi presa no que foi, sem exagero, uma das experiências mais horríveis e solitárias da minha vida. Ao passo mesmo que lutava para salvar a minha paciente de se afogar em seus próprios fluidos corporais, eu sabia que era a minha inaptidão que a estava matando. Que, se eu tivesse estudado mais, aprendido melhor, conhecido mais, entrado menos em pânico, essa história de terror em câmera lenta não estaria se desenrolando diante de mim. Que, ao contrário dos médicos de verdade, aqueles que salvam vidas, minha prática médica inadequada se mostrava letal. Quando finalmente fui embora do hospital naquele dia, meu desejo era não voltar. Senti ódio do sol, do céu azul limpíssimo, das crianças em carrinho de bebê, da tagarelice no ponto de ônibus; senti ódio de cada homem e mulher ao meu redor por sua inocência, por sua alheação ao meu sentimento de que tinha matado a minha paciente. Eu tinha vontade de socar as paredes.

    Cada médico que você conheceu passou por uma experiência como essa. E a maioria nunca falou sobre isso. Aconselhamento, apoio emocional, entrevista – essas respostas institucionais a eventos traumáticos não existem na maioria dos hospitais britânicos. Você, do seu ponto de vista, mata um paciente, então arde em culpa e depois suporta a vergonha em silêncio. Ninguém diz que não foi culpa sua. Ninguém nota que você está traumatizado. Até que, se não abandonar a medicina, você acaba aceitando que o trabalho de um médico iniciante não é nem remotamente parecido com o que imaginava. Pacientes hospitalizados frequentemente não melhoram. Eles estão velhos e frágeis, morrem aos montes, e a medicina raramente pode salvá-los. Não é sua culpa. É a condição humana, o nosso duro destino, tema continuamente evitado na faculdade de medicina. Curtido, endurecido, você segue o exemplo alheio, ainda ansioso para agradar os médicos mais velhos e mais sábios. Secretamente aliviado, agora você também evita tratar de questões de vida ou morte com seus pacientes, exatamente como seus professores mais velhos, ainda que sem intenção, lhe ensinaram.

Um dos aspectos mais inebriantes do aprendizado médico foi me tornar uma criptógrafa do corpo humano. A nossa carne pode ser lida como um livro. A maneira como a pessoa anda, o sorriso assimétrico, a erupção nas bochechas, o tamanho das pupilas: cada percepção, som, textura e maneirismo é uma pista de uma patologia em potencial. Durante um tempo, ainda estudante, era inevitável para mim enxergar uma doença grave para onde quer que olhasse. A mulher no ônibus com o rosto anormalmente redondo e vários hematomas tinha a doença de Cushing, definitivamente. O rapaz alto e magro, com dedos impossivelmente longos, tinha síndrome de Marfan, com certeza. E as lascas pretas quase imperceptíveis nas pontas dos dedos – que qualquer um deixaria passar batido a menos que estivesse procurando por elas – sugeriam uma infecção grave nas profundezas das válvulas do coração, que estava espalhando coágulos sanguíneos microscópicos pela corrente sanguínea como meteoros, ínfimos presságios de uma calamidade. Na primeira e única vez que me deparei com essa "hemorragia de estilhaços", fui arrebatada pela ciência de que diagnosticaríamos o paciente com endocardite infecciosa – um coração cheio de pus, essencialmente – com base apenas na ponta de um dedo.

O único diagnóstico, porém, que nunca nos ensinaram – a condição em que encontrei a sra. O'Riordan – foi, claro, o estado de morte. Em nenhum momento nos foi explicado o que realmente é a morte, ou que muitas vezes nossos pacientes morreriam, apesar dos esforços da equipe. Meu principal erro no leito da sra. O'Riordan foi supor – tão tola e ingenuamente – que todos poderiam ser ressuscitados se os médicos fossem bons o bastante.

6

Um jogo de azar

Sim, Deus joga a sorte com o universo. Todas as evidências sugerem que se trata de um apostador inveterado, que lança os dados em toda e qualquer ocasião.

STEPHEN HAWKING, "Does God Play Dice?"

Sob o fraco brilho verde da luz noturna, adormecido, meu filho se agarra a seu esfarrapado urso, uma pelúcia esgarçada à qual, desde o nascimento, devota uma adoração incompreensível. Apertado contra o peito da criança, o ursinho sobe e desce suavemente a cada respiração, em um ritmo de maré. Finn suspira quando acaricio sua bochecha e murmura algo indecifrável.

Dave e eu não podemos reclamar. O sonho de ter filhos, nós realizamos. Permaneço com a cabeça apoiada no travesseiro de Finn, sorvo a quietude, consciente de que o preço a ser pago por esses segundos a mais a seu lado será uma corrida frenética para o hospital. Quando eu voltar, pela manhã, Dave já terá levado Finn para o berçário. Por quase vinte e quatro horas, este momento com ele será o meu combustível. Não posso simplesmente deixar este ser angelical. Um último beijo. O cheiro de seu cabelo. Então, já vestida com o pijama médico, desço correndo as escadas, rezando para que o carro dê partida na primeira tentativa. Do lado de fora, escuro, faz muito frio, o que significa caos no pronto-socorro. Prendo a respiração quando o frio atinge meus pulmões. A noite vai ser brutal.

Normalmente a esta hora – pouco antes de os pubs fecharem, despachando seus clientes para nós –, a caminho do hospital, ouço uma ou duas sirenes de ambulância. Hoje, porém, como na noite anterior, não as escuto. Sei exatamente onde vou encontrá-las. Estaciono na área reservada e, ao correr sobre o gelo em direção ao hospital, sinto o cascalho sob meus pés. Como esperado, lá estão elas, em uma sombria fila. Deve haver oito ou nove ambulâncias esta noite, focinho de uma no rabo da outra, todas presas no pátio do hospital, cada uma com uma equipe de paramédicos e um paciente – alguém que necessita urgentemente de um leito hospitalar, mas que ficou detido em um limbo de vida ou morte, impossibilitado de dar entrada no hospital. Simplesmente não há leitos. O hospital está abarrotado, transbordante. Enquanto uma pessoa não desocupar um espaço, nenhuma outra poderá ser admitida. Ataques cardíacos, hemorragias, sepsia, meningite – qualquer doença pode ser a causa do mal-estar desses pacientes para os quais o tempo talvez esteja acabando.

Lá dentro, para alcançar o setor de emergência, preciso atravessar o transbordamento humano que se derrama ao longo do corredor. Mais pacientes abandonados, estes esparramados em macas móveis alinhadas à parede, à espera do cuidado de um médico, sem nem sequer a dignidade de uma cortina a separá-los. Escuto lamentos e gemidos vindos de uma pilha de cobertores, e uma mulher de meia-idade se agacha sobre a maca e diz para a mãe idosa, aterrorizada:

— Está tudo bem, mãe, estou aqui, estou aqui.

Gritos e xingamentos vêm do paciente ao lado dela.

— Preciso de ajuda, me ajudem, porra, me ajudem, seus filhos da puta!

É um jovem selvagem, tomado de cólera e de desespero. Pode estar chapado, bêbado, pode ser psicótico ou, talvez, perturbado por um tumor cerebral. Mas quem mais me preocupa é o homem na maca seguinte – silencioso, pálido, com gotas de suor na testa, que nem mesmo oxigênio está recebendo. A polícia se faz presente em grande número, ziguezagueando entre as enfermeiras apressadas.

— Taquicardia supraventricular na maca dois! — grita uma enfermeira para alertar outra de uma frequência cardíaca descontrolada que pode desencadear um enfarte. — Preciso de um médico!

Os soluços, os gritos, os palavrões, os suspiros, as reclamações, as súplicas e os gemidos compõem uma trilha sonora do inferno, uma cacofonia miserável. Sinto vontade de pegar um ministro pelo colarinho, arrancá-lo de seu carro oficial com motorista e arrastá-lo por este corredor da vergonha, para que veja por si mesmo a realidade de um serviço de saúde chupado até o osso com a desculpa de "eficiência" econômica. Como não posso, abaixo o olhar, em parte por vergonha, em parte por medo de atrair a ira de um parente antes mesmo de meu turno começar.

Às onze em ponto, entro na briga. Ocorre uma ligeira troca de turno no aquário, uma saleta de paredes de vidro no centro da ala de emergência, pela qual se vê que o departamento está uma confusão. Vibro por dentro ao descobrir quem é o plantonista-chefe da noite. Todos são brilhantes, mas Nick passa uma tal sensação de calma sob o fogo cruzado que contamina até mesmo seus colegas mais jovens. Ele nos faz sentir como membros de uma equipe, nos faz sentir capazes – é um líder excepcionalmente talentoso. Fico ainda mais satisfeita quando ele me designa para a área Amarela, a Urgência. Tradicionalmente, o pronto-socorro é dividido em três. Os pacientes que conseguem andar por conta própria são avaliados e tratados no Verde. O setor Amarelo é reservado para os mais gravemente enfermos, trazidos de ambulância. E o Vermelho, ou Emergência, para aqueles cuja vida está por um fio. Neste inverno, porém, surgiu uma quarta categoria: o Corredor – tão lotado de pacientes em macas que demanda uma equipe própria de médicos e enfermeiros. Alguns hospitais passaram a recrutar médicos especificamente para trabalhar em "medicina de corredor" – um emprego cuja própria existência é a marca de um serviço em colapso.

Um amigo que trabalha em outro hospital, veterano de pronto-socorro, hoje patrulha um corredor com o maxilar cerrado, amaldiçoado por maus presságios. Uma noite, ele me ligou aos prantos.

— É mais do que desumano – murmurou. — Eu tive que literalmente fazer o papel de Deus, escolher quem vivia e quem morria! Nós somos a quinta economia mais rica do mundo, porra!

O hospital onde ele trabalha, assim como o nosso, estava congestionado de pacientes. Todos os leitos se achavam ocupados, incluindo os da UTI. Ou seja, seu setor Vermelho – a ala do pronto-socorro que, com sorte, resgata os pacientes da morte – estava abarrotado de adultos e crianças que não tinham para onde ir até que um paciente da UTI morresse ou se tornasse suficientemente estável para ser transferido para uma unidade normal. Quando uma preciosa maca se tornava disponível no setor de Emergência, meu amigo recebia a mais terrível das tarefas: selecionar o afortunado ocupante.

— Eu percorria o Corredor avaliando quem estava mais doente, quem ia morrer mais rápido. Estava decidindo a morte. E o pior é que identificava quatro ou cinco pessoas que deveriam ir para a Emergência. No mínimo, para o Amarelo. E no entanto esses pobres coitados estavam numa maca perto do banheiro, sem monitoramento, sem oxigênio, sem médicos, sem dignidade. Uma barbárie!

Não pela primeira vez, penso com estupefação na semelhança entre hospitais e campos de batalha. Embora não estejamos sob fogo, nos deparamos com uma visão – derramamento de sangue, sofrimento, os extremos da experiência humana – tão distante da vida "normal" que apenas soldados, soldados da linha de frente, são capazes de compreendê-la. Só quem sente na própria pele o que é trabalhar em um hospital superlotado, onde vidas humanas dependem precariamente de mãos sobrecarregadas, pode avaliar o custo disso na alma, a mancha sutil que se acumula nela.

Hoje, sou muito nova ainda para dirigir o setor Vermelho ou o Corredor, mas sei que a Urgência será inundada de pacientes num estado desesperador, e é precisamente por esse motivo perverso que estou aqui. Após mais ou menos um ano de atividade médica, me transformei em uma médica masoquista e imperturbável. Optei deliberadamente por viver esses seis meses no pronto-socorro, numa imersão em dramas de vida ou morte. Quero me testar repetidamente na lida com choques, convulsões, anafilaxia, derrames, hemorragias, ataques cardíacos, sepsias, até que nunca mais possa ser preenchida com o pavor que senti quando a sra. O'Riordan sufocou diante dos meus olhos. Fundamentalmente, a experiência em sua cabeceira me ensinou não que a morte é muitas vezes inevitável no hospital, mas sim que devo persistir na busca pelos agudamente doentes – aqueles que pairam no espaço entre a vida e sua extinção – até que os calos façam de mim a melhor médica possível em preservar a vida de meus pacientes, independente do que o hospital lance em minha direção.

No pronto-socorro, tudo pode acontecer. O absurdo, o macabro, o bizarro, o inconsolável. Nenhum outro lugar demonstra com tamanha franqueza a precariedade da vida, o pouco valor que damos a ela. Através dos esfaqueados, dos baleados, dos fraturados, dos intoxicados, dos mordidos, dos queimados e dos empalados, ele passa uma mensagem, repetida implacavelmente: a vida é curta e impossivelmente doce e está sempre por um fio. O mesmo céu azul que emoldura uma linda manhã pode emoldurar a carnificina à tarde. Poderia ser você, diz diariamente o pronto-socorro, a pessoa que escorregou enquanto limpava as calhas e agora está com a espinha quebrada, as pernas moles e inertes. Ou a que tropeçou no meio-fio e foi parar debaixo de um caminhão. Ou que viu o filho correr direto para o tráfego atrás de uma bola. Ou que comeu um amendoim não informado no recheio de um sanduíche banal e agora luta pela vida com um tubo na garganta e uma bomba de ar nos pulmões. Ou que teve a proeza de, numa tarde de domingo, atropelar-se com o novo cortador de grama portátil e chegar ao hospital com o braço dentro de uma sacola na expectativa de que os cirurgiões o recolocassem. (Na sacola em questão, encontrei um cupom de supermercado encharcado de sangue e sem grandes ofertas.)

Minha primeira paciente da noite é jovem e provocadora. Com dezenove anos, Leila já havia tido, anos atrás, sua cota de hospital devido à asma lábil, uma forma extrema de doença respiratória cujas crises são tão repentinas e graves que as vias aéreas podem se fechar com rapidez letal. Leila, estudante de política, frequentara a UTI pediátrica com mais regularidade do que gostaria de admitir. Houve muitas ocasiões em que quase morrera. Agora, com três argolas no nariz e o cabelo rosa com corte irregular, está incumbida da missão de me persuadir a deixá-la ir embora.

— Então - começa, antes que eu diga uma única palavra -, já adianto que meu nível de saturação de oxigênio no sangue está em noventa e sete por cento e meu pico de fluxo, em noventa e cinco por cento do normal. Sério. Você sabe o que esses números significam? Não é uma crise de asma, uma crise de asma não é assim. Só estou aqui porque meu médico é paranoico.

Não contenho um sorriso com o início de nossa negociação.

— Ataque é a melhor forma de defesa, certo, Leila?

Relutantemente, ela sorri de volta.

Devo admitir, porém, que ela está certa. Seu sangue está lindamente oxigenado, sua frequência cardíaca, normal. Quando ausculto seu peito, não noto qualquer sinal de chiado. Se não conhecesse seu histórico, só poderia concluir que ela é uma jovem perfeitamente saudável. O estranho

– o único fato que chama a atenção em sua história – é a insistência do médico que a atendera mais cedo em outro hospital em que ela viesse ao pronto-socorro. Algo deve ter incomodado a ele, um eminente professor de medicina respiratória, e neste momento eu não consigo identificar o quê.

Não tenho nenhum motivo contundente para manter Leila aqui, e a grande quantidade de pacientes nas macas do corredor torna difícil justificar o pedido de que ela fique em observação, mesmo que por algumas horas. No entanto, duas razões me fazem hesitar: além da inquietação de seu médico, o fato de que é tarde da noite. Não gosto da ideia de uma adolescente seminua, muito menos uma com asma lábil, andando sozinha pela cidade sob uma temperatura abaixo de zero.

— Olha – proponho – que tal um acordo? Deixe-me mantê-la aqui até de manhã. Sei que é um saco, mas pelo menos está quente aqui, e eu vou saber que você está segura. Você pode ir embora assim que o dia raiar, prometo. Combinado?

Ela me olha de um modo sinistro. Segundos se passam. Ouço um soluço distante no setor Vermelho. Finalmente, entre dentes cerrados, Leila responde:

— Eu odeio médicos. Odeio. Vocês sempre acham que sabem o que é melhor para os idiotas dos seus pacientes, não é?

Há algo tão veemente nessa expressão de ódio que novamente me vejo com vontade de sorrir. Mas logo me simpatizo com ela. Por trás da raiva e da arrogância, vejo uma garota cuja infância foi uma sequência angustiante de asfixias, que tem as veias espetadas por pessoas como eu sempre que adentra um hospital, que tem os braços assaltados por cânulas, que é sedada, intubada, ventilada cada vez que seus pulmões falham – e que nunca, jamais, possui o poder, o controle ou a capacidade de resistir aos médicos que tomam conta de seu corpo. Eu estava prestes a fazer um alerta sombrio sobre os riscos de ir embora do pronto-socorro, mas pensei melhor. Leila merece franqueza, ao menos isso.

Quebrando as regras de controle de infecção por sentar-me ao seu lado na maca – nunca há cadeiras sobressalentes, e eu detesto ficar pairando sobre os pacientes –, digo:

— Leila, para ser totalmente honesta, não sei por que estou me sentindo assim. Mas, se deixar você ir embora, vou passar a noite inteira preocupada em saber se você chegou bem em casa. Não sei explicar. Algo fez seu médico pedir que você viesse aqui hoje. Palpite, instinto, não sei. Definitivamente não foi com base na ciência. Mas ele conhece você melhor do que eu, e agora também me deixou preocupada. Não posso te obrigar a ficar e vou respeitar sua decisão de ir embora. Você escolhe.

Leila hesita, franze a testa e depois se afunda nos lençóis, resignada em se entregar ao hospital por mais uma noite.

— Obrigada – digo. — De verdade. Obrigada.

Ela é conduzida para uma área adjacente, uma espécie de baia de espera para pacientes cujo estado é instável demais para terem alta, mas não ruim o bastante para merecerem uma cama adequada no andar de cima. Ameaço escrever minhas anotações ali mesmo, na Urgência, mas, por capricho, decido segui-la até a baia, caso Leila tenha dúvidas ou mude de ideia. Essa intuição súbita, uma combinação de desconfiança e preocupação materna, talvez seja o que salvará sua vida.

Quando começo a fazer as anotações, o som de fundo é o padrão de um hospital – o bipe de dosadores, o zumbido elétrico de medidores de pressão arterial automatizados, o alarme que indica um coração batendo muito rápido ou muito devagar, os roncos e gemidos de pacientes naquele limbo, o roçar contra o cobertor, todos propícios para uma noite de vigília intermitente. Demoro alguns instantes para perceber que Leila está chiando. Está escuro – mal consigo ver o papel –, e seus esforços brandos para respirar quase não são audíveis dado o ruído de fundo. Continuo escrevendo, ansiosa para terminar e passar ao próximo paciente. Uma das enfermeiras me oferece uma bala de gelatina em forma de bebê – a cocaína que sustenta os departamentos do pronto-socorro durante a noite.

— Obrigada – digo, mordendo a cabeça do doce. — Meu tipo favorito de decapitação.

Finalmente, o som é registrado em meu cérebro. *Sibilação*. Fico totalmente ereta, hipervigilante. *Sibilação*, mais alta a cada segundo. Dissonante e áspera, desde o outro lado da sala. De uma paciente cujo peito auscultei há menos de quinze minutos e em que não percebi nada desagradável. Poucos sons são tão nefastos para alguém treinado em medicina. Quando se trata de asma lábil, tempo é oxigênio, e cada segundo conta. Quando me dou conta de que estou correndo, já me acho no meio da sala.

— Preciso de ajuda aqui, por favor! - grito para os enfermeiros enquanto puxo a cortina da baia onde está Leila. Nas sombras, mal enxergo seus braços estendidos em minha direção.

Acendo a luz e vejo seus olhos esbugalhados – em parte por causa do pânico, em parte por causa da força bruta exigida para sugar o ar para dentro de seus pulmões falhados. Tenho um sobressalto. Seu rosto está manchado e escarlate, os lábios se incham diante dos meus olhos. Franzo a testa. Isso não faz sentido. Então, uma clareza repentina.

— Leila! - grito para atrair sua atenção. — Leila! Você está sentindo coceira?

Ela faz que sim com a cabeça, desesperada, impossibilitada de falar. Seu cérebro já percebeu que as próprias células estão sem oxigênio, e um pânico animal toma uma forma humana no suor da testa e nas bordas brancas e horrorizadas da íris.

— Adrenalina! - grito. — Alguém traga o carro de emergência!

Não é asma, é anafilaxia. Alguma coisa, talvez um alimento ou uma substância química que Leila acabou de inalar, desencadeou uma reação alérgica catastrófica. Seu sistema imunológico, sobrecarregado pelo combate a essa misteriosa substância letal, desencadeou uma guerra química e biológica. A histamina está causando o inchaço das vias aéreas. Há fluido vazando de suas veias para os tecidos. Os glóbulos brancos estão se formando às centenas de milhares. A pressão arterial está caindo, a traqueia, se fechando completamente. É choque, é pavor, um bombardeio imunológico em massa, indiscriminado, mortal. De um ponto de vista fisiológico, há certa magnificência sombria, assim como horror, em um corpo humano que colapsa velozmente. A qual ignoro. Estamos no piloto automático, espremendo bolsas de fluido nas veias, injetando adrenalina nos músculos, empurrando a maca de Leila direto para o setor Vermelho. Quando chegamos, ela já está azul e inconsciente, muito perto de uma parada respiratória.

Para meu alívio, Nick está lá e assume o controle. Ele conecta Leila a fluidos e oxigênio e inunda seus pulmões com adrenalina nebulizada. Em alguns momentos, ela é manipulada como uma marionete. Leila parece pequena. Parece morta. Seu penteado punk é disparatado. É uma garota perfeita, jovem demais para ficar sequelada ou morrer. Nunca vi lábios humanos mais brancos. Por um instante, o mundo inteiro se recusa a girar. E então, quase tão rapidamente quanto a catástrofe se desenrolara, uma garota morta começa a voltar à vida. O viajante do tempo dos médicos, a adrenalina, está revertendo a calamidade. A pele de Leila começa a se colorir, a ficar rosada. A garota se mexe, geme, parece que vai vomitar. Meu coração bate tão rápido que dói no peito.

    Ela acaba de ser puxada da beira de um precipício. Ela vacilou, nós a agarramos, quase a vimos cair. Um enorme "e se" perturba meus pensamentos. E se fosse um homem, ou uma mulher mais velha, ou estivesse vestida de maneira mais recatada, ou fosse menos complacente, mais resistente à persuasão de um médico? E se eu tivesse feito minhas anotações ali mesmo onde já estava? E se, da próxima vez que ela vacilar, nós não estivermos lá, ou fizermos merda, e ela cair no precipício?

    Nunca mais vi Leila. As demandas do pronto-socorro em plena crise de inverno me negaram o luxo de me esgueirar à UTI; e, quando meu turno acabou, me sentia exausta demais para me deslocar até lá. Entretanto, enquanto caminhava em meu uniforme abarrotado em direção ao carro, sob a geada, por acaso vi Nick fazendo o mesmo.

    — Você se saiu bem, Rachel – disse ele. — Anafilaxia. Um caso supostamente de crise de asma. Talvez você tenha salvado a vida dela.

    Sorri. Talvez ele estivesse certo. Finalmente, me senti em meu hábitat entre os pacientes graves. A intensidade febril do pronto-socorro era inebriante.

Invariavelmente, no pronto-socorro, a humanidade com que tratávamos os pacientes era inversamente proporcional à sua proximidade à morte. Se o coração de alguém parasse de bater, nós nos arremetíamos em massa para estilhaçar suas costelas em um gesto zeloso a fim de trazê-lo de volta à vida. Se a pessoa tivesse sido resgatada no asfalto após um acidente, nós a despíamos, tratávamos com rudeza, picávamos seus ossos, ignorando seus gemidos e sua angústia, movidos por um apuro em corrigir o trauma que a ameaçava. Numa situação de vida ou morte, cada segundo conta. Não se pode desperdiçar tempo tentando construir um relacionamento com o paciente. No entanto, eu era tomada por um deslumbramento sempre que um médico ou, mais comumente, uma enfermeira se esforçava para trazer humanidade ao caos. Um afago na mão durante uma reanimação. Um sorriso encorajador. Algumas palavras murmuradas para o paciente aterrorizado:

— Você está indo muito bem. Pode confiar na gente. Vai ficar tudo bem.

No começo, eu via com bons olhos o número grande de pacientes que atravessavam nossas portas – encontros breves, cuja duração não superava a do turno. Forjar-me, calejar-me até adquirir uma competência médica inquebrantável, era esse o meu objetivo. Entretanto, à medida que crescia minha confiança, crescia também uma inquietação com a dimensão industrial dessa invasão humana. Médica? Eu estava mais para uma mecânica, consertando partes defeituosas do corpo. Eram órgãos o que a gente remendava, e não pessoas.

Um dia, tornou-se impossível ignorar a pessoa como um todo. Na verdade, essa pessoa assombraria meus pensamentos. Conheci Alice primeiro por seu número, não por seu nome. Em meio a uma frenética triagem médica – entre bipes mecânicos e gemidos humanos, num porão sem janelas nas entranhas do hospital –, seus números, desacompanhados de um nome, saltaram aos meus olhos.

A triagem constitui a base de funcionamento da maioria dos hospitais britânicos modernos. Qualquer pessoa que se veja inesperadamente acometida por uma doença deve passar pelo filtro de uma – uma avaliação rápida feita pela equipe de médicos de plantão – para ser admitida pelos cirurgiões ou, se uma operação não for necessária, pelos médicos como eu.

Considerando que tal avaliação é o portão pelo qual cada nova onda de pacientes internados invade o hospital – são três por dia, oito horas cada uma, trezentos e sessenta e cinco dias por ano –, sua organização é surpreendentemente arcaica. Não existe um sistema informatizado de alta tecnologia que ordene e priorize os pacientes e suas necessidades. No lugar, usa-se um pedaço de papel rabiscado à mão, colado com fita adesiva no espaço possível na mesa do apertado posto da enfermaria, no qual consta o nome, o endereço e os detalhes médicos importantes do respectivo paciente. Geralmente, completamente ilegíveis. Médicos sendo médicos.

No caso de Alice, nem nome tínhamos. Ela nos fora enviada por um clínico geral alarmado com os resultados de seu exame de sangue de rotina. E o nome dela fora misteriosamente extraviado no processo. Tudo o que eu tinha diante de mim eram dígitos. Uma idade e um hemograma, rabiscados em esferográfica. Alice, de vinte anos, ainda sem nome, apresentava uma hemoglobina de quarenta e cinco, glóbulos brancos de dois e plaquetas de trinta. Encarei fixamente essas informações.

Médicos são desde cedo ensinados a tratar o paciente, não os números – isto é, a nunca perder de vista a pessoa de carne e osso. Entretanto, eu já era médica havia tempo o suficiente para saber que toda regra tem exceções. E aqueles números específicos, relacionados a uma paciente tão jovem, que mal cruzara o limiar da idade adulta, desceram por minha espinha como picadas de insetos. O diagnóstico que eles indicavam era ameaçador.

Eu temia que a anônima tivesse leucemia. A contagem de células estava perigosamente baixa. A medula óssea, normalmente uma fábrica que produz incansavelmente células sanguíneas, seria fatalmente comprometida por células malignas, reduzindo cada uma das três linhas celulares normais – vermelha, branca e plaquetária.

O clamor típico da triagem arrefeceu quando, sob as luzes do hospital, imaginei uma garota que estava prestes a enfrentar um câncer numa idade, num momento da vida em que suas preocupações deveriam ser os prazos de entrega dos trabalhos de faculdade, os problemas com o namorado e os cortes de cabelo rebeldes. Se eu senti uma pontada de medo ao ler aqueles resultados, que tipo de emoção ela sentiria?

Determinada a não permitir que ela desaparecesse nas fissuras do meu turno, comecei a procurá-la.

— Quem é essa menina? – perguntei a uma das enfermeiras. — Já temos o nome dela?

— Ainda não – foi a resposta. — Não temos documento de identidade. Talvez ela ainda não tenha sido colocada no sistema.

Tentando conter a frustração – os pacientes que apresentam um diagnóstico de leucemia podem passar rapidamente a um estado extremo –, suportei o caos de início da noite no pronto-socorro e me dirigi ao escritório no qual uma recepcionista sitiada, porém resolutamente imperturbável transformava o fluxo de novos pacientes em entradas digitadas no computador, cada uma com o essencial registro hospitalar.

— Oh, sim – respondeu-me ela alegremente. — Alice Byron. Vinte aninhos. Novinha, não é? Estou imprimindo os adesivos agora mesmo.

— Obrigada – falei, agarrando o maço de adesivos de identificação. Finalmente munida de um nome, fui para a sala de espera com a esperança de que a primeira impressão fosse mais tranquilizadora do que ameaçadora.

Vi Alice antes que ela me visse. Não foi um grande desafio localizar uma estudante em uma sala de espera abarrotada dos seres frágeis e idosos que normalmente são os que necessitam de uma abordagem médica mais apurada. Sem bengala, sem cadeira de rodas, sem cobertores ou óculos: apenas um rosto jovem a um canto, um rosto pálido e tenso, enterrado em um livro de modo a evitar qualquer contato visual. Seu vizinho, um homem de meia-idade tomado de ansiedade, era, imaginei, o pai. Aquela vida alheia a hospitais estava prestes a acabar, e intuí que eles já tinham essa consciência.

— Alice? – perguntei gentilmente.

Colocando lentamente o livro no colo, ela ergueu os olhos para mim.

Apesar do medo e da vulnerabilidade que enxerguei neles, notei os sinais tranquilizadores e imediatos de saúde: o estado de alerta e a capacidade de caminhar sem ajuda até o cubículo, apesar da palidez etérea.

Quando nos reunimos atrás das cortinas baratas, o hospital já tinha depreciado Alice – a camisola, a pulseira, o sutil roubo de sua identidade. Apesar de abraçar os joelhos contra o peito, foi com grande eloquência que ela me contou sua história.

Estranhamente desanimada e sem vida, a jovem se arrastara nas últimas semanas do segundo ano de faculdade. Tendo atribuído esse sentimento à atividade frenética para cumprir as tarefas de final de semestre, não via a hora de voltar para casa, para o conforto de sua família. Porém, mesmo na casa dos pais, a fadiga paralisante continuou, e, com ela, uma inédita propensão a hematomas, mesmo na ausência de qualquer trauma. Finalmente, mas não sem relutância, depois de passar muito tempo fora de seu estado normal, ela agendou o exame de sangue que a trouxe aos nossos cuidados.

Foi seu pai quem fez a pergunta tão temida pelos médicos. Eu tinha acabado de aludir à ampla gama de diagnósticos em potencial que explicariam seus sintomas, evitando cuidadosamente mencionar o câncer no sangue.

— Entendo que coisas comuns são comuns - disse ele -, mas qual seria o pior cenário?

Virei-me para Alice, sentada rígida na cama do hospital, preocupada com a veia que eu precisava localizar para repor seus glóbulos vermelhos perigosamente esgotados. A fim de permitir que ela controlasse a conversa, expliquei que, enquanto algumas pessoas gostam de saber todas as estatísticas, números, possibilidades, outras preferem não cogitar sobre o futuro, preferem esperar para ver.

— Não sei que tipo de pessoa você é, Alice. Quanto você gostaria de saber?

Intimamente, suponho que eu esperava que ela optasse por evitar os diagnósticos potencialmente fatais, mas ela, com uma franqueza que suspeitei ser característica, me instruiu a ser totalmente honesta.

Fiz uma pausa. Para que pudesse ter confiança nos inúmeros médicos que logo se lançariam sobre ela, Alice precisava que eu fosse totalmente aberta.

— Bem, existem muitas causas possíveis - comecei. — Coisas menores são comuns, e coisas mais sérias são muito mais raras. A possibilidade mais séria, que gostaríamos de descartar, é que esses sintomas tenham sido causados por um problema com sua medula óssea; talvez ela seja incapaz de produzir adequadamente as células sanguíneas. No grau mais sério, pode ser uma doença como leucemia. Mas, neste momento, nós realmente não sabemos.

Observei de perto sua reação. A especulação médica dos piores cenários é, invariavelmente, tão angustiante quanto fútil. Ao dar nomes a doenças hipotéticas, por mais improváveis que sejam, os médicos arriscam desencadear uma ansiedade torrencial - e desnecessária - nos pacientes. Porém, neste caso, nem Alice nem seu pai pareceram surpresos. Mais tarde, enquanto eu fazia minhas anotações, ainda preocupada em ter causado uma angústia desnecessária, o sr. Byron me procurou em minha mesa. O que eu descobri nessa conversa foi que ele e a esposa, como fazem tantos pais temerosos, já haviam empreendido suas próprias pesquisas, vasculhado a internet em busca de respostas. A leucemia estava no primeiro plano de suas cogitações muito antes de eu mencioná-la, assim como uma doença hematológica menos conhecida, a mielodisplasia, na qual a medula também tem dificuldade para produzir células normais.

Meu coração deu um salto. Lembrei-me brevemente da longa e letal lista de doenças que eu já atribuíra a meus próprios filhos – a bola de críquete na cabeça, certamente uma hemorragia subdural com risco de vida; o joelho inchado por uma artrite séptica destruidora de articulações; a picada de inseto que anunciava a meningite –, e desejei que este também fosse um caso de hipocondria parental.

Claro, não era. A mielodisplasia é excepcionalmente rara em pacientes da idade de Alice; não ocorre mais do que um punhado de casos no Reino Unido a cada ano – o equivalente a Deus tirando dezenas de seis nos dados em uma sucessão implacável. Ainda assim, os Byron identificaram corretamente o diagnóstico da filha antes mesmo de ela comparecer ao hospital.

Meu turno terminou quando Alice deixou o pronto-socorro para ser internada, de onde partiu para o centro de hematologia. Embora nossos caminhos tivessem se cruzado rapidamente e por acaso, e eu nunca voltasse a encontrá-la, ela continuava presente em meus pensamentos. A postura tranquila apesar do medo palpável, o exemplar manuseado de *Harry Potter*. Acima de tudo, a sua juventude e a injustiça da situação. Uma família sugada para um hospital sem aviso nem sentido, uma família cujo apuro poderia acometer qualquer um de nós.

Pensei que esse assunto tinha se encerrado. Alice, a jovem que conheci primeiro na forma de uma constelação de números, não foi propriamente esquecida tanto quanto arrastada pelas ondas implacáveis de pacientes que compõem o cotidiano médico emergencial. Vários meses depois do episódio, um amigo hematologista me perguntou se eu estava acompanhando o famoso blogue de uma jovem paciente.

— Acho que você iria gostar – disse ele. — É uma estudante de inglês. Inclusive, se chama Byron.

— Você está falando da Alice? – perguntei. — Eu que a atendi na emergência. Ela era tão jovem...

— Bem, é melhor você ler então. Você provavelmente está lá.

Naquela noite, depois que as crianças foram dormir e a casa já estava temporariamente restaurada a uma aparência de ordem, servi-me um pouco de vinho e abri o laptop. Ali encontrei uma vívida Alice:

> Tenho dezenove anos no início deste conto de fadas às avessas, estou no segundo ano do curso de literatura inglesa na Universidade de Cardiff e sou bastante normal. Tenho um ou dois grandes círculos de amigos, vários dos quais conheço desde que brincava de beija ou passa e usava maria-chiquinha, tenho uma família maravilhosa, tenho um trabalho de meio período que é puxado mas gostoso, e que faço de casa, e venero pijamas confortáveis e coisas bonitinhas em tom pastel.

Nessa prosa inabalável, sem autopiedade nem pieguice, Alice mapeava seus sintomas, seu diagnóstico, seu tratamento de fertilidade e a colheita de seus óvulos antes que, finalmente, e inevitavelmente, a mielodisplasia se transformasse – como ela havia sido avisada que aconteceria – em uma leucemia aguda, que exigisse quimioterapia agressiva e apresentasse risco de vida. Quando esse momento chegou, cerca de seis meses após sua primeira ida ao hospital, ela o descreveu com uma franqueza brutal:

> Hoje, depois de uma noite sem dormir e alguns resultados de biópsia acelerados, meu médico confirmou. Quando fui diagnosticada pela primeira vez, em junho, minha medula óssea era composta por apenas 1% de células blásticas (cancerosas). Hoje, é composta por 50% delas. Meu corpo foi totalmente, completamente invadido, e ainda estou tentando dar sentido ao fato de que, na noite de terça-feira, estava procurando um lugar para marcar uma depilação de sobrancelha e, na sexta, descobri que não precisaria de depilação nenhuma no futuro próximo, porque de repente estava ouvindo as explicações de um médico sobre a quimioterapia e a queda de cabelo.
>
> Pois é. Em duas semanas, não terei mais cabelo. Nem uma medula óssea funcional, aliás, já que a quimioterapia a mata pouco a pouco...

Não sei o que sentir com a possibilidade de ter que escrever um testamento que encarregue meu pai de pagar a dívida que fiz na Amazon comprando livros para o Kindle (vida louca, eu sei, alguém me cancele), porque ainda durmo com um Bisonho de pelúcia e, cinco meses atrás, estava na universidade curtindo muito usar toga numa festa do rúgbi feminino. É um território desconhecido para mim.

Médicos são especialistas em socar o estômago metafórico dos pacientes – "o tratamento não funcionou", "o câncer voltou", "não há mais nada que possamos fazer" –, mas, desta vez, o jogo tinha virado. Momentaneamente abalada, doída como mãe, parei de ler, fechei o laptop e servi mais vinho antes de retomar a história de Alice.

No final, a jovem que não passava de um punhado de números quando a encontrei, e que depois passei a conhecer e admirar através da vibração de sua voz escrita, também tinha sido atraída pela estranheza absoluta das próprias estatísticas. Alice era a paciente de mielodisplasia mais jovem que já havia passado por sua unidade, a mais alta febre já documentada, o câncer mais virulento, os maiores riscos. No hospital, ela parecia quebrar sem esforço todos os recordes, sendo que, como paciente, a última coisa que você quer é ser fascinante aos olhos dos médicos. Seu último post, escrito um dia antes de ela receber um transplante de medula óssea de um doador anônimo – uma última tentativa de deter a violenta leucemia –, era intitulado "Um jogo de azar":

> Hoje pesquisei no Google quantos dias vive a mulher britânica média. Mórbido, eu sei, mas eu mereço um desconto, vai. Ela vive 82,7 anos. Isso dá 30.185,5 dias. Parece muito, e é, se você desconsiderar o tempo que passamos no trânsito, na fila do mercado, talvez limpando as fraldas dos filhos, enfim, os muitos dias que essas tarefas servis demandam.
> Fiz alguns cálculos, e estou neste mundão de meu deus há uns 7.682 dias. O último ano somado a alguns desses dias, no entanto, os últimos 369, para ser mais precisa, desde o terrível dia em que fui internada na sequência de um exame para anemia e saí

com um assustador diagnóstico de câncer no sangue, têm sido ocupados com palavras e pensamentos como "distúrbio hematológico", "transplante de medula óssea" e, depois, também "câncer". Já são muitos dias perdidos com essa doença de merda, e eu sei que haverá muitos outros, mas o dia de amanhã marca uma chance de dizer adeus a alguns desses pensamentos. De dizer adeus, aos poucos, aos telefonemas de parentes preocupados, às internações e às agulhas e gotas venenosas.

Ainda não acabou, nem de longe, mas tudo o que sei é que estou cansada, acima de tudo, de ter meus dias medidos em números, em estatísticas, incluindo os 75% de chance de nada disso valer a pena. Mas estou pronta para tentar mesmo assim. Apesar das probabilidades, quero aqueles 61,9 anos extras que a mulher britânica média me prometeu. Quero a minha vida de volta, por favor.

Alice morreu menos de um mês após o transplante, logo após ter feito vinte e um anos. Não houve trégua das agulhas nem dos venenos. Em sua batalha pelos sessenta e dois anos de vida que lhe roubaram, suportou mais três exaustivas semanas de intervenções médicas, até que sua nova medula, apesar de tudo, falhou.

Entre os não hematologistas, essa especialidade tem a má reputação de forçar tratamentos excessivos. Há uma suspeita, talvez justificada, de que os hematologistas se lançam incansavelmente numa cura a todo custo, submetendo os pacientes a tratamentos dolorosos, ainda que condenados ao fracasso. Médicos somos famosos por nosso humor negro, e a piada interna sobre hematologia é: "Por que as pessoas são enterradas a dois metros de profundidade?", e a resposta: "Para que os hematologistas não alcancem".

É inegável que algumas das acusações feitas aos hematologistas são geradas por um mal-entendido com relação ao curso das doenças hematológicas. Ao contrário dos tumores sólidos, cuja cura geralmente depende da extirpação do câncer antes que tenha a chance de se espalhar, nos cânceres de sangue, as células malignas se disseminam desde o início, fluindo livremente pelo corpo do paciente, seja pelo sangue ou pelo sistema linfático. As leucemias, por exemplo, são com frequência doenças incontroláveis e galopantes, contra as quais o bisturi do cirurgião é inútil. No lugar dele, o tratamento mais disseminado é a quimioterapia intravenosa – infusões tão evasivas e onipresentes quanto o câncer, capazes de penetrar em cada recanto do corpo. Assim, a trajetória natural dos cânceres sanguíneos é menos previsível do que a dos tumores sólidos. No caso da leucemia, "Dá para pegar antes de se espalhar?" é uma pergunta redundante. É somente ao olhar em retrospectiva, depois que a quimioterapia já não teve sucesso, que fica claro que sua infusão foi inútil.

Primordialmente, do ponto de vista da paciente, e apesar de saber muito bem quão desanimadoras eram suas chances – a chance mínima de um em quatro de que o transplante de medula óssea a salvasse –, Alice quis tentar todas as possibilidades de cura. Uma postura definida pela pura, pela exigente crueza destas palavras finais: "Quero minha vida de volta agora, por favor". A menos que se tenha passado por isso pessoalmente, será que é possível imaginar ser forçado a enfrentar, aos vinte anos de idade – mal saído da infância –, a perspectiva de ser surrupiado de toda a vida adulta? Poderia um médico, qualquer um, ter se recusado a tratá-la?

Quando um paciente é tão jovem quanto Alice e tão desesperado para viver, lançar mão de todas as possibilidades parece ser uma atitude incontestável. É exatamente numa situação como essa que queremos que os médicos exerçam o papel de Deus, que usem todas as suas armas contra a doença – que façam o máximo para contrabalançar a aleatoriedade dos dados, que intervenham, que revertam a maré, que tentem reaver a vida da extinção prematura.

À medida que envelhecemos, a vitalidade diminui, mas a ferocidade do desejo de viver, não necessariamente. Tratamentos podem ser intensamente desejados mesmo quando o corpo acumula doenças e fragilidades que reduzem a quase zero a probabilidade de cura.

Andy Taylor, um ex-jornalista da BBC, foi diagnosticado com outro tipo de câncer no sangue, mieloma múltiplo, aos quarenta e seis anos.

Embora estivesse livre de comorbidades graves, a idade de Andy por si só significava que o único tratamento capaz de erradicar o mieloma – um transplante de medula óssea, como o de Alice – tinha altas probabilidades de matá-lo. As opções de tratamento mais suaves e seguras que seus hematologistas o encorajaram a levar em conta lhe dariam mais tempo – até sete anos, com sorte –, mas não concederiam a cura pela qual ele tanto ansiava. Andy dispensou essas opções sem hesitar. Para ele, era tudo ou nada.

— De que me serviria? – disse-me. — Qual seria o sentido? Eu não queria só mais alguns anos de vida. Eu tenho filhos. Eu queria viver. Eu queria vê-los crescer, entrar na universidade, se casar, ter seus próprios filhos. Eu não queria perder nada disso. Eu queria tudo. Sete anos a mais seriam absolutamente inúteis para mim. As pessoas me diziam: "Poxa, que decisão difícil", mas nunca tomei uma decisão mais fácil do que essa. Eu queria a vida.

A obstinação de Andy valeu a pena. Ele surpreendeu os médicos ao sobreviver ao extenuante transplante, tornando-se um dos valores estatísticos atípicos cuja existência inspira esperança e, o que é indiscutível, também expectativas irrealistas. Hoje, uns dez anos após o transplante, ele é saudável, franco e "tão teimoso quanto antes". E é a prova viva de que as melhores suposições dos médicos sobre qualquer prognóstico são falíveis, e que os pacientes podem desafiar as probabilidades mais sombrias.

A medicina, em suma, como Alice Byron descreveu tão eloquentemente, é um jogo de azar – e um no qual os autodeclarados mestres, os médicos, nem sempre vencem as apostas. Como tudo na medicina, prever a expectativa de vida é uma ação repleta de incertezas, uma tentativa imprecisa de equilibrar riscos e probabilidades com base em informações incompletas. Não existem bolas de cristal dentro de um hospital. O espaço confuso e impreciso no qual os médicos nunca podem dizer nunca – pois são incapazes de determinar ou descartar com absoluta certeza a sobrevivência de um paciente – é propício para a esperança humana subir, alçar voo. Alice e Andy escolheram lutar pela vida a todo custo, apesar de saberem que suas chances eram terríveis. A intervenção dos médicos, para eles, era tudo. Eles queriam perseverar até o amargo fim, mesmo que morressem.

Eu acho – nenhum de nós sabe com certeza – que, se tivesse de enfrentar uma doença fatal, também apostaria tudo no tratamento de alto risco que ou me mataria ou me curaria. Eu iria insistir, discutir e implorar aos médicos que realizassem as intervenções menos confiáveis, ou as mais experimentais, se considerasse que elas poderiam proteger meus filhos da dor de perder a mãe. O raciocínio cuidadoso e desapaixonado, baseado em evidências, que orienta – ou assim espero – a minha prática médica valeria tanto quanto vapor se o único resultado digno para mim fosse um que fizesse o prêmio da loteria parecer algo rotineiro.

7

Narrativas

Depois de alimento, abrigo e companhia, as histórias são a nossa mais premente necessidade no mundo.

Philip Pullman

O homem amplamente considerado como o pai da medicina moderna, o professor William Osler, no final do século XIX, reconheceu a notória importância das histórias na medicina. Osler insistia que os estudantes de medicina e os jovens médicos em treinamento deveriam aprender vendo e, mais importante, conversando com os pacientes. De forma memorável, ele disse: "Basta ouvir o paciente, ele está lhe contando o diagnóstico".

Essas palavras são tão verdadeiras hoje quanto eram naquela época. Apesar de toda a magia altamente tecnológica da medicina moderna – as tomografias, a genômica, as análises moleculares –, o fato é que, invariavelmente, se simplesmente prestar muita atenção ao que o paciente está dizendo, o médico é capaz de elaborar o diagnóstico. A narrativa – a descrição que o paciente faz ao médico de sua própria história da doença – é, portanto, o alicerce da boa prática médica.

O autor Philip Pullman vai um passo além. Ao insistir corajosamente que as histórias são um imperativo para a sobrevivência humana – uma de nossas principais necessidades vitais –, ele as imbui de uma força transformadora na medicina. É inegável que os significados que construímos a respeito de nossas aflições e doenças, as histórias que contamos a nós mesmos sobre o que está errado, sobre o rumo que estamos tomando, podem alterar nossa experiência com relação à doença. No entanto, não é difícil supor que, no frenesi de um movimentado hospital universitário – as paradas cardíacas, as grandes hemorragias, os telefonemas de emergência, as sequenciais decisões de vida ou morte –, contar ou ouvir histórias é a última preocupação de um médico. Estamos ocupados demais fazendo nosso trabalho, muitas vezes contra o tempo.

A história de Alice Byron – sua voz clara e genuína – me ensinou que as palavras de Pullman não se adéquam melhor a outro lugar que não um hospital, onde a cura não se limita a medicamentos ou à lâmina do bisturi de um médico. São também as afeições menores, silenciosas – ser abraçado, ser ouvido, perceber que outra pessoa se importa – que fazem os pacientes se sentirem estimados e que fazem dos hospitais mais humanos. Vejo Alice com tanta clareza hoje quanto meu pai se lembrava dos dois marinheiros com quem, cerca de cinco décadas antes, conversou e brincou, e a quem forneceu conforto e afeto conforme sucumbiam a queimaduras de terceiro grau. Sempre me perguntei se já houve ficção mais importante do que a que ele tentou narrar aos dois marinheiros.

Uma colega de um dos centros de oncologia mais importantes da Grã-Bretanha, o Royal Marsden, em Londres, demonstra de maneira belíssima o poder da narrativa. Especialista em brincadeiras infantis, ela passou a usar sua habilidade para enfrentar os medos e as ansiedades de crianças que enfrentam a radioterapia. Durante a aplicação do tratamento, ninguém mais pode ficar na sala, de modo que a criança é necessariamente separada dos pais e enfrenta sozinha uma máquina barulhenta e intimidante. Às vezes, apenas uma anestesia geral – um procedimento arriscado, evitado sempre que possível – é capaz de reprimir o terror de uma criança por ser abandonada na sala de radioterapia.

Após uma cuidadosa avaliação desse assunto sob a perspectiva de seus pequenos pacientes, a especialista inventou algo que chamou de "cordão mágico": uma simples bola de barbante multicolorido com duas pontas soltas: uma para a criança segurar e outra que se estica para fora da sala, sob a porta, para ser segurada pelos pais. Ela inventou assim um fio que era concreto e imaginário, um fio narrativo, uma história que a assustada criança – sozinha, deitada sobre o metal frio, encerrada atrás de uma porta forrada de chumbo – poderia contar a si mesma, a história de que mamãe e papai estavam logo ali, do outro lado, esperando para cuidar dela. Tão barato quanto um salgadinho, porém de valor inestimável, o cordão mágico ajuda as crianças com câncer a transformar a experiência de abandono em uma de amor e apoio.

Como é próprio de qualquer vício, descobri que os sucessos da medicina emergencial, embora empolgantes, não são sustentáveis. Essa outra maneira de salvar vidas, de caráter muito mais prosaico – manifestada na intenção de considerar a história do paciente com o respeito e a atenção que ela merece, e que se abre em inúmeras formas de ajudá-lo a se sentir mais humano dentro de um hospital –, infiltrou-se indelevelmente em minha pele. Passei a compreender que, em questões de vida ou morte, muitas vezes as ações falam mais suavemente do que as palavras.

— Você pode vir imediatamente? O Brugada no 3A não consegue respirar.
— Qual é o nome do paciente? – perguntei sob uma névoa de fadiga.
— Nome? Eu... não sei. A taxa respiratória está em quarenta, ele está com quinze litros. Tem a implantação de um CDI marcada para amanhã.
Tentei controlar a irritação em minha voz.
— Tudo bem. Estou a caminho.
Eram quatro da manhã, a hora dos zumbis. Após sete horas de um turno noturno frenético, estava esgotada só de pensar nas cinco ou seis horas restantes. Uma crise se seguira a outra. Enquanto eu corria pelo hospital, tentando me livrar do torpor do sono, da escuridão ergueu-se um som de insurgência. Um clamor, um coro de vida – pardais ou melros, provavelmente, arautos invisíveis do porvir. Entretanto, essa alegria, essa cachoeira de júbilo antes do amanhecer só despertou em mim uma raiva defensiva. *Isso são horas?*, eu tinha vontade de rosnar. *Chega de euforia. Guardem essa alegria para vocês!*
O Brugada do 3A, um homem de quarenta e um anos, localizado na unidade de cardiologia, ofegava e se contorcia na cama em sua tentativa de respirar. Seu nome era Tom. Ele torcia pelo Manchester City e adorava jogar bola com os filhos gêmeos no parque. Mas, alguns meses antes, enquanto corria atrás dos filhos de três anos, caíra e ficara estendido na grama, olhando interrogativamente para o céu azul.
— Você está bem, cara? – veio de longe a voz de outro homem.
Tom piscou, franziu a testa, incapaz de formular palavras. Então se mexeu, engasgou, precisou se esforçar para se levantar.

— Devagar, companheiro. Você desmaiou. Fique tranquilo. Seus meninos estão aqui.

Os gêmeos pairavam preocupados ao lado do pai.

— Papai? Papai? - Quatro bracinhos estendidos. — Toma, papai, pode ficar com a bola.

A causa do colapso de Tom, que ele desconhecia então, foi uma rara doença cardíaca hereditária que o predispunha a arritmias cardíacas fatais. A síndrome de Brugada, invisível e mortal, é uma das várias doenças que podem causar morte cardíaca súbita. Sem maiores avisos, as quatro câmaras do coração deixam de ser uma máquina de bombeamento sincronizado, estremecem e passam a se agitar inutilmente enquanto o coração é submetido a uma tempestade elétrica e a pressão arterial cai para zero. Se o coração de Tom não tivesse recuperado espontaneamente o ritmo normal, ele teria morrido em instantes.

Pelo modo como o fato se deu, ele optou por descartar aquela incômoda colisão contra a grama como tendo sido um "blecaute", um evento incomum e banal, com o qual não valeria a pena preocupar a esposa. Naquela noite, quando ela percebeu o arranhão em seu braço, esfolado pelo impacto e ainda levemente manchado de grama, Tom fez uma piada autodepreciativa sobre os perigos de jogar na primeira divisão inglesa. Era uma atitude muito mais cômoda conferir àquele momento sinistro ares de comédia pastelão.

Na segunda vez, foi diferente, e impossível de menosprezar. Várias semanas depois, bem vestido, ligado de cafeína e irritado pela provação diária que era o trajeto na hora do rush, Tom chegou ao trabalho. Ele subiu as escadas num trote, como sempre fazia desde que lera um artigo que exaltava os benefícios de incorporar o treino intervalado durante o serviço. Entretanto, nesse dia, ao pisar em seu escritório amplo e ensolarado, Tom se transformou na fofoca mais quente do dia, em um drama, em um espetáculo, em uma exibição pública de enfermidade. Mesmo agora, mesmo sabendo o que causou o segundo colapso, ele ainda estremecia com a lembrança de ter ficado estirado no linóleo, na frente de todos os colegas, dos paramédicos empurrando-o contra a maca enquanto ele tentava se levantar, dos olhares aflitos e insaciáveis ante seu estado subjugado. O menino de ouro, admirado, bem-sucedido, naquela situação de sujeição, desmaiado – *desmaiado* –, tendo de ser carregado para o hospital.

O fundo de investimentos em que Tom trabalhava era uma meritocracia radical. Só uma coisa importava, e o talento de Tom para o lucro deslumbrava os patrões. Ele tinha a habilidade de superar os algoritmos, de gerar dinheiro do nada. E tinha a clara ciência de que nada deixaria alguns de seus colegas mais felizes do que vê-lo cair em desgraça.

Eu não sabia disso quando coloquei os olhos naquele homem. O que vi foi um homem em pânico, segurando o peito e gritando com raiva:

— Eu não consigo respirar! Eu não consigo respirar! Cadê a porra do médico?

— *Eu* sou o médico – respondi asperamente, observando a pressão arterial normal de Tom, a saturação de oxigênio e o vigor de sua explosão.

— Ele teve ataques de pânico durante todo o dia – murmurou uma das enfermeiras, cansada.

Minha interação com Tom foi rápida e superficial. Falando com autoridade de médica, instruindo-o a imitar a minha respiração, rapidamente consegui controlar seu desespero. Satisfeita por notar que ele estava seguro, fui embora. Não me importava o que havia por trás de seu terror noturno. Mal tinha tempo para as emergências reais que se lançavam sobre mim – os derrames, os ataques cardíacos, os sangramentos, as sepsias –, muito menos para aquelas geradas por mentes descontroladas. Essa minha insensibilidade, essa prudência era em parte produto de uma fadiga esmagadora, mas também, e eu sabia, de uma espécie de preconceito. Em situações de sobrecarga, esse tipo de mesquinharia se torna um modo de sobrevivência. No turno da noite, não havia tempo para me entregar ao neuroticismo.

Mais ou menos um dia depois, quando meu turno acabou, encontrei Tom mais uma vez na enfermaria. Os cardiologistas haviam colocado um CDI – um cardiodesfibrilador implantável – sob a pele de seu peito, uma espécie de seguro de vida embutido contra a morte cardíaca súbita. Se a pulsação elétrica em seu coração falhasse novamente, o CDI o traria de volta à vida. Era, apesar dos sete centímetros de largura, como uma equipe de emergência pessoal.

Tom teria alta do hospital no dia seguinte; eu precisava fazê-lo entender claramente em que situações deveria voltar à clínica. Era início da noite, e eu não via a hora de voltar para casa. Ainda assim, me demorei ao lado de sua cama. Talvez eu quisesse fazer as pazes.

Sabia que minha atitude anterior tinha sido terrivelmente ditatorial e, ao olhar para ele agora, pálido e ansioso, baixei o olhar com um sentimento de culpa.

— Se não se importa, Tom, eu gostaria de saber se você teve outros ataques de pânico.

Ele me olhou fixamente, à procura, creio, de sinais de certo escárnio médico.

— Uns dois – murmurou laconicamente. — Nenhum tão ruim quanto o da outra noite.

Tentei imaginar a sensação de, estando despido de qualquer identidade sob a camisola hospitalar, apequenado, exposto a luzes brilhantes, ouvir que a qualquer momento seu coração poderia parar de bater. Que seu corpo, do qual até se esquecia de cuidar de tão saudável que era, já não passava de um desapontamento decrépito e traiçoeiro. Respirei fundo.

— Eu sinto muito por ter sido tão rude na outra noite – falei. — Estava exausta. Não queria ter sido tão desdenhosa, não deveria ter sido. Saí da linha, desculpe.

A expressão de Tom se suavizou.

— Bem... pelo menos você tem a decência de se desculpar.

Sorri apreensivamente para ele.

— Você se sente mais seguro agora, com o CDI?

— Honestamente? Nem um pouco. – Ele fez uma pausa e olhou impotente para as mãos, com as palmas voltadas para cima. — Eu quase morri, assim, do nada. Tá... eu tenho essa caixa de metal dentro do peito agora, mas e daí? Eu posso morrer de algo totalmente diferente amanhã. Todos nós podemos. E... qual é o sentido de qualquer coisa quando você tem essa noção?

— Então... — Hesitei, me esforçando ao máximo para captar o que ele queria dizer. — Estou certa em pensar que o ataque de pânico *não é* porque você acha que de repente vai cair morto, não estou?

— Exatamente. Não é a morte, é o que a morte significa para os que estão vivos. É tudo inútil. É tudo por nada. Daqui a cem anos, ninguém vai saber que você existiu. – Ele estalou os dedos. — Você sabia que duas pessoas morrem a cada segundo? – Tom estalou os dedos novamente. — Lá se vão outros dois – Estalo. — E mais dois. Eu. Você. Minha esposa. Meus filhos. Mortos, assim. Fogo de palha. Passado.

O pânico de Tom havia sido desencadeado não pela perspectiva da morte súbita, mas pela nova e dolorosa consciência de nossa inevitável transitoriedade - a brevidade absoluta da vida humana, uma faísca que queima por um instante contra a ferocidade do tempo - e pela sua ânsia por alguma permanência.

— Me sinto paralisado - disse ele, quase culpado - pelo pensamento de que tudo que é vivo vira nada no fim. Qual é o sentido de viver?

— Vou fazer uma pergunta — eu disse cautelosamente. — Imagine seus filhos daqui a uns anos. Dez, onze anos. Grandes o bastante para lidar com a angústia existencial do pai. - Tom sorriu e, encorajada, continuei: — Então eles te questionam: "Pai, como a gente pode viver normalmente sabendo que vai morrer?". O que você diria a eles?

Tom refletiu com cuidado.

— Bem, acho que falaria sobre como o mundo é lindo, diria para eles se lançarem nele, aproveitarem, exaltaria o prazer que existe em estar próximo das pessoas amadas, diria que, no fim das contas, são as pequenas coisas que importam, como jogar futebol com os filhos no parque em um domingo. Esse tipo de coisa. Você sabe...

— Bem, aí está sua resposta. Nada do que você descreveu tem valor por ser permanente. Ninguém diz: "Qual é o sentido desse pôr do sol, se ele vai acabar em um segundo?".

Tom ficou sem dizer nada por alguns instantes. Finalmente, riu melancolicamente.

— Sim, sim, entendi. Ou seja, eu deveria sair da cidade e me tornar um hippie, certo?

— Talvez. - Sorri também. — Depende do quanto você gosta de Porsches, acho. Agora, falando sério. Essas coisas que você ama, elas são o fluxo diário da vida. Os instantes tal como são vividos, enquanto estão sendo vividos. As coisas não precisam durar para ter beleza, valor. Que fique registrado que sou uma hippie e acho que o que me faz amar as coisas ainda mais é o fato de *elas não durarem* para sempre. Talvez todos sejamos assim, na verdade.

Tom deixou a unidade na manhã seguinte, vivo e protegido pela caixa em seu peito, a postos para aplicar os choques que o protegeriam, por um tempo, do esquecimento completo que é o destino humano. Não sei se nossa conversa o ajudou, mas quero crer que, enquanto estávamos sentados lado a lado durante a noite, a minha tentativa de entender seus medos transmitiu ao menos a ideia de que sua médica se importava com ele.

Durante a conversa, fui atingida por um pensamento que, na ocasião, me pareceu extremamente impróprio de ser expresso, mas que, suspeito hoje, teria feito sentido para Tom. E se ele tivesse sofrido uma morte cardíaca súbita – uma obliteração instantânea, a vida apagada de um só golpe? Ironicamente, em vez de confirmar a *inutilidade* da vida, a transitoriedade de Tom teria *dado sentido* à sua vida. Pois, em sua autópsia, muito provavelmente a síndrome de Brugada seria descoberta, o que faria seus filhos passarem por testes genéticos. Assim, ao morrer jovem, ao desaparecer em seu auge, ele teria salvado a vida dos filhos. Do ponto de vista do legado, é difícil imaginar um mais potente ou duradouro do que esse.

Não precisei de muitos anos como médica para perceber o esforço feroz das equipes para preservar seu instinto de gentileza. O estresse traumático secundário se via por toda a parte. Conheci muitos médicos e enfermeiros que se apartaram dos seres humanos de quem cuidavam, que, para sobreviver, se endureceram e se retraíram.

Em nenhum outro momento isso era mais claro do que naquele em que os pacientes confrontavam a experiência final de sua vida. Eu pensava que uma morte numa maca abandonada no corredor de um hospital era insuperável em termos de brutalidade. Até que, um dia, com lágrimas nos olhos, uma colega mais nova descreveu sua recente experiência no inverno. O pronto-socorro em que Carly trabalhava estava ao ponto de colapsar. Os pacientes se empilhavam em macas nos corredores, os coordenadores dos leitos pressionavam freneticamente os médicos a liberar qualquer pessoa que estivesse em condições de cambalear de volta para casa. Carly, ainda em seu primeiro ano como médica, nunca tinha visto nada parecido.

— Nunca vi a guerra de perto, mas é assim que imagino que seja uma zona de guerra – comentou comigo. — Não comi nem bebi nada o dia todo. Era um caos.

No início da noite, a coordenadora-chefe instruiu Carly a acompanhar um paciente idoso da emergência a uma unidade. Obedientemente, a jovem seguiu à frente, exausta demais para questionar por que uma escolta médica era necessária para o frágil senhor de noventa e dois anos, sozinho em uma baia, sem nem sequer um travesseiro para se confortar. Apenas quando as portas do elevador se fecharam e ela se viu subindo oito andares com um assistente e o paciente em uma maca móvel, Carly notou o pânico na expressão dele.

— Ele meio que sufocou um grito - contou. — Seu rosto começou a escurecer, e eu percebi que ele estava morrendo bem na minha frente.

No momento em que as portas do elevador se abriram, o coração do paciente já havia parado de bater. Carly entrara no elevador com uma pessoa e saíra com um cadáver. Alguém cujos momentos derradeiros foram passados sem a companhia de entes queridos, sem dignidade, alguém tratado como um pacote em trânsito, uma encomenda em vez de um ser humano.

Por mais grotesca que fosse a cena, fui capaz de compreender o que levara a ela. Cercados diariamente pelos gemidos e gritos de pacientes presos a macas e cadeiras de rodas, alguém se admira que a equipe médica se torne tão bruta a ponto de transportar aposentados moribundos pelos elevadores a fim de liberar leitos para os enfermos que esperam do lado de fora? De que outra forma médicos e enfermeiros poderiam continuar realizando seu trabalho?

Eu almejava o oposto. Almejava manter minha bondade, meu impulso de me importar, almejava não ter esses sentimentos expelidos de mim. A palavra enunciada, percebi em algum momento, poderia ser tão delicada e importante quanto uma intervenção física e, às vezes, igualmente transformadora. Através das palavras, os médicos constroem confiança, amenizam medos, demonstram compaixão, desfazem confusões, instilam esperança - e a eliminam, também. Mas as palavras não podem ser apressadas. Quando o foco são as pessoas, e não as partes do corpo, reservar um tempo para ouvir, para escutar os pacientes - com a intenção de realmente entender o que é importante para eles - é um ato cuja potência pode surpreender.

Eu sempre me pegava gravitando em torno das conversas difíceis que muitos de meus colegas evitavam a todo custo. Revelar um diagnóstico de câncer ou, pior, que o câncer voltou. Persuadir um paciente, de maneira gentil e ao mesmo tempo firme, a desistir de se agarrar a qualquer tábua de salvação. Observar a enormidade da perda tomando conta do rosto do paciente que começa a enfrentar a iminência da morte.

Às vezes, tais conversas se mostravam próximas demais.

— Tenho um paciente que me lembra muito o vovô - disse a papai um dia.

Arthur havia passado um período aterrador na internação, após ser levado às pressas ao pronto-socorro, quase sem respirar. Um homem alto e forte na casa dos oitenta anos, ele passara a vida em sua fazenda. A causa da falta de ar eram as sete décadas de tabagismo. Não se tratava, nessa ocasião, de um câncer de pulmão, mas de uma DPOC, uma doença pulmonar obstrutiva crônica, isto é, de pulmões cheios de cicatrizes, entupidos, como são os de fumantes de longa data. A doença de Arthur finalmente o alcançara. Ele passou a ter pneumonias consecutivas que nenhuma quantidade de antibiótico resolvia. Tinha febre, perdeu peso e tossia constantemente, com expectoração espessa. Havia mais de um ano, fazia uso de oxigenoterapia em casa. Raramente, ou nunca, ousava suster o tratamento.

O que me fez lembrar o meu falecido avô foi a atitude de Arthur para com sua família. Sua devoção à esposa, Beryl, nos tocou a todos na unidade, assim como sua afeição pelo indisciplinado clã de filhos e netos. Quando a respiração permitia, Arthur adorava descrever as travessuras dos familiares mais novos.

— Gemma está assando bolos para vender na escola - anunciou com orgulho um dia. — Está doando o dinheiro para o hospital. E Tommy falou que vai vender seus aeromodelos. Eles sabem que o avô está sendo bem cuidado aqui. Dizem que vão ajudar outros pacientes também.

Invariavelmente, quando eu deixava a enfermaria à noite, uma ou mais daquelas crianças se achavam trepadas no avô, alheias aos tubos de oxigênio, monitores e potes de escarro que entulhavam o leito. Os pulmões tais qual um fole e o suor na testa não impediam Arthur de ficar radiante.

Inicialmente, ele evoluíra bem na internação. Potentes antibióticos intravenosos transformaram sua respiração em apenas vinte e quatro horas. Esperávamos que ele logo voltasse para casa. Entretanto, depois dessa recuperação inicial, ele começou a piorar. De tempos em tempos, eu o avistava do outro lado da enfermaria, sentado na beirada da cama, inclinado para frente com os lábios azulados contraídos e os músculos do pescoço protuberantes como cordas de piano. Um dia, abordamos a questão da morfina.

— A morfina é conhecida por aliviar a dor, Arthur, mas ela também pode ajudar com a sensação de falta de ar. Uma pequena dose pode fazer você se sentir mais confortável - sugeri.

— Morfina? - Arthur repetiu lentamente. Uma pausa para a ideia se assentar em sua mente. — Então... você acha que chegou a hora de tomar morfina?

Eu sabia - ou achava que sabia - o que Arthur temia: que, ao propor a morfina, eu na verdade estivesse comunicando uma verdade mais sombria, que sua morte se aproximava. O que eu não poderia negar. A morfina, ao suprimir a fome por oxigênio, traz alívio nos estágios finais de uma doença pulmonar, quando os pulmões estão falhando a ponto de a pessoa implorar por ar mesmo quando deitada na cama. Sua aplicação é um último recurso. Com grande relutância, Arthur concordou em testar uma ou duas doses. Para sua surpresa, achou a morfina dramaticamente útil.

— Principalmente porque - disse-me - consigo conversar com os netos. Só isso já fez valer a pena.

Certa manhã, o encontrei muito corado e suado. Beryl, ao lado da cama, retorcia as mãos. Havia uma magreza nas maçãs do rosto dele que eu não vira antes, novas cavidades e cavernas sob seus olhos - os contornos da aproximação da morte; a carne um passo à frente de seu algoz.

Sentei-me.

— Como você está se sentindo, Arthur?

— Cansado - ele sussurrou. — Muito cansado. - Uma pausa. Beryl, de cabeça baixa, começou a chorar. — É outra infecção, não é?

— Acho que sim - concordei. — Sua temperatura está muito alta.

Simplesmente ficamos sentados por algum tempo, pensando em como proceder.

— Arthur - comecei, observando-o de perto -, podemos conversar sobre como você gostaria que procedêssemos?

Marido e mulher trocaram um olhar.

— Podemos administrar mais antibióticos. Mas... é isso o que você quer?

— Já discutimos isso - disse Arthur calmamente. — Chega de antibióticos. Ambos concordamos. Não mais.

Conversamos um pouco sobre como as coisas poderiam transcorrer. A infecção, se virulenta, poderia ceifar sua vida em questão de dias. Naquela noite, quando deixei a enfermaria, notei que Arthur, o peito como um pistão, subindo e descendo, os olhos semicerrados, estava sozinho. Hesitei. Para minha surpresa, ele olhou para mim, e notei o brilho das lágrimas. Minha mente foi tomada por conclusões instantâneas. *Ele está apavorado. Ele está de luto. Ele não suporta a ideia de abrir mão de tudo.* Entretanto, Arthur sorriu e deu um tapinha na cama.

— Não faça essa cara de preocupação. Venha, sente-se aqui.

Ao me aproximar, notei as gotas de suor em sua testa.

— Não estou chorando pelas razões que você talvez imaginou - começou ele. — Há algo que você não sabe. Algo que ninguém sabe.

Aos trancos e barrancos, tanto quanto os pulmões alquebrados permitiam, surgiu uma história de amor e resignação. Peguei-me prendendo a respiração, ao passo que Arthur lutava para puxar a sua.

— Durante toda a minha vida, Rachel, eu menti. Durante toda a minha vida adulta - sussurrou. — Veja, você precisa entender que eu cresci nos anos cinquenta. Quando eu era menino, era um crime ser o que eu era... Ou eu mentia para mim mesmo, ou aceitava que era um... depravado. Não é uma escolha justa.

Não movi um músculo. Tinha consciência de que estava recebendo um bem precioso, profundo. Um segredo tão inviolável que me senti menos médica do que um padre então. Aquele homem estava, em seu leito de morte, se entregando a alguém que ele confiava que não o rejeitaria nem o condenaria.

— Ainda estava na escola quando suspeitei que era homossexual - continuou Arthur. — Tentei me convencer de que não era. - Ele fez uma pausa. O ato de falar era uma batalha perdida contra os pulmões debilitados. — Beryl sempre foi mais do que qualquer homem poderia desejar, com seu amor, seu bom coração. Mas... Eu amava outra pessoa. E nunca poderia contar para a minha família.

Durante décadas, Arthur tivera um relacionamento gay. Escondido, vergonhoso, uma vida inteira por baixo dos panos. Tive a sensação de que ele estava sofrendo pelo homem que nunca pudera ser, por seu verdadeiro eu, sufocado pelos preconceitos da sociedade e por seu próprio senso moral.

— Eu não pude estar junto quando ele... quando Jonathan morreu. Seus filhos ficaram com ele no fim, não eu. E, se ele estivesse vivo hoje, não poderia estar comigo agora. Estou sozinho.

Instintivamente, segurei a mão de meu paciente. Pensei no tempo que todos passamos lançando as mais frágeis cordas sobre o abismo que separa o eu do eu. De nossa ânsia feroz por conexão humana, do desejo de ser reconhecidos. Arthur, à beira da morte, confiou-me sua história. Eu fui sua testemunha. Eu soube a verdade sobre ele.

— Obrigada - sussurrei. — Obrigada por compartilhar comigo quem você é.

Antes de sair, ainda quebrei as regras mais uma vez. Eu precisava transmitir o oposto do preconceito. Queria que Arthur se sentisse ouvido, respeitado, estimado, amado. Então, impulsivamente, me estiquei na cama, beijei-o na bochecha e, ao recuar, fiquei aliviada por vê-lo sorrir. Ele fez um gesto para que eu me aproximasse novamente. Inclinei-me em direção à concretude da doença e do medo. Com o rosto úmido de suor e os ombros tremendo, Arthur pousou um beijo vacilante em minha bochecha. Ambos tínhamos consciência de que, ali, sua vida se media em horas.

Todos os dias, em todos os hospitais, as pessoas, deitadas sobre lençóis de algodão amarrotados, se veem obrigadas a lidar com a ideia de perder a vida. Há unanimidade sobre o tipo de lugar que um hospital deve ser. Ambiente de afeto, segurança, bondade e amor, especialmente para aqueles entre nós que se encontram frágeis, com medo, solitários e perdidos. Ambiente onde cada indivíduo seja estimado como o ser único e precioso que de fato é. No entanto, não raro, os hospitais estão aquém de nossos desejos. Embora eu tenha perdido a conta dos pequenos atos de gentileza das equipes para com os pacientes, estes ainda são reduzidos a números, a doenças, a problemas, a partes do corpo, e suas histórias, submersas por inúmeras limitações institucionais. Acontece de as pessoas sofrerem em nossas mãos, sem que queiramos.

Eu tive de fazer uma escolha. Por um tempo, hematologia foi a especialidade dos meus sonhos. Adorava a trajetória peculiar e imprevisível dos cânceres de sangue, a combinação entre ciência de ponta e arriscadas apostas, as conversas de vida ou morte com pacientes. Amava poder, num dia bom, salvar vidas. Ainda assim, alojada no fundo de meus pensamentos, permanecia aquela noite que eu passara com a mãe de Dave durante suas horas finais, me esforçando, com a ajuda de papai, para garantir que ela recebesse os cuidados adequados. E havia também os médicos que eu ainda encontrava no hospital os quais despachavam sucintamente seus pacientes para a "lata de lixo dos paliativos", porque, aparentemente, uma vez que a doença entrasse em fase terminal, a vida humana já não era considerada digna de envolvimento.

Apesar do meu amor pela medicina de emergência, descobri-me atraída por pacientes enfermiços justamente porque, entre outras coisas, havia médicos que os repeliam. Vi nos hospitais muitas mortes que foram mais repulsivas e mais cruéis do que precisavam ter sido. Eu tinha a convicção de que podíamos, devíamos ser melhores nesse aspecto.

A medicina paliativa, suspeitava, mesmo com a tristeza que a caracteriza, talvez fosse a única área do hospital que me permitisse conservar a médica que sempre desejei ser

8

Luzes na escuridão

Apavora-me essa coisa obscura
Que dormita em mim;
O dia todo sinto seu retorcer emplumado, sua índole ruim.

Sylvia Plath, "Elm"

É o tipo de grito que petrifica. Mais uivo do que grito humano, é uma torrente de angústia. Vejo-me correndo em direção à porta fechada sem saber o que vou fazer quando entrar. Ron, meu paciente, está em misericordiosa paz, porém sua esposa encontra-se curvada no chão.
— Julie – murmuro, ajudando-a a levantar. — Está tudo bem, Julie.
Não está "tudo bem", não está nada bem. Ela se afunda e soluça em meus braços. Se eu ou você se casasse aos dezoito anos com o namorado de infância, passasse os próximos quarenta e tantos em um matrimônio coeso, criasse filhos, tivesse netos adoráveis e então fosse obrigada a testemunhar, de mãos atadas, conforme o mais temido dos tumores cerebrais, um glioblastoma, reclamasse impiedosamente aquele ente amado, talvez também desabasse no linóleo do hospital, incapaz de conter o desespero.

Poucas vezes em minha carreira médica, a empatia foi tão indesejável. Eu não queria compartilhar dos sentimentos de Julie – essa experiência, para ela, de falta de ar, como se fosse um peixe largado no solo, lutando e se debatendo para respirar. Eu queria impedir isso.

Ron continua dormindo serenamente. Não tem ideia de onde está a esposa. Os esteroides que ele está tomando para reduzir o inchaço no crânio redistribuíram a carne de seus membros para o rosto e para o torso. Agora, seus olhos estão tão afundados nas bochechas inchadas e a testa está tão protuberante quanto sua personalidade se faz oculta sob o tumor. Em seu leito no hospice, não há monitores, bipes, nada, nenhum dos mecanizados aparatos modernos de salvar vidas. Há apenas o cobertor de lã trazido de casa e o ursinho de pelúcia de um neto, deitado de esguelha no travesseiro. O vazio imperturbável de Ron talvez seja uma bênção. Ainda com sua esposa em meus braços, tentando confortá-la e acalmá-la, noto a respiração irregular que pode prenunciar a aproximação da morte. Se está partindo – e acho que está, deve acontecer muito em breve –, ele não sabe.

Tenho visto Ron se deteriorar diariamente. Na segunda-feira, ele ainda conseguia sorrir e apertar a mão da esposa, ainda era capaz de responder sim ou não às perguntas do médico. Na terça-feira, as palavras tinham secado, mas os olhos se iluminavam toda vez que Julie falava com ele. Quarta trouxe o vazio; Ron estava lá, mas não estava, havia sido lançado à deriva, olhos semicerrados, a mente apartada até mesmo do toque da esposa e da voz que sempre o alcançou. Na quinta-feira, ele não abria mais os olhos. Respirava profundamente, claro, como uma criança pequena em seu sono, membros soltos e esparramados, rosto relaxado.

— Eu nunca achei que seria tranquilo – disse-me Julie, cuja ironia não passou despercebida por nenhuma de nós: conforme Ron se afundava calmamente nas profundezas da inconsciência, mais alta sua terrível ausência torreava acima de Julie.

Estamos na sexta-feira. Da noite para o dia, Ron mudou inconfundivelmente. Já não responde a nada, sua respiração é irregular. Eu sei, pela pulsação débil como um sussurro, que seu coração está falhando aceleradamente. A coloração manchada de seus membros confirma isso. A ponta dos dedos está fria, a pele, acinzentada: órgão por órgão, seu corpo está morrendo.

Sou médica de cuidados paliativos neste hospice há exatamente uma semana. Ron é um dos meus primeiros pacientes e, hoje cedo, sentei-me com Julie em uma sala silenciosa para explicar que as próximas horas seriam, provavelmente, as últimas de seu marido.

— Eu sabia que isso ia acontecer, eu sabia, eu sabia – murmurou ela distraidamente, torcendo e entrecruzando as mãos, como se ao repetir a frase afastasse o mal-estar crescente em seu estômago.

A pequena caixa de lenços de papel, estrategicamente posicionada, era um acinte em sua futilidade ante a dor da mulher, e as cenas pastorais nas paredes, uma zombaria a seu sofrimento. Resisti ao impulso de falar banalidades. Nenhuma palavra parecia adequada. Apenas ficamos em silêncio, suas mãos agarradas às minhas. A perda que até então era teórica, um fantasma, começou a tomar forma, aos trancos e barrancos, de um tremor, um suspiro, uma mão contra o peito conforme o luto começava a queimar dentro de Julie.

Ao contrário dela, estou aqui por opção. Eu poderia fugir dessas quatro paredes, escolher uma linha de trabalho diferente. No entanto, ainda que desse as costas às consequências da dor alheia, Ron continuaria morrendo, e o coração de sua esposa continuaria partido. E eu seria a médica que escolheu fugir quando o melhor que poderia oferecer talvez fosse justamente sua presença.

Eles estão casados há quarenta e seis anos, mais tempo do que tenho de vida. Velha o bastante para mencionar seus dias de "cortejo", Julie transformou o quarto em um santuário para o marido, um arquivo fotográfico das décadas que os conectam. Lá está Ron na porta da igreja, ostentando as calças boca-de-sino dos anos setenta, sorrindo para a noiva tímida. Há uma Julie ainda adolescente com um bebê recém-nascido nos braços, cuja mãozinha aperta com força o polegar descomunal do pai. Então, no parapeito da janela, brigam por espaço retratos emoldurados do marido, da esposa e dos quatro filhos. Em seguida, chama a atenção o cruzeiro – uma recordação para a vida toda – e seus coquetéis, bronzeados e afetos embriagados. E, acima, a parede, expropriada parceladamente pelos netos a cada visita, agora enfeitada com mimos grudados com massa adesiva e folhas A4 amassadas: gatinhos e unicórnios desenhados à mão, escavadeiras e alienígenas, corações e estrelas com pontas de feltro, além das efusivas declarações de amor: "Fique mais bem, vovô", "Estou beijando você, vovô".

Ao lado da cama de Ron, Julie já não pode mais impedir sua perda, e a forma como essa perda irrompe é dura e terrível. Antigamente, os médicos usavam sedativos em momentos assim. Será que o intuito primeiro dessas injeções de benzodiazepínico nos aflitos não era aliviar o desconforto dos próprios médicos? Busco maneiras de ajudar de verdade, em vez de apenas obliterar, aqui onde a medicina convencional não tem mais nada a oferecer. Bem lá do fundo, escapam-me estas palavras:

— Julie, você gostaria de se despedir do Ron? Quero dizer, como esposa... Você gostaria de se deitar ao lado dele?

Os gritos cessam. Ela me olha hesitante.

— Posso... posso fazer isso? É possível?

Não sei se é. Ron preenche cada espaço da cama especialmente acolchoada, e eu temo causar algum dano não intencional. Ainda assim, reúno as enfermeiras e, juntas, sob a liderança delas, com infinito cuidado, reposicionamos seu corpo inerte. Isso demanda tempo e habilidade, mas agora pelo menos Julie consegue se espremer ao lado do marido. Ela aninha o corpo no dele, segura suas mãos, acaricia sua testa e sente sua respiração lenta e irregular contra a bochecha enquanto diz repetidamente que o ama, como se sussurrasse um mantra. Contraio os lábios, diminuímos as luzes e saímos, fechando silenciosamente a porta para os momentos finais e mais íntimos daquele casamento.

Meia hora mais tarde, volto para o quarto no momento em que Ron, ainda abraçado pela mulher que conheceu na escola, exala seu último suspiro. Tão indistinto foi o ponto de transição entre sua vida e sua extinção, que mal percebo que o cruzou. Um hiato. Um instante de clareza para mim, que ainda não ocorreu para Julie. De repente, boquiaberta, ela estende a mão em minha direção. O gesto, com os dedos abertos e trêmulos, é uma pergunta de eloquência tal que as palavras se tornam supérfluas. Eu não vacilo.

— Ele se foi - respondo suavemente. — Sinto muito.

Não sei dizer se qualquer uma das minhas atitudes hoje foi certa ou apropriada, menos ainda se poderiam ser caracterizadas como medicina. Uma tempestade de lágrimas se segue, e as enfermeiras seguram Julie, desmoronada. Xícaras de chá, abraços, ombros amigos. Gestos ínfimos e talvez inadequados. No entanto, semanas depois, ao retornar com cestas de presentes para os médicos e enfermeiros, Julie falará sobre como foram importantes para ela aqueles atos de bondade da equipe do hospice, os quais tornaram menos penoso um tempo em que ela estava cega de dor.

Três anos após a morte de Ron, o hospice em que trabalho hoje é, como antes, incrivelmente belo. Ninguém acredita que somos parte de um equipamento do Serviço Nacional de Saúde. A luz natural flui pelas claraboias e portas de vidro que vão do chão ao teto e permitem que os pacientes vejam os jardins, as árvores e os pássaros. Há *jacuzzis*, massagem, arte, musicoterapia, sorvetes e *smoothies* frescos. Para aqueles pacientes que desejam tomar o primeiro banho digno em eras, as enfermeiras têm um estoque secreto de sais luxuosos. Aqui, fazemos casamentos, proporcionamos encontros noturnos, infiltramos animais de estimação às escondidas, quebramos as regras. Há até um carrinho de bebidas, levado de quarto em quarto duas vezes por dia por voluntários, amplamente abastecido de latas e boas safras. Pois que jeito melhor, para quem gosta de uma boa bebida, de se sentir mais próximo da vida normal em casa?

Comida para pássaros e cerveja podem não parecer itens revolucionários, mas, quando cheguei aqui, sete anos após começar a vida como médica, eles sinalizavam uma realidade extremamente radical. Apesar de todo o cuidado e compaixão que existem em um hospital, é difícil imaginar, projetar um espaço mais desumanizador do que um típico hospital universitário. A arquitetura desoladora constituída de longos corredores e baias iluminadas por neon é escrava da higiene e da eficiência. Cada superfície é lisa e asséptica, cada luz é inóspita e funcional: um hospital pensado como depósito de produtos humanos enfermos.

De fato, Albert Kahn, um renomado arquiteto norte-americano em sua época, responsável por algumas das maiores fábricas da Ford Motor Company, aplicou explicitamente a lógica das linhas de montagem à organização espacial do cuidado ao paciente quando projetou hospitais como o da Universidade de Michigan, em 1925. Eficiência, esterilidade, produtividade, impecabilidade. Não admira que muitas pessoas preferiram morrer em casa dado que a alternativa – no momento em que piedade e afeto importam mais do que nunca – é um ambiente tão sem alma quanto o portão de embarque de um aeroporto.

Do ponto de vista etimológico, medicina não é o que parece ser. A palavra "doutor" vem do latim *docere*, que significa "ensinar", enquanto "paciente", do latim *patiens*, significa "aquele que sofre". A resistência, o estoicismo silencioso que se exige dos pacientes dentro e fora dos hospitais do Serviço Nacional de Saúde nunca deixa de me comover – a espera por horas no pronto-socorro, ou por semanas ou mesmo meses nas filas de um tratamento de câncer, por exemplo. Às vezes, também fico impressionada com a ironia contida no fato de que, ao convidar nossos pacientes ao hospital com a promessa de aliviar seu sofrimento, logramos aumentar sua angústia. As camisolas, as pulseiras, a profunda perda de autonomia do paciente receoso do que os médicos vão fazer a seguir. Tudo isso só pode gerar dor para uma espécie naturalmente programada para agir, decidir, moldar, ainda que de forma superficial, seu destino.

Quanto a "hospice" e "hospital", essas palavras, como "hospitalidade", compartilham da mesma raiz latina, *hospes*, que significa "anfitrião", "convidado" ou "estranho". Gosto de crer que meu hospice restaura em alguma medida os laços de hospitalidade fraturados pelo hospital, que é uma espécie de híbrido de medicina e domesticidade, um meio-termo entre a casa e o hospital. O ato básico de acolher estranhos, oferecer-lhes comida, abrigo e segurança, não passa de nota de rodapé na vastidão em neon dos hospitais modernos. Já em um hospice, a arte nas paredes, as plantas, as cores, as texturas são levadas a sério.

Para mim, passar a uma ala em que a estética importa foi como ingressar em uma aliança rebelde. O espaço do hospice, assim como sua prática, desfez paradigmas da medicina convencional, e desde o primeiro dia meu coração bateu mais forte com as novas expectativas. Por que uma esposa não pode se enroscar ao marido moribundo em uma cama de hospital? Por que não podemos possibilitar que um paciente internado, que sabe que seu precioso tempo é curto, faça sexo com seu parceiro, se assim quiser? Por que não deixamos nossas portas escancaradas para que adolescentes, caixa de pizza em mãos, curtam uma noite de cinema com o papai antes que o percam para sempre? Por que cães e gatos de estimação são vistos como riscos à saúde e nada mais se, em termos de carinho, eles podem oferecer mais do que um ser humano? E por que – a pergunta mais *herética* de todas –, por que todas essas perguntas, e outras milhares como elas, não estão sendo feitas nos ambientes hospitalares não paliativos mais comuns? Por que, em resumo, só se oferece um ambiente hospitalar verdadeiramente centrado no paciente nos casos de uma criança, numa unidade infantil, onde a composição do ambiente é levada a sério, ou de alguém à beira da morte? Não é todo animal humano adulto que merece esse conforto no hospital, onde o sofrimento e a ansiedade são abundantes?

Uma noite, logo depois de ingressar na equipe, testemunhei o quanto o ambiente é importante e quão pouco é necessário para aliviar um paciente de seu sofrimento.

Um sotaque francês, melodioso e claro, ressoa nos jardins do hospice.

— Com licença, posso ficar aqui um pouco? - pergunta.

Ouço vozes - dos paramédicos, suspeito -, e então, para minha surpresa, uma risada, um som de alegria genuína, ampliando-se como luz desde a maca.

Adele passou os últimos três meses em um centro oncológico. Em todo esse tempo, ela não sentiu o ar fresco. Talvez ela não estivesse mesmo bem para passar um tempo sentada ou deitada ao ar livre, porém eu suspeitava que o encarceramento era acidental, uma falha não da fisiologia de Adele, mas da imaginação de seus médicos. Porque o poder da máquina da medicina - os professores, os cientistas, uma vasta e intrincada equipe clínica - está focado unicamente em salvar vidas, na cura, e delicadezas como convidar um paciente para tomar ar fresco não passam de um lembrete tardio, quando muito.

Esta jovem, de apenas trinta anos, foi trazida de ambulância ao hospice para morrer. Em breve, oferecerei minha mão a ela, e esse primeiro toque humano, pele com pele, talvez se mostre um acolhimento mais potente do que qualquer palavra. A onda de calor neste verão se apresenta com tal duração e intensidade que suas auroras azul-claras, despontando fielmente, quase nos convenceram, a nós, uma pantanosa nação de estoicos, de que durarão para sempre.

Adele tem, no máximo, algumas semanas de vida. O medo geralmente acompanha os pacientes através de nossa porta, porém, com o rosto banhado pelo sol do fim da tarde, ela não parece amedrontada, e sim exultante. Ouço uma risada, um murmúrio em francês que não entendo. Como eu, os paramédicos sorriem. Convencidos por sua beleza, por seu charme ou pela insistência parisiense para que conduzam a maca não para dentro, mas para o jardim do prédio, eles obedecem com prazer. Lá, ela se aquece, com os olhos fechados, o rosto erguido para o céu, sorrindo esplendorosamente.

Por um momento, longe de qualquer olhar alheio, pairando na entrada do hospice, a médica em mim vacila. O termo que me passa pela cabeça é sacrilégio médico, mas não se trata de outra coisa senão regeneração.

Depois de tantos meses de subjugação, de destruição pela doença, Adele, aqui e agora, está se reabastecendo de atecnicidades como madressilvas, abelhas e uma abóbada celeste azul. Vejo-a avultar enquanto morre.

Sei que em breve teremos de falar sobre tumores. Sobre seu segundo encarceramento, pelo câncer de fígado, intestino e baço – um câncer tão implacável, tão territorialista que escapou dos limites de seu corpo e passou a crescer para fora, através de sua parede abdominal, algo geneticamente humano e anatomicamente monstruoso. Falaremos sobre a dor e a vergonha que isso desencadeou, sobre a relevância de se importar tanto, a esta altura, com algo tão trivial quanto a forma corporal. Notarei sua determinação feroz de se maquiar pela manhã, sendo que o simples ato de erguer o braço estará quase além de sua capacidade. Aos poucos, ela confiará em mim o bastante para revelar que teme o modo como a morte reclamará seu corpo, que teme não manter o equilíbrio. Vou ajudá-la a escrever uma carta para a mãe e para a irmã, e cartões de aniversário para as sobrinhas, que têm menos de três anos. As portas de correr de seu quarto nunca estarão fechadas, estarão, ao contrário, sempre abertas às flores e aos céus que ela tanto ama. Seu sorriso continuará, embora brevemente, a ofuscar o sol.

Enquanto tudo isso não acontece, me demoro na entrada do hospice, admirada – como tantas vezes fico – com a capacidade dos pacientes de saborear o presente com uma paixão e uma completude que me dão vergonha da acidentalidade, da percepção fragmentada que domina meus dias. Morrendo de câncer, com o tempo escorrendo como água por entre os dedos, Adele incandesce em vida. Me pergunto como ela consegue. Com humildade, esperança e intenção de ajudar, dou um passo para o sol, para ela.

Poucos prédios são mais repletos de medo e tabu do que um hospice. Os pacientes costumam ver essa unidade como um precipício, um lugar onde as histórias de vida são cruelmente interrompidas. Eles imaginam que, após cruzar o umbral, despencarão sem retorno, vivenciarão a morte e nada mais. Que sua esperança, como a vida, será esmagada.

Recentemente, conheci um paciente com insuficiência cardíaca em estágio terminal, um fã de *Star Wars*. Ao chegar à unidade, ele disse com certa tristeza:

— Sempre pensei neste lugar como a Estrela da Morte.

Percebi o quanto lhe custou o esforço de se mostrar leve.

— Bem - sorri, pegando sua deixa -, vou tentar ser mais Princesa Leia e menos Darth Vader.

Ele ainda sorriu de volta - um início promissor de um relacionamento terapêutico -, mas seu medo era palpável, como se a chegada àquele lugar selasse seu destino, como se tivesse sido condenado à extinção iminente.

Meus primeiros passos aqui também foram cheios de pavor. Não só os primeiros, na verdade. Como médica iniciante na época, eu costumava ser responsável, durante as noites de plantão, por pacientes espalhados por todas as unidades do hospital, incluindo, para minha intensa inquietação, o hospice. Mesmo nos dias bons, o plantão noturno num amplo hospital como aquele exige quilômetros de caminhada por corredores vazios. E o hospice ficava no entorno. Para chegar a ele, era preciso sair do prédio principal e atravessar, sozinha, estacionamentos escuros e desertos e um matagal abandonado. Sempre temi por minha vulnerabilidade, pois sabia que, se uma catástrofe acontecesse nas sombras, ninguém localizaria meu corpo até de manhã.

Quando finalmente chegava ao hospice, a onipresença da morte me enervava. Qual é o sentido de um médico se ele não pode consertar a situação? Com que palavras eu poderia confortar esses pacientes? Eu deveria enfrentar ou desviar do tema da morte? Seus corpos decadentes, tão perto do fim, seriam insuportáveis para mim? Como diabos os médicos de cuidados paliativos se cercavam dia após dia dessa tristeza ubíqua e ainda assim, inexplicavelmente, iam embora de seu turno com um sorriso no rosto? Inquieta por dentro, me arrastava pela unidade, secretamente desejando que uma chamada de emergência, objetiva, direta, descomplicada, me levasse daquele lugar obscuro, literal e metaforicamente envolto em escuridão.

É claro que os pacientes do hospice que eu encontrava à noite não constituíam uma raça alienígena, trazida de outro mundo devido à sua proximidade da morte. Eles eram simplesmente pacientes, pessoas, como todos nós. Às vezes com medo, às vezes com dor, às vezes felizes por conversar com um médico durante as longas e solitárias madrugadas. Minha apreensão noturna não era gerada pelo que *de fato* existia no hospice, mas pelo que eu pensava, ou temia, haver à espreita. Minha imaginação

– as propriedades sinistras das quais minha mente investia a morte –, e não a mortalidade, era o problema fundamental. Eu havia atribuído aos pacientes moribundos qualidades de horror que não lhes eram intrínsecas.

Ainda assim, meus temores persistiram. Mesmo depois de resolver me especializar em medicina paliativa, essa decisão me vinha menos como convicção do que como um ato de fé. Em verdade, durante os primeiros dias no hospice, voltei a me sentir como uma médica na estaca zero, aprendendo um paradigma médico alternativo, este baseado em pessoas, não em doenças.

— Certo, eu tenho uma ideia, pessoal. Entonox. Sério. Se funciona no parto, vai funcionar pra isso.

Examinei a sala, intrigada com a reação dos demais. O capelão parecia alarmado, a assistente social tinha uma sobrancelha erguida. Usar o gás hilariante, óxido nitroso, para facilitar o parto era uma coisa, mas para *morrer*? Seria mesmo apropriado? Notei a dificuldade dos demais médicos em aceitar a ideia.

Nina, a enfermeira que havia feito a sugestão, riu da nossa consternação. Era uma das enfermeiras mais experientes do hospice, e, com seu calor e entusiasmo absolutos, tinha uma habilidade fantástica de inspirar até mesmo os pacientes mais angustiados. Ela também tinha a rara habilidade de, ao entrar no quarto de um paciente, insuflar-lhe certa leveza; parecia que o mundo, por mais escuro que fosse, se tornava de repente um lugar mais doce e seguro.

— Sabe, talvez ela esteja certa – concordou Laurie, a enfermeira-chefe, o coração e a alma do hospice.

Estávamos em nossa reunião semanal, em que a equipe multidisciplinar – formada por médicos, enfermeiros, fisioterapeutas, terapeutas ocupacionais, capelães e assistentes sociais – discutia em detalhes as necessidades de cada paciente. Muitas especialidades médicas defendem o trabalho em equipe só da boca para fora – na prática, somente os médicos dão as ordens –, mas aqui, não, aqui esse trabalho era real. No momento, os presentes lidavam com o desafio de ajudar uma paciente de oitenta anos excepcionalmente frágil, cujo câncer agressivo causara múltiplas fraturas ósseas.

Fraca demais para sobreviver a uma cirurgia para consertá-las, Florence era obrigada a suportar o ranger de ossos estilhaçados. Ela se mantinha rígida na cama, com medo de se mexer, de que a dor a emboscasse. No entanto, sua magreza – ela não passava de um esqueleto embrulhado em pergaminho – demandava que as enfermeiras fizessem o que mais temia: reposicioná-la na cama, de tempos em tempos, para protegê-la contra danos à pele. Não importava o quanto as enfermeiras fossem gentis, não importava a quantidade de morfina, nada aplacava a agonia de Florence pelo que ela sabia que viria a seguir.

Surpreendentemente – embora eu rapidamente viesse a descobrir que a compaixão criativa era um hábito seu –, Nina tinha intuído uma maneira efetiva de ajudar. O Entonox ajuda várias mulheres durante o sofrimento do parto, não suprimindo a dor, mas permitindo-lhes parar de se preocupar com ela. De ação rápida e potente – parte pó de pirlimpimpim, parte Jägerbomb –, essa droga transforma as preocupações do mundo em um borrão. Se havia algo capaz de anular o terror antecipatório de Florence, talvez fosse o Entonox.

— Vou tentar hoje à noite – anunciou Nina. — Florence ama música. Teremos uma festinha embalada a Entonox.

Abri um sorriso. Foi impossível contê-lo. A reunião, minha primeira do hospice, parecia um Velho Oeste da medicina. Festinha noturna com gás hilariante e morfina? Não é exatamente uma abordagem de manual para o tratamento da dor. Entretanto, a lógica de Nina era impecável. A pesquisa neurobiológica mostra que a percepção da dor é altamente relacionada ao contexto em que ela ocorre e pode ter pouca relação com a gravidade do ferimento. Há, por exemplo, relatos de soldados que sofreram fraturas múltiplas nos maiores ossos do corpo, mas que descreveram apenas pontadas de dor. Sabe-se que aplicar o foco da atenção à dor a exacerba, enquanto a distração pode ser altamente eficaz em sua redução. Já se demonstrou, também, que pacientes com queimaduras graves, quando submetidos a tratamentos ou fisioterapia durante os quais são distraídos com um jogo de realidade virtual, relatam apenas uma fração de sua dor.

Nina tinha um sorriso que poderia iluminar Manhattan inteira. A realidade virtual não era páreo para ela. Fui embora do trabalho cheia de esperança e, na manhã seguinte, corri para encontrá-la.

— Nina, o que aconteceu com a Florence? Como foi? Funcionou?

— Se funcionou? Rach, foi fantástico! Coloquei Gloria Gaynor, nós duas cantamos até ficarmos roucas. O Entonox deu mais do que certo, ela mal percebeu quando a movemos. Funcionou perfeitamente.

— Nina, isso é incrível! Você é incrível! Eu posso dizer com toda a honestidade do mundo, sem qualquer ironia, que não há outra pessoa que gostaria de ter no meu leito de morte.

Rindo e cantarolando, Nina, aquela força de mulher a serviço dos outros, percorreu rapidamente o corredor da enfermaria.

Mais tarde, quando visitei Florence, seu rosto se iluminou ao contar sobre a visita noturna de Nina. Brevemente, os ataques cumulativos do câncer cessaram.

— Eu adoro a música disco que minhas filhas ouvem – comentou ela, quase timidamente. — Simplesmente esqueci de me preocupar. Então não doeu tanto como antes. E me dei conta de que talvez não doa tanto da próxima vez.

Ela deixou escapar uma risadinha. Do fundo das dobras do tempo, talvez tenha ressurgido um vestígio da garota que ela fora tantos anos atrás. Imediatamente entendi que Nina havia restaurado aquela que pode ser a mais vital das qualidades de um hospital. Ela tinha dado esperança à sua paciente.

Atos semelhantes de cuidado, atos que viram a trama de cabeça para baixo, são onipresentes em meu hospice. Quando a equipe prepara um *smoothie* fresco de amora e banana, seu preparo é uma história sobre a importância do destinatário. Quando a massagista pressiona as palmas das mãos de um paciente para aliviá-lo do estresse, as pontas dos dedos dela enunciam bondade e prazer. Você merece, você merece, você merece.

Talvez os momentos mais pesados que experimento no trabalho sejam aqueles em que um paciente, invariavelmente idoso, confessa sua convicção de que a doença terminal o reduziu a nada, um ninguém, um peso morto que não tem outra função senão sobrecarregar os entes queridos. A iminência da morte macula seus dias finais com um terrível, inescapável sentimento de inutilidade. Essa história que eles contam a si mesmos é falsa, no entanto. A verdade é o oposto. Cada um de nós está morrendo a partir do momento em que inspira o ar pela primeira vez. O relógio é uma impiedosa contagem regressiva. Sendo assim, ou todos os dias são inúteis, ou cada um deles tem valor, talvez o último mais do que os anteriores. Fundadora do movimento de cuidados paliativos, Dame Cicely Saunders, uma enfermeira britânica que depois se tornou médica, escreveu certa vez: "Você tem valor porque você é você, e tem valor até o fim da vida. Faremos tudo ao nosso alcance não apenas para ajudá-lo a morrer em paz, mas também para que viva antes da morte".

Eu suspeitava que, para Florence, a paciente cujo medo da dor futura arruinava tão terrivelmente o presente, seu pavor derivava em parte do que a dor representava para ela. Como se a dor intensa já não fosse ruim o suficiente, imagine experienciar cada espasmo como uma buzina da desgraça, o rugido megafônico de um corpo que declara a própria aniquilação. Não é de admirar que a antecipação da dor seja insuportável se, em sua mente, dor e morte são sinônimos.

Na medicina paliativa, talvez mais do que em qualquer outra especialidade, as histórias que contamos a nós mesmos têm uma potência devastadora. Morrer é uma experiência de vida única, que só se conhece em primeira mão no momento mesmo da extinção. Na ausência de familiaridade, no espaço do desconhecido, os piores medos podem florescer sem controle. O que chamamos de morte é, portanto, um casamento do fato físico da finitude com a errante e ilimitada imaginação humana. As sombrias histórias que conjuramos sobre nosso fim – segundo as quais, será insuportavelmente doloroso, ou indigno, solitário ou obscuro – não poderão jamais ser desmascaradas pela ciência, até porque as próprias narrativas exercem influência no desenlace. No fim da vida, como ocorria com Florence, temer pelo pior pode aumentar as chances de que o pior aconteça.

A navegar nesta complexa teia de fatos, medo, imaginação e fisiologia, um médico de cuidados paliativos é um cientista com uma pitada de xamã. Falar sobre a importância da medicina substancial, calcada em evidências – a sabedoria farmacológica, a perspicácia diagnóstica, a capacidade de avaliar com objetividade implacável os prós e contras das várias opções de tratamento – é chover no molhado. Mas ela só leva até certo ponto. Quando o paciente se defronta, mais do que com uma constelação de sintomas, com uma angústia existencial pelo próprio extermínio, o papel do médico passa a abranger o de conselheiro, professor, pai e padre.

Apesar de ser o temor de muitas pessoas, os pacientes normalmente não chegam a um hospice para morrer. Apenas uma pequena parte do trabalho de um hospice gira em torno dos leitos de internação. Há uma grande quantidade de atividades rotineiras e comunitárias. Há pacientes em condição de ir e voltar do hospice – geralmente no estágio inicial da doença – que frequentam por meses, até anos, a creche para idosos, e sempre retornam a casa no final do dia. Ao mesmo tempo, enfermeiros e médicos do hospice estendem os cuidados para fora, para a casa das pessoas, os lares de idosos e as demais áreas do hospital, fornecendo cuidados e orientações a pacientes, famílias e equipes médicas não especializadas. Mesmo na área de internação do hospice – onde geralmente ficam apenas os pacientes com sintomas mais complexos, como dor intensa, náusea, falta de ar e agitação –, não raro estes melhoram o suficiente para receber alta após uma breve estadia.

Nosso centro diurno emana vida. Acompanhados de um arteterapeuta ou musicoterapeuta, os pacientes escrevem canções, pintam aquarelas, tocam piano, cantam. Eles costumam estabelecer amizades intensas entre si, apoiar-se, encorajar-se. A comida é boa, o riso é sonoro. Certa vez, um domingo de Páscoa, ao chegar ao trabalho, deparei-me com a sala dos funcionários repleta de ninhos de chocolate contendo ovinhos de chocolate, preparados com amor no dia anterior – um ato de gentileza dos pacientes do centro de convivência para com os funcionários. Ocorreu-me uma vez mais que um diagnóstico terminal não é uma sentença, mas o início de um processo cujo desenrolar pode levar anos, e que pode, ao lado da tristeza e da perda inevitáveis, conter amor, esperança, generosidade e bondade. Um processo que, em suma, é parte da vida, da tarefa urgente que é ser humano.

— Não sinto que a morte está chegando – disse-me uma paciente uma vez. — Ainda me sinto cheia de vida.

Theresa, uma pequenina mulher na casa dos sessenta anos, inteligente, brilhante, foi diagnosticada com uma doença autoimune, esclerose sistêmica, mantida sob controle por muitos anos com imunossupressores. Recentemente, as drogas começaram a parar de funcionar, e seus rins e pulmões estavam falhando. Ela sabia que provavelmente seria seu último ano de vida, e, quando recebeu o convite do hospice para uma visita ao centro diurno, seu primeiro pensamento foi: *O que eles estão tramando? Se eu for, posso nunca mais sair.*

Theresa se encontrava numa situação desorientadora, nem totalmente saudável nem totalmente doente.

— Eu sabia o que o futuro me reservava, só não sentia que ele me pertencia ainda. *Onde é que eu estou?*, lembro-me de pensar. *Estou viva? Ou já comecei a morrer?*.

Deslocada, com o senso de identidade destruído pela doença, ela decidiu, num espírito de aventura mais do que outra coisa, dar uma chance ao centro de convivência. Para sua surpresa, ao chegar, incentivada pela musicoterapeuta, se viu pegando uma caneta.

— Devem ter se passado cinquenta anos desde o último poema que escrevi. Ainda estava na escola, era obrigada a escrever nas aulas de inglês. Nunca escrevi poesia desde então.

Os poemas começaram a jorrar dela. Inspirada pelos instantes cotidianos que amava – assistir a um tordo comendo minhocas no gramado defronte à sua cozinha, sentar-se ao sol com o neto e sua bola –, ela passou a preservar o fluxo da vida em páginas de versos.

— Não acho que estou tentando deter a passagem do tempo de forma consciente. É que eu simplesmente amo isso – comentou Theresa, sorrindo melancolicamente. — Valorizo agora acontecimentos que talvez não valorizasse antes. Tudo me inspira a escrever.

Em vez de sucumbir ao desespero fatalista, Theresa parecia galvanizada, energizada pela reduzida expectativa de vida. Perguntei-lhe se, para ela, a morte era um catalisador.

— Acho que valorizo o puro prazer de estar viva, só isso. A gente esquece como o mundo é lindo, não é?

Mais tarde naquele mesmo dia, pensei sobre o tempo e a transitoriedade, sobre a beleza das coisas vivas, sobre o fato de que todos estamos destinados a morrer. E agradeci às estrelas da sorte por trabalhar na Estrela da Morte, entre os homens e as mulheres que me ensinaram a viver.

9

Obra-prima

Não posso continuar, é preciso continuar.

Samuel Beckett, *The Unnamable*

— Por favor, me avise assim que ele chegar – disse a Nina após ouvir a história do novo paciente.

Simon, a caminho do hospice em uma ambulância, se achava num estado desesperador. O câncer na tireoide ameaçava sufocá-lo. O homem já vinha recebendo oxigênio em casa, porém pela manhã sua respiração piorara e agora ele respirava com extrema dificuldade.

Um ex-policial na casa dos sessenta anos, ele havia se aposentado alguns meses antes. Estava desejoso de aproveitar seu tempo caminhando e correndo ao ar livre. Poucos dias depois, porém, notou um caroço no pescoço, indolor, inócuo e talvez, assim presumiu, relacionado a um resfriado recente. Entretanto, o caroço, diferente do resfriado, persistiu e, o mais assustador, continuou a crescer. Ainda mais curioso do que preocupado – ele corria dezesseis quilômetros antes do café da manhã diariamente –, Simon se consultou com seu médico. A velocidade do encaminhamento ao hospital o impressionou, alheio que estava ao progresso de duas semanas de um câncer, uma celeridade compatível com os piores temores do médico. A paz que Simon tanto esperava desfrutar nos campos não aconteceria. A tomografia transformou-se em biópsia, e a biópsia, em um médico especialista que murmurava enigmaticamente sobre a inoperabilidade do paciente para um Simon abalado, preso à cadeira, incapaz de absorver qualquer coisa substancial depois de "câncer".

Eu o ouvi antes de vê-lo. Especificamente, ouvi o som do ar sendo sugado para dentro de seus pulmões por uma via aérea gravemente comprimida pelo tumor. Estridor – o áspero sopro do ar a cada inspiração, audível apenas quando a traqueia está criticamente estreitada. Impossível de esquecer uma vez que se ouve. Os pacientes com estridor não têm para onde ir. Uma piora na obstrução, e eles sufocam.

Quando entrei em seu quarto, Simon estava sentado ereto, o olhar frenético, a camisa aberta, as duas mãos agarradas desesperadamente à cama. Um tremor de medo vinha das profundezas de seu corpo, desde a medula espinhal. Ao seu lado, havia uma mulher na casa dos trinta anos, perturbada, desalinhada, que dizia:

— Está tudo bem, pai. Veja. A médica está aqui. Tudo vai ficar bem agora.

Simon, gotas de suor na testa, engolindo o ar com esforço, olhou para mim. Não havia como ele sustentar esse trabalho pesado de respiração. Ao mesmo tempo, observei, o oxigênio necessário para manter sua saturação num nível saudável não demandava o uso de uma máscara, poderia ser administrado por pequenos tubos inseridos no nariz. Embora petrificado, com motivo para tal, ele não se achava – ainda – em insuficiência respiratória.

Em um pronto-socorro, Simon teria sido levado diretamente para a área de emergência, e, dentro de poucos instantes após sua chegada, se veria ligado a cânulas e a monitores. Já eu decidi fazer o que talvez se considere uma aposta. Se Simon estivesse prestes a morrer, raciocinei, aquela parafernália não iria impedir. Já se, como eu suspeitava, o pânico estava exacerbando a obstrução das vias aéreas, eu sabia como ajudar.

Descobri por Sophie, a filha de Simon, que ele havia concluído a radioterapia na tireoide alguns dias antes. A esperança de seu oncologista era diminuir o tumor para ganhar um pouco mais de tempo, talvez até mesmo permitir que ele chegasse vivo ao sexto aniversário do neto. Não era uma grande esperança, mas era alguma coisa.

— Simon, acredito que podemos ajudá-lo a se sentir melhor – comecei –, mas, antes de conversarmos com mais detalhes, eu gostaria de examiná-lo de forma rápida e eficiente para definir um tratamento imediatamente. Depois podemos conversar. Tudo bem?

Ele acenou com a cabeça, mudo, enquanto todos os tendões do pescoço e do peito faziam um grande esforço para levar ar aos pulmões. Trabalhei rápido. As enfermeiras trouxeram uma grande dose de esteroides, que, assim eu esperava, diminuiriam o inchaço no pescoço. A seguir, uma pequena dose de um sedativo de ação rápida, apenas o suficiente para diminuir o pânico.

— Você gostaria que eu explicasse o que acho que está acontecendo? - perguntei a ele, com o intuito de dar ao sedativo um pouco mais de tempo para acalmar seus medos.

— Sim - respondeu ele claramente, a primeira palavra que foi capaz de falar em voz alta.

Expliquei com calma, sem pressa, na esperança de inspirar confiança e segurança:

— Acho que há dois problemas, Simon. Em primeiro lugar, existe o seu tumor pressionando a traqueia, mas também existe a radioterapia, que danificou e inchou os tecidos da garganta. Vemos isso com muita frequência, e estamos acostumados a cuidar disso. A respiração geralmente piora por uns dias após a radioterapia, talvez uma semana ou mais, antes de melhorar. Os esteroides podem ajudar a diminuir o inchaço.

Os olhos de Simon nunca se desviaram de mim enquanto eu falava. Percebi que ele estava começando a desacelerar, menos arfante.

— Como você está se sentindo? A injeção está ajudando?

— Menos mal - disse ele, incerto.

Com o canto do olho, vi que Sophie, posicionada fora do campo de visão do pai, chorava.

— Simon, eu queria tentar algo. Acho que podemos diminuir um pouco o seu oxigênio. Você está com cem por cento de saturação agora. Talvez nem precise de tanto.

Relutante, ele me permitiu que o fizesse e passou a descrever como era viver sozinho sofrendo de câncer, já que ficara viúvo alguns anos antes.

— Foi tudo tão rápido. Muita coisa para aceitar ao mesmo tempo. Sophie, para ser honesto, é minha tábua de salvação, mas ela tem que cuidar do Timmy também, seu filho.

— Não seja ridículo, pai - interrompeu Sophie, quase com raiva. — Você sabe que cuidar de você não é problema. Todos nós adoramos ficar com você, especialmente o Timmy.

Simon não conseguia encarar a filha nos olhos. O peito dele, molhado de suor, ainda ondulado de músculos, era um torso esculpido por atividades físicas o qual o câncer ainda não havia apagado. Um tigre tatuado subia por seu antebraço. Outra tatuagem, impressa num ombro, dizia simplesmente "Amor". Pensei como devia ser custoso para ele parecer tão vulnerável aos olhos da filha, e se a vergonha de se mostrar assim estava intensificando sua angústia.

Com cuidado, continuei diminuindo a dosagem de oxigênio.

— Simon, isso é muito promissor. Você está conseguindo falar frases completas. Eu reduzi o nível de oxigênio para o mínimo há uns bons dez minutos. Posso tentar tirar isso de você?

— Você é matreira, hein? - disse ele, com um quase imperceptível sorriso.

— Sim. - Sorri ironicamente. — Nós médicos somos ardilosos.

Hesitante, aproveitando o indício da construção de um relacionamento, abordei o tópico do futuro.

Ele me cortou instantaneamente:

— Eu não sou idiota! - exclamou. — Eu não tenho um futuro, tenho? É isso. Eu tenho noção do que está acontecendo.

— Pai - implorou Sophie, derrubando lágrimas. — Ela só está tentando ajudar! Não grite com ela!

Há momentos na medicina em que a fala seguinte carrega tantos riscos quanto a primeira incisão de um cirurgião. As palavras certas, usadas com sabedoria, podem construir a ponte entre você e o paciente; já se forem mal interpretadas, podem destruir completamente a confiança. Em apenas um mês, o câncer arrancara desse homem ativo, autoritário, a saúde, o futuro, a força e o destemor. E hoje, o que talvez fosse ainda pior, sua filha o vira contorcido de medo, despojado de qualquer compostura ante a convicção da morte iminente.

Assim, as palavras que pronunciei a seguir foram críticas. Poucas sensações são mais terríveis do que a dificuldade para respirar contra uma via aérea obstruída; quaisquer sustentáculos mentais - hábitos de lógica, amor, fé e razão - são eliminados pela ânsia frenética por ar. A única coisa que tem importância é o oxigênio. O resto é descartável. Simon vinha lutando por sua vida, o mais poderoso e desesperado dos instintos humanos. Eu precisava devolver a ele o controle, ainda que fosse apenas sobre nossa conversa.

— Simon, você é do tipo que gosta de falar sobre tudo com franqueza – comecei – ou prefere viver um dia de cada vez, sem especular sobre o futuro?

— Eu já sei que estou morrendo. O que você poderia me dizer que eu não sei?

— Bem, as pessoas costumam presumir que, quando chegam aqui, nunca mais vão embora. Mas metade dos pacientes não morre aqui. Eles voltam para casa assim que conseguimos aplacar seus sintomas. Nem sempre a passagem para um hospice é só de ida.

Simon recuou. Fez-se silêncio por um tempo, a não ser pelo desconfortável ruído de seu estridor. Finalmente, sua filha disse:

— Eu não sabia disso, pai. E você?

Silêncio. Minha intuição me dizia que Simon não só temia nunca ir embora do hospice, como também estava convencido de que morreria em breve. Talvez a única maneira de acessá-lo fosse encarar o tema sem receio.

— Uma das coisas que aprendi trabalhando aqui, Simon, é que, muitas vezes, os pacientes se sentem incapazes de perguntar sobre aquilo que mais os preocupa, que é como será quando morrerem... É algo sobre o qual você gostaria de conversar?

Uma faísca de horror distorceu a expressão de Sophie, como se eu houvesse invadido um território que nenhum médico deveria pisar; seu pai, entretanto, parecia aliviado.

— Certo – disse ele com precaução.

— Tudo bem. Você pode me interromper a qualquer momento.

Olhei para Sophie. Simon confirmou que queria que ela ficasse.

— Então... Costumamos enxergar alguns padrões em pessoas com câncer, ou com outra doença terminal, que estejam se aproximando do fim da vida. Ainda que a doença em si seja diferente, o final geralmente é semelhante. Uma das primeiras coisas que os pacientes notam é a perda de força, de energia. Atividades que eles costumavam fazer com facilidade se transformam em um penoso esforço físico e mental. Suponho que você já saiba disso.

Um revirar de olhos carregado de lamento.

— Nem me fale. Eu costumava correr maratonas. Agora não consigo nem subir as escadas.

— Essa perda de energia se intensifica gradualmente. Você talvez se veja tirando uma soneca na maioria dos dias, mais do que uma até. Aí, se dá conta de que está dormindo mais do que ficando acordado. Não é necessariamente doloroso ou horrível, é apenas imensamente frustrante. Muitos pacientes descobrem que planejar com antecedência, reservar energia para as coisas importantes, é algo que ajuda.

— Timmy - interrompeu Simon. — Gosto de saber quando ele está vindo me visitar, assim posso dormir antes.

— Eu não sabia disso, pai - disse Sophie.

— Bem, quero oferecer o meu melhor a ele... E não quero perder um segundo do tempo que ainda tenho com meu neto.

Sophie se virou para mim.

— O pai de Timmy não é presente. Foi embora quando meu filho tinha dois anos. Ele só aparece no Natal e nos aniversários. Papai é como se fosse seu pai de verdade.

— Entendo - respondi suavemente, computando as camadas de perda, mais intrincadas e pesadas do que eu supunha.

A esta altura, me dei conta de que já fazia meia hora que Simon respirava calmamente, sem nenhum oxigênio adicional. Encorajada, continuei:

— Muitas vezes, no final, não há grandes mudanças. Essa sonolência continua. O paciente descobre que passa quase o tempo todo dormindo. Para de sentir fome, nem quer comer. Também pode parar de sentir sede. Então, um dia, em vez de cair no sono, cai na inconsciência. Não é uma diferença perceptível. É apenas uma inatividade mais profunda do cérebro. Às vezes, penso se não é a maneira como o corpo humano protege a mente, parar de ter medo, ficar alheio a tudo.

Fiz uma pausa, avaliei a reação de Simon. Cruzou minha mente o pensamento de que sua impenetrabilidade devia ter feito dele um policial de destaque. Zero reação.

— Devo continuar? - perguntei. Recebi o mais superficial dos acenos, então continuei: — Você pode estar pensando que a situação pela qual passou hoje não tem nada a ver com o que acabei de descrever. Você sentiu que iria sufocar até a morte, e eu não consigo imaginar o quanto isso é terrível. O que posso garantir a você é que, caso volte a se sentir assim, mesmo que não haja nada que possamos fazer para curar sua respiração, ainda poderemos ajudá-lo. Podemos acabar com a sensação de pânico com medicamentos que agem instantaneamente. A injeção, o midazolam, que você tomou há pouco, faz uma pessoa que está subindo pelas paredes deixar de ligar para o que quer que seja. Eu administrei a menor dose possível, quase nada. Você não precisa passar por isso de novo. Estaremos aqui para ajudar, aconteça o que acontecer.

Simon e Sophie choravam quase inaudivelmente. O céu começava a escurecer. Notei que estávamos sob um pequeno círculo de luz emitido pela lâmpada regulável acima da cama de Simon. Um pai, uma filha e uma médica, rodeados de sombra, olhando juntos para a morte que viria mais cedo ou mais tarde. Sopesando-na, considerando, talvez pela primeira vez, a forma como se apresentaria. A hostilidade que antes eriçara Simon tinha desaparecido.

— Quanto tempo você acha que ainda tenho? - ele me perguntou objetivamente.

— Não tenho nenhuma razão para achar que você vai morrer hoje, Simon. Não sei nem se é o bloqueio nas vias aéreas que vai te matar. Você pode acabar ficando cada vez mais sonolento, como descrevi. Acho que a radioterapia piorou as coisas antes de melhorar, e espero que os esteroides o ajudem nos próximos dias, que atenuem esse inchaço que está causando problemas. Então, se tudo der certo, descobriremos que a radioterapia reduziu o tumor. Eu acredito que seu tempo é curto... Semanas, não meses, talvez poucas semanas... Mas creio que podemos deixá-lo voltar para casa por um tempo, se for o seu desejo. Claro, se você se sentir mais seguro aqui, pode ficar, não é nenhum problema. Você é quem manda, diga-nos o que prefere. Por que não espera um dia ou dois para ver como se sente? Sem pressa. Um dia de cada vez.

Por um tempo, Simon não disse nada. O silêncio, embora carregado de emoção, não era tenso. Finalmente, ele ergueu os olhos para mim e sorriu.

— Tudo bem. Vou fazer isso. Talvez eu aguente até o aniversário do meu menino. Obrigado, Rachel... De verdade.

Meu coração ameaçou me nocautear, mas foi somente mais tarde, à noite, que me permiti ser tomada pela emoção. Um homem à beira da morte se confrontara com seu fim - vira tudo, o pior, a sufocação - e ainda assim, no momento mesmo daquela profunda avaliação da mortalidade, vendo a vida murchar, escorregar entre seus dedos, encontrou dentro de si a força para enxergar além, para enxergar o que realmente importava: os seres humanos que amava. Me perguntei como era possível que alguém tão horrorizado com a própria debilidade agisse com uma tal força.

 Chorei naquela noite. Mas não pelas perdas. É o que somos – esse coração temeroso, indomável e turbulento – que me comove dia após dia no hospice. Quando as pessoas me perguntam se meu trabalho é deprimente, respondo que nada poderia estar mais distante da realidade. Tudo o que há de bom na natureza humana – coragem, compaixão, a capacidade de amar – está aqui em sua forma mais essencial. Foram muitas as vezes que testemunhei inequivocamente as pessoas dando o melhor de si na pior das situações. Sou cercada por seres humanos em sua melhor expressão. O Hamlet de Shakespeare, o cínico, pode tê-lo dito com amargura, mas, em meu trabalho, sussurro com admiração: "Que obra-prima, o homem".

Desde muito cedo, somos ensinados a recuar diante da morte. Quando o hamster de estimação morre, nossos pais, desesperados para conter os soluços inconsoláveis, douram a pílula, negam-na: "Está tudo bem, querida, ele está no céu. Sim, ele pode comer beterraba lá. Sim, eu sei que ele adorava".

 Já a minha experiência alternativa com a morte durante essa fase da infância se encapsulou no destino de outro roedor, o pobre Ligeirinho. Um gerbil, três crianças devotadas, uma parábola não dissimulada da morte. Os dias de corrida de Ligeirinho foram cruelmente interrompidos quando minha irmã sem querer o derrubou. Então, papai, vendo-o puxar o corpinho quebrado pelo chão da cozinha, as pernas arrastando-se inutilmente, o levou para um tratamento de urgência.

— O que você vai fazer? - sussurrei.

— Ele quebrou a coluna, Rachel. Precisa de clorofórmio.

 Enquanto papai secretamente cometia eutanásia de roedores no banheiro do andar de cima, nós escavávamos com entusiasmo uma sepultura tamanho gerbil sob a macieira do quintal. Mamãe encontrou uma caixa vazia de fósforos que, forrada com algodão, fazia um caixão perfeito, confortável. Entretanto, com todos prontos para o enterro de Ligeirinho, as leis da bioquímica entraram em ação. O *rigor mortis* transformara o pequeno gerbil em pedra. E o caixão, descobrimos, era pequeno demais. Vimos, horrorizados, papai pressionando um roedor rígido contra o papelão, murmurando baixinho:

— Não consigo enfiar esse maldito.

— Pai! - gritamos indignados com a blasfêmia.

— Mark! - gritou mamãe, em igual desaprovação.

— É apenas um gerbil - retrucou ele - e está morto.

Até a hora de dormir, ficamos no jardim brincando de luto. A cova recém-escavada de Ligeirinho foi adornada com folhas da macieira. Decoramos os crucifixos de madeira com corações de feltro. Foi sem dúvida tão divertido quanto um episódio de *Tarzan* - a cerimônia, os discursos, a esperança tácita de que, lamentando a morte dele em voz alta, aumentássemos nossas chances de, no futuro, em vez de um gerbil, ganharmos um hamster de estimação.

A tentação de assegurar, desonestamente, que tudo vai ficar bem é tão irresistível numa unidade médica quanto numa brincadeira como a nossa. Que médico não gostaria de ser capaz de, com palavras, evitar o medo? Adiar a dor do paciente com promessas leves e pensamentos mágicos? Eu adoraria afirmar que, com bons cuidados paliativos, ninguém sofre ao morrer. Se eu fizesse isso, no entanto, estaria propagando uma mentira. As perdas que se acumulam durante uma doença terminal - de função, de forma, de independência, de autocontrole - podem ser terrivelmente difíceis de suportar, e estão fora do alcance dos médicos. A única coisa que posso afirmar com confiança, e com base nos milhares de pacientes dos quais cuidei, é que raramente, em um hospice, os temores das pessoas acerca do modo como vão morrer correspondem à realidade vivenciada.

Simon é um exemplo. Poucos modos de morrer são tão terríveis quanto a asfixia. Vamos colocar uma cama extra, sem grades, para trazer ao hospice alguém com risco de obstrução das vias aéreas; uma vez aqui, porém, mesmo com sintomas tão desesperadores como os de Simon, as modernas drogas paliativas fazem frente a quase tudo.

Na manhã seguinte à sua chegada, visitei Simon durante meu turno. Antes mesmo de entrar em seu quarto, eu sabia que ele estava melhor. O ruído mais sinistro do mundo, o estridor, desaparecera. Entrei e o vi comendo cereais matinais.

— Ora, ora... Olá! - sorri, encantada. Ele largou a colher. — Isso eu não esperava ver. Simon, como você está se sentindo?

— Honestamente? Como um novo homem. Esses esteroides devem ter surtido efeito, certo?

Com certeza, tinham. Ao suprimirem o inchaço dos tecidos danificados de seu pescoço, eles devolveram a Simon suas vias respiratórias.

— Estive pensando sobre o que você disse ontem - comentou. — Eu gostaria de voltar para casa, se puder, por um tempo. Mas gostaria de poder voltar para cá quando as coisas piorarem de novo, porque me sinto seguro aqui. Sei que serei bem cuidado.

Nos dias seguintes, livre do terror de ter de lutar por ar, Simon conseguiu aproveitar os jardins do hospice. Então, um dia, entrei em seu quarto e vi um menininho enrolado em seus braços, mastigando alegremente chocolates e balas. Sophie, em silêncio, estava sentada no canto.

— Vovô não pode mais brincar comigo como antes - anunciou Timmy, como se estivéssemos numa conversa em andamento -, porque está muito dodói.

— É mesmo? - respondi. — Mas aposto que ele ainda dá abraços bem apertados!

Timmy, meio rindo, meio tímido, se contorceu para encarar o pai postiço.

— E como dá! - falou Simon para a doninha que se empoleirava em seu colo. — E faz cócegas também, se você bobear, Timmy!

No espírito da honestidade nua e crua - sem dissimulação, nem mesmo do estridor -, confesso que Simon nunca realizou o desejo de voltar para casa. Os esteroides fizeram maravilhas para melhorar a respiração, mas, após uma semana de otimismo, ele começou a se cansar. O câncer de tireoide era particularmente virulento e passou a dominá-lo.

— Você acha que ele vai aguentar até o aniversário de Timmy? - Sophie me perguntou no corredor.

— Bem, devo dizer que tenho dúvidas — respondi com sinceridade. Timmy faria seis anos em uma semana ou pouco mais que isso, porém Simon se deteriorava diariamente. — Mas tenho uma ideia. Será que Timmy se importaria se você antecipasse o aniversário dele este ano?

Poucos dias depois, balões foram pregados à porta de Simon. Uma placa dizia "Aniversário do Timmy". Quando viu, o garoto gritou de alegria e entrou correndo no quarto para lançar os braços ao redor do avô. A fúria para desembrulhar os presentes, papeis voando para todo lado, familiares e amigos bebericando *prosecco* ao lado da cama. Um sabre de luz de brinquedo, um ursinho de pelúcia, um bolo de aniversário no formato de Buzz Lightyear, cantoria, risadas, o doloroso abatimento do homem no centro de tudo, cujos olhos, ainda assim, pareciam brilhar.

Na manhã seguinte, quando cheguei ao trabalho, Simon estava desacordado. Ele jamais recobrou a consciência; morreu dois dias depois, com a filha ao lado. No final, não houve pânico, nem luta, nem esforço para respirar, apenas o escoamento da vida como a vazante da maré, a revelar silenciosamente a areia gelada.

***

Os pacientes, compreensivelmente, não costumam chegar com uma mente aberta ao hospice. Normalmente, como Simon, eles têm um roteiro pré-elaborado do que vai acontecer. Um roteiro que envolve sofrimento, dor e subjugação a outros. Alguns ficam com tanto medo por dar entrada na unidade que, à visão da cama, encolhem-se como se estivessem diante da terra fria e úmida do túmulo. Amigos e familiares podem sofrer um tormento parecido. Vamos usar morfina para apressar a morte de seu ente querido, é o que costumam pensar. Em particular, a bomba de infusão é temida como uma ferramenta de matança misericordiosa. Nem uma coisa nem outra são verdade – até porque configuram crime –, porém tais suspeitas são invariavelmente mantidas em segredo, raramente são enunciadas.

Assim, ao encontrar cada novo paciente, eu pressuponho tudo e nada ao mesmo tempo. Todas e nenhuma dessas narrativas podem ser verdadeiras. Sempre espero que, com o passar do tempo, com o respeito, a paciência e a atenção, os pacientes revelem suas maiores perturbações. Sei que o maior desafio muitas vezes não é manejar sintomas complexos, mas sim proporcionar à pessoa a crença de que pode reescrever o roteiro.

Em uma ocasião, o roteiro demonstrou uma precisão notável. Dorothy foi internada no hospice numa segunda-feira.

— Nem adianta perder tempo comigo – declarou à chegada. — Estarei morta na quinta.

— E o que a faz pensar isso? - perguntei, intrigada.

Ela me lançou o tipo de olhar, um demorado, que o professor reserva ao mais tapado da classe. Então, com surpreendente vigor, explicou:

— O doutor Edwards. Presumo que saiba quem é o doutor Edwards, sim? O médico-chefe da unidade cirúrgica. Ele não te comunicou isso? Ele me disse que meus intestinos pararam de funcionar e que vou morrer em seis dias. Isso na sexta. Portanto, me restam três dias.

Eu conhecia os rudimentos do caso de Dorothy. Dera entrada no pronto-socorro com obstrução intestinal aguda, cuja causa não era clara. Mas, dada a idade - noventa e seis anos -, o diagnóstico era quase certamente terminal. Uma transferência para o hospice foi determinada. Mas em nenhum ponto das anotações da paciente se mencionava qualquer coisa sobre quinta-feira.

— Honestamente, não me sinto às portas da morte - declarou Dorothy. — Me sinto cheia de vida. Agora, se você não se importa, prefiro ficar sozinha. Tenho muito pouco tempo e gostaria de ler meu jornal.

Poucas vezes em minha carreira profissional fui dispensada de maneira mais magnífica. Quase não ousei responder.

— Eu prometo sair em um instante - retruquei -, mas acho que é importante mencionar que, às vezes, mesmo quando os acontecimentos seguintes parecem cristalinos, as circunstâncias de uma pessoa mudam. Com base na minha avaliação médica de hoje, eu não diria com certeza que você estará morta na quinta. Se você tivesse mais tempo, há alguma maneira em particular que gostaria de aproveitá-lo?

De novo, aquele olhar penetrante, mais impaciente desta vez.

— Se eu não fosse morrer na quinta-feira, certamente passaria jogando bridge com minhas amigas, como tenho feito todas as quintas pelas últimas duas décadas. Mas posso garantir que vou estar morrendo.

— Bem, que tal isto? - propus. — A gente deixa o bridge combinado e altera os planos caso a morte intervenha. Posso organizar um jeito de levá-la.

— Mocinha, se isso for fazê-la se sentir útil, tudo bem por mim. Com isso, ela pegou seu exemplar do *The Times*.

— Obrigada. - Sorri para a seção de esportes. — Verei o que posso fazer.

***

O verbo latino *palliare*, que significa "cobrir com capa, encobrir", implica que o objetivo principal da medicina paliativa é disfarçar os sintomas da morte, como se o melhor que se pudesse esperar à medida que a morte se aproxima fosse entorpecer a dor em uma névoa de morfina. Mas podemos fazer mais. Se há um princípio que sustenta os cuidados paliativos, é aquele segundo o qual viver e morrer não são opostos binários. Os moribundos, como Dorothy provou tão esplendidamente, ainda estão bem vivos.

Para mim, um bom dia no hospice é, inegavelmente, aquele em que sinto que ajudamos alguém a morrer com conforto e com a dignidade intacta. Porém, infinitamente preferíveis são os dias em que ajudamos um paciente moribundo a viver – seja compartilhando com amigos uma refeição na área familiar, assistindo a um filme na cama com as crianças, tomando banho de banheira com sais caríssimos, acariciando o labrador da família enquanto ele tenta comer os chocolates, dizendo um apressado mas não menos decisivo "aceito" da cadeira de rodas decorada com flores, na capela do hospice, ou observando os pintassilgos nas árvores do jardim. Não há necessidade de ostentação, de fanfarras, de tambores, de suspiros enlevados. Em uma unidade cujos pacientes, todos, têm um diagnóstico terminal, a vida, em seu esplendor, segue em frente.

Tenho uma parceira no crime. Jenny transforma o objetivo fundamental da terapia ocupacional – ajudar os pacientes a alcançar o máximo de independência nas atividades que são importantes para eles – em uma forma de arte ninja. Repetidas vezes, já a vi trazer pacientes de um lugar de sofrimento para uma experiência que eles nunca acreditaram ser possível. Miúda, entusiasmada e obcecada por lontras, mais do que salvar vidas, ela as invoca. Eu sabia que Jenny iria amar Dorothy.

— E aí? - perguntei a ela na terça-feira. — Vai ser morte ou bridge na quinta?

Ela soltou uma risada antes de contar em detalhes que Dorothy a dispensara sumariamente. Jenny e eu gostamos de dar apelidos a nossas operações. Como não sabíamos nada sobre bridge além de uma vaga noção das cartas envolvidas nessa atividade, batizamos o plano de "Operação Royal Flush". Só mais tarde, descobri que se trata de uma mão vencedora no pôquer, porém a conotação régia se adequava bem ao objeto. Na quarta-feira, com seu foco e seu zelo característicos, Jenny reservou um táxi adaptado para cadeira de rodas com o intuito de levar Dorothy ao clube de bridge da cidade, orientou suas grisalhas parceiras a nos ligar em caso de emergência e pediu a uma sobrinha que trouxesse à tarde os indispensáveis colar de pérolas e cardigã de Dorothy.

— O verde-oliva - ela nos instruíra.

Na quinta-feira de manhã, as enfermeiras impediram a entrada de quem quer que fosse no quarto de Dorothy enquanto se ocupavam de lavá-la, arrumá-la e embonecá-la. Quando finalmente emergiu, uma força arrebatadora apesar dos noventa e seis anos, bem poderia se passar por Boadiceia. Desesperadamente magra, numa carruagem que era uma cadeira de rodas, com uma dose preventiva de morfina nas veias, ela ainda assim se portava ereta como uma vareta, com a bolsa de crocodilo no colo, a saia de tweed verde impecavelmente talhada, o cardigã de caxemira e o *scarpin* baixo. Corada com toda a agitação e atenção, Dorothy foi, naquela quinta-feira, a rainha de nossa ala - e ela percebeu.

Por um momento, meus olhos encontraram os dela, que assentiu imperceptivelmente. Não foi exatamente um agradecimento, certamente não foi o reconhecimento de que eu estava certa - o que acontecia uma vez por década -, foi, sim, a demonstração da compreensão tácita de que neste lugar, na guerrilha para recuperar um átimo do futuro roubado, para fazer viver enquanto se morria, havia um encanto.

Na manhã seguinte, quando me postei ao lado de sua cama para saber sobre a ida ao clube de bridge, Dorothy lamentou sua péssima forma:

— Eu simplesmente não estava afiada como de costume.

Ergui uma sobrancelha.

— Sejamos justas, Dorothy, nenhuma das outras jogadoras tinha a desculpa de estar morrendo - observei. — Alguém mais se incomodou?

Um sorriso malicioso, um brilho no olhar e, então, finalmente, fui liberada do chapéu de burra da classe com estas palavras:

— Doutora Clarke, foi magnífico.

Poucos dias depois, Dorothy morreu. O dr. Edwards, no fim das contas, errou por apenas quarenta e oito horas - e como sua paciente viveu durante esse intervalo! Não deveria ter sido necessário trabalhar num hospice para que eu aprendesse que, apesar da inerente fragilidade da existência humana - impossivelmente breve ante o peso do mundo e do tempo -, vida é vida. Sempre há uma centelha de beleza ou de significado a ser encontrada na vida que resta, até mesmo – especialmente, talvez – ao fim.

Não muito tempo depois que comecei a trabalhar no hospice, a poetisa Helen Dunmore se encontrava nos últimos estágios de uma doença terminal. Sua última coleção de poesias, *Inside the Wave*, tem como tema central a mortalidade, vista pelo prisma de sua experiência com o câncer. Estar vivo, diz-nos a nota na contracapa do livro, "é estar dentro da onda, sempre viajando até que ela se quebre e suma". Dunmore estava escrevendo de debaixo daquela crista, à beira de descair, consciente de que as ondas continuariam quebrando muito depois de sua morte. Isso não a impediu de encontrar uma beleza quase luminosa no mundo ao redor, de perceber, por exemplo, enquanto se achava deitada na mesa de operação, uma instalação terapêutica – uma cachoeira – do outro lado da porta. Ela descreve seus súbitos "espanto e alegria" com a catarata de interior, regozijada por encontrar seu elemento favorito, a água, tão inesperadamente perto, ainda que os funcionários passassem indiferentemente pelo artefato.

Sete meses depois de sua morte, aos sessenta e quatro anos, Dunmore recebeu o prêmio póstumo Costa Book 2017. Na manhã seguinte, ouvi surpresa sua filha, Tess Charnley, contar no programa *Today* da BBC Radio 4 sobre como a mãe a ajudara a enfrentar o medo de morrer.

— Acho que, por ser muito jovem, talvez ingênua, sempre vi a morte como algo muito assustador – disse Tess. — Minha mãe acabou de me mostrar que não precisa ser assim. Eu acho que, embora seu mundo tenha ficado menor, embora ela já não pudesse ir tão longe, mamãe continuou enxergando a beleza em tudo, o que acho muito inspirador. Ela extraiu o máximo de cada dia, até morrer.

Respirei fundo. Essa filha enlutada e triste estava articulando exatamente o que desejamos oferecer em um hospice – um estado de vida durante a morte no qual, apesar do furto perpetrado pelas graves doenças, a beleza e o conforto do mundo ainda abundam. Não sei se algo transmite melhor a essência dos cuidados paliativos do que "My Life's Stem Was Cut", um dos poemas finais de Dunmore, no qual, dolorosamente ciente da brevidade da vida, ela descreve sua decisão de florescer enquanto morre. O poema termina com uma simplicidade devastadora:

Sei que estou partindo
Mas por que não seguir florindo
Enquanto assim me for dado
Por meu caule cortado?

Por que não, afinal? Essa é uma pergunta que nenhum de nós pode responder com certeza até enfrentar um diagnóstico terminal. O que posso dizer, por experiência própria, é que, para um sinônimo de morte, o hospice é incrivelmente cheio de uma vida que, em sua complexidade, simplesmente segue sendo.

10

Um recurso desesperado

Então, vamos começar a jogar a real
As horas tiquetaqueiam.

Bob Dylan, "All Along the Watchtower"

Quando Finn, nosso filho, tinha quatro anos, nós, ou melhor, eu quase o perdi. Era uma manhã de sábado durante o inverno, o momento menos sensato para enfrentar o supermercado local, mas estávamos sem leite e sem cereal matinal – a geladeira vazia era um símbolo de dois pais extenuados de tanto trabalhar –, e então Finn e eu saímos naquele frio em busca de provisões de emergência.

Todo empacotado, com chapéu, luvas, casaco e galochas, ele estava desesperado, como sempre, para falar sobre dinossauros. Ainda numa idade em que suas palavras nem sempre acompanhavam os pensamentos, ele e eu conversamos aos trancos e barrancos sobre quem triunfaria em uma luta entre Espinhossauros contra Anquilossauros, e ele deu risada dos usos extravagantes que sugeri para a espinha de um Espinhossauro. Fazia frio o bastante para sua respiração soprar como fumaça de dragão, e sua mãozinha era quente e macia em contato com a minha.

Dentro do supermercado, segurei aquela mão com força. Famílias carrancudas empurravam seus carrinhos pelos corredores como numa rinha automotiva em câmera lenta, desviando de pacotes de papel higiênico e bebês aos berros. Quase trotando de excitação, puxando a minha mão, Finn me conduziu ao seu corredor favorito, repleto de guloseimas plastificadas excessivamente caras que fazem o coração dos pais afundar no peito ante a súplica dos filhos. Eu o desviei do mar de compradores, cuja testa franzida anunciava a pergunta retórica: "Foi para *isso* que eu trabalhei feito um louco durante toda a semana?".

Respirei aliviada quando chegamos ao caixa. O esforço para segurar a mão de Finn na multidão tinha sido o equivalente parental a uma luta corpo a corpo com um lêmure. Enquanto ele olhava petrificado para as fileiras de iscas para crianças, doces cinicamente posicionados, o dedo contornando reverencialmente as embalagens, eu rapidamente descarreguei o conteúdo da nossa cesta. Quando olhei para trás, ele havia sumido.

— Finn? - chamei, olhando para a fila de compradores atrás de mim.

— Meu Deus, algum de vocês viu para onde ele foi?

Notei uma pontada de irritação nos rostos que me miravam fixamente. Sem ansiedade, ainda não; eu sabia para onde ele tentaria ir.

Espremendo-me pelos carrinhos, olhei para a esquerda e para a direita. Sem sinal de Finn, parti para o corredor de guloseimas infantis, deixando para trás exclamações de impaciência possivelmente imaginárias, provavelmente reais. Quando encontrei o corredor vazio, senti o primeiro aperto na garganta, a primeira sensação de enjoo. Onde ele estava? Como podia não estar aqui?

— Finn? - Minha voz soou tensa e aguda. — Finn?

Comecei a refazer meus passos de volta, esticando o pescoço para divisar seu boné azul entre pernas e carrinhos. Acelerando, começando a correr, gritei seu nome, a laringe se inundando de pavor.

— Finn! Finn! - Mais alto, mais biliar.

Não conseguia pensar, não conseguia respirar. O medo me fazia uivar pelo meu filho - o som do desespero, sem um pingo de vergonha.

Em poucos instantes, o supermercado inteiro sabia o nome dele, que estava desaparecido e tinha quatro anos, e que vestia um casaco azul brilhante. Companheiras mães examinavam os corredores cheias de tensão. Então, um grito:

— Ali! Ele está ali! - Alguém apontava para a banca de peixes. — Ali! Ali! Com o segurança!

Corri aos tropeços em direção ao meu filho, mesmerizado por um reluzente salmão de boca aberta sobre uma cama de gelo.

— Finn! - Minha voz, seu nome, soou como uma acusação quando o agarrei violentamente em meus braços, apertando-o com força contra o peito. — Obrigada! - gritei para o guarda, que parecia constrangido. Finn soluçou de medo enquanto eu enterrava meu rosto em seu cabelo. — Está tudo bem, tudo bem. Eu sinto muito, meu amor. Estava tão preocupada. Pensei que tinha te perdido!

    Lentamente, voltamos aos caixas. Alguém havia devolvido nossas compras à cesta e a jogado numa pilha de sabão em pó com desconto. Já não mais foco de drama e atenção, nós ocupamos nosso lugar no final da fila. Cheia de culpa por perdê-lo e por gritar com ele, quebrei uma de nossas regras do supermercado e permiti que Finn escolhesse alguns doces. Ele mastigava contente enquanto eu tentava ignorar meu coração acelerado e esperava que o enjoo passasse.

Há uma violência incontida no anseio de não perder aqueles que amamos. O desespero que me tomou conforme eu corria pelo supermercado, desorientada pelo medo, foi, em essência, uma vertiginosa descida de cinquenta milhões de anos à parte mais profunda, mais antiga e mais primitiva de meu cérebro, a qual controla a sobrevivência, o instinto e os impulsos. Meu eu límbico, com suas penas e garras, se preparou para lutar até o último suspiro por meu filho. O animal que nos habita a todos.

    Apesar da aparente tranquilidade do interior de um hospice, a selvageria da dor espreita logo abaixo da superfície, e para ela não há paliativo. Ocasionalmente, essa selvageria irrompe na forma física. Um irmão, talvez, que prensa o outro contra a parede, e então o telefonema que odiamos fazer, para que os seguranças do hospital venham conter a violência desencadeada. Também ocorrem lamentos, berros, punhos contra o concreto, alguém se jogando no chão, a personificação da desolação. Às vezes, me assalta no trabalho a mesma sensação que precede a quebra estrondosa de um mar tempestuoso e penso: se uma única onda, uma única pessoa, é capaz de tal força, então o mundo é demais para meu cérebro compreender, assustador demais, poderoso demais.

    O outro tipo de desespero - o dos próprios pacientes por não quererem abrir mão do controle da vida - é, surpreendentemente, menos frequente em nossa unidade. Normalmente, quando chega ao portão do hospice, a pessoa já aceitou em algum nível que vai morrer, por mais que esteja assustada. Em geral, meus colegas - os oncologistas, hematologistas, médicos, cirurgiões – já tiveram as conversas angustiantes, porém muitas vezes dotadas de grande sensibilidade, nas quais a esperança persistente na cura é dissipada de uma vez por todas. Em geral, porém não sempre. Mesmo em um hospice, lugar sinônimo de morte, o papel de eliminar a esperança pode caber a nós.

Quando conheci Joe, foi a aparente saúde, o verniz de vivacidade que me impressionou. No entanto, tendo lido seu prontuário, analisado suas chapas, eu sabia que, sob a carapaça de perfeição, sua carne implodia silenciosamente. Joe tinha apenas trinta e seis anos. Uma infância no Quênia com pais expatriados proporcionara-lhe memórias de gnus e leões, de uma vida abundante numa savana sem fim, de vastas catedrais no céu. A mesma infância, porém, plantara as sementes de sua destruição prematura. O sol africano, lindo e mortal, mirando as células de sua pele, cindira e queimara seu DNA. Quebras em miniatura em seu código genético, mutação após mutação, transformaram uma única célula humana em uma arma mortal, uma força multiplicadora, voraz, tenaz.

Certo dia, Joe notou uma mancha estranha nas costas, a qual começou a coçar e a secretar. Lentamente, ela marcou suas costelas como tinta em papel absorvente. Finalmente, Angie, sua esposa, convenceu o marido a parar de adiar o problema e ir ao médico. Os eventos se desenrolaram com uma rapidez desorientadora. Joe se viu sob o neon intenso da clínica, sentiu a picada do bisturi. A biópsia confirmou os piores temores do cirurgião. Ele, marcado pelo selo de urgência, foi internado às pressas em um hospital – destino que tentamos nos convencer de que nunca será o nosso. Agindo rápido, imediatamente, o Serviço Nacional de Saúde não perdeu um segundo em seus esforços determinados, heroicos e desesperados para salvar um homem saudável da queda livre.

Tendo retornado havia muito aos sombrios céus ingleses sob os quais nasceu, Joe, agora pai de duas meninas, foi diagnosticado com melanoma maligno, o mais agressivo e temido dos cânceres de pele. Embora a cirurgia para remover o tumor tenha sido rápida e exaustiva, foi também em vão. Como é comum ocorrer com o melanoma – o mais furtivo operador –, as células malignas continuavam escondidas em seu sangue, invisíveis, indetectáveis, ganhando tempo com paciência reptiliana. Exatamente três anos após o diagnóstico original, moratória que levara Joe a alimentar a esperança de que o melanoma fosse águas passadas, o inimigo declarou seu retorno com terrível indelicadeza. Num instante, Joe comia espaguete com a esposa e as filhas; no seguinte, achava-se caído sobre os ladrilhos, sacudindo braços e pernas, revirando os olhos, babando na camiseta.

O melanoma de Joe havia se espalhado da pele para o cérebro. Embora as convulsões pudessem ser controladas com medicamentos antiepilépticos, nenhuma droga, nenhuma radiação, nem mesmo a mais recente cirurgia com Gamma Knife era capaz de deter os tumores, que agora se agarravam a ele como caranguejos à rocha. Quando o encontrei pela segunda vez, de chegada ao hospice, sua saúde tinha sido substituída por um cansaço mortal. Angie, que era cuidadora, vinha dando duro para pagar as contas, enquanto Joe se esforçava para cuidar das filhas. Apesar do apoio de amigos e familiares, a energia de Joe se esgotara tão precipitadamente que o casal se encontrava a ponto de ceder.

— Não quero ficar aqui. Preciso voltar para casa o quanto antes - declarou Joe assim que entrei em seu quarto. — Preciso ganhar força, recuperar um pouco de peso, ficar forte para as meninas e para aguentar a imunoterapia.

Sentada ao seu lado, Angie, com os olhos pregados no chão, puxava os fios da manga do suéter.

Os oncologistas de Joe já haviam concluído que ele não suportaria um novo tratamento. Seus ataques voltaram, seus tumores estavam se espalhando, seu corpo estava frágil demais. Eles o tinham transferido ao hospice para morrer, porém se esqueceram de discutir isso com o paciente. Eu passara o dia inteiro esperando que seus médicos, a equipe em que Joe confiava sua vida, viessem falar com ele.

— Quanto tempo vai demorar para começar? - perguntou Joe com uma urgência quase infantil. — Se a imunoterapia der certo, vou poder fazer mais Gamma Knife. Só que preciso começar já. Não tenho tempo a perder.

Angie, uma jovem franzina, com metade do tamanho do marido, começou a chorar baixinho. Percebi que ela não acreditava em nada daquilo.

— Ouça, eu realmente preciso voltar para as meninas - disse-me ela. — Não posso mais esperar pelo oncologista.

Dois pares de olhos se fixavam nos meus, um cheio de esperança, o outro, de lágrimas. Com cada fibra do meu ser, desejei estar em outro lugar, qualquer um menos este, assolada pelo peso de uma vida em extinção.

Eu mal conseguia imaginar o que se passava pela cabeça de Joe. Talvez o primeiro dia da filha na escola, uma premiação recebida pela filha mais velha, as futuras festas de aniversário com tema de sereia, as primeiras brigas provocadas por namorados, os verões em dunas, as guerras de bola de neve no inverno – toda uma vida por vir, por saborear, acontecimentos em sucessão como contas no rosário, desenovelando-se sem ele, o pai morto pelo câncer.

A tentação de incumbir a conversa a outras pessoas quase me dominou. Eu poderia formular inúmeras justificativas para fingir que uma abdicação desse papel seria para o bem do meu paciente. Em vez disso, me preparei para desiludir um jovem pai da vida que ele tanto desejava, do futuro ao qual se agarrava com tanta ferocidade.

Respirei fundo e me sentei. O mundo exterior foi tomado de sombras. Quatro olhos, deslocados do tempo, me fitavam, aguardavam. Havíamos atingido o ponto em que tudo estava por um fio.

Nestes momentos, as palavras que você escolhe têm um peso decisivo. Um passo em falso pode causar danos irreparáveis. Com cuidado, com calma, sem piedade nem dramaticidade, embarquei na tarefa de desenganar meu paciente de um futuro e, ao mesmo tempo, tentar preservar algo em que ele pudesse ter esperança. É uma dissecação delicada, a mais penosa que há. Mas possível, ainda assim, porque a vida que resta é a mesma vida, a vida em seu esplendor, desde que sejamos capazes de habitar o momento presente.

— Joe – comecei –, os oncologistas perceberam que você ficou muito mais fraco nas últimas semanas...

— Eu sei – interrompeu ele –, mas é por isso que estou aqui. Para me recuperar. Para ficar forte para a imunoterapia.

No simples ato de falar, era perceptível seu esforço para resistir à exaustão. Eu precisava ser franca, escolher palavras que não contivessem nenhuma ambiguidade.

— Sinto muito, Joe. Não foi o que eles nos disseram. A imunoterapia pode ser pesada demais para o seu corpo, e achamos que você já não tem força para aguentar.

— Mas vocês podem dar um jeito nisso. Vocês podem me deixar mais forte. É pra isso que estou aqui. Vocês podem me dar comida decente, fisioterapia. Eu vou melhorar. Fale para ela, Angie. Fale.

Virei-me para Angie, que, com a cabeça apoiada entre as mãos, chorava baixinho. Eu precisava fazer os dois entenderem que ela não era responsável pelas decisões tomadas pelos médicos de seu marido.

— Joe – continuei –, Angie quer que você viva tanto quanto você quer. Mas chega um ponto em que sabemos que o corpo está muito fraco para receber um novo tratamento. Você está exausto. Não funcionaria para você.

— Você não tem como saber – insistiu ele. — Você não pode afirmar isso com certeza. Me deixe tentar. Por favor, não tire a minha chance.

Conservei-me firme para continuar:

— Joe, se tentássemos um novo tratamento agora, você se deterioraria. Talvez até encurtasse o tempo que lhe resta. Já não podemos curar seu câncer nem retardá-lo. Mas podemos te ajudar a se sentir tão bem quanto possível, tentar aumentar as chances de aproveitar cada dia com as meninas e com Angie.

Houve silêncio, a pausa mais longa, mais taciturna que presenciei. O único conselho em relação a tais conversas é usar, imprescindivelmente, a palavra "morrer", porém no caso de Joe isso parecia um golpe desnecessário. Assim como eu, Angie respeitou o silêncio. O quarto parecia congelado, sem movimento. Perguntei-me se Joe estava começando a adormecer, mas, por trás dos olhos fechados, ele estava pensando, adaptando-se, talvez até mesmo aceitando. Finalmente, como se se arrastasse de volta do submundo, falou em uma voz pouco mais alta do que um sussurro:

— Existe alguma chance de eu sair vivo daqui?

Fixei meu olhar no seu sem vacilar.

— Se você fala em passar um tempo em casa, então, sim, Joe, com certeza. Estamos aqui para ajudá-lo a viver o tempo que lhe resta como desejar. Não podemos deter o câncer, mas faremos o que estiver ao nosso alcance para te apoiar. Inclusive se o seu desejo for voltar para casa.

Eu sabia que não era isso o que ele queria dizer. Ele queria o futuro por inteiro, a visão de uma vida desimpedida. Entretanto, o tempo era curto, haveria poucas oportunidades a desfrutar, e Joe estava torturado pela gana de multiplicá-las, a ponto de perseguir um tratamento fútil. Eu não tinha a intenção de destruir todas as suas esperanças; o meu trabalho era desiludi-lo apenas em parte, fazê-lo aceitar, mas não devastá-lo.

— Estou morrendo – disse ele, por fim.

— Sim, Joe - respondi serenamente -, está. Mas você ainda tem algum tempo com Angie e as meninas. Um tempo precioso, e nós queremos ajudá-lo a aproveitar ao máximo. O que é mais importante para você no tempo que resta?

Recalibrar as esperanças, definir metas alcançáveis - como chegar vivo ao aniversário de uma criança ou ao último Natal em família - pode trazer grande conforto. No caso de Joe, os objetivos eram simples: passar o máximo de tempo com a esposa e as filhas. A conversa terminou quando seu cansaço o dominou. Angie e eu saímos do quarto, e, para minha surpresa, ela me agradeceu:

— Era necessário falar o que você falou - disse ela, sem rodeios. — Ele não estava aproveitando nada, de tão obcecado com o tratamento. — Angie fez uma pausa. — Você falaria com as meninas amanhã? Elas querem fazer algumas perguntas.

Tremi por dentro. Minha vontade foi dizer não, como se tivesse essa opção. Na manhã seguinte, sentei-me em uma sala com Lottie, de quatro anos, sua irmã mais velha, Sarah, e a mãe, que permaneceu em silêncio enquanto Sarah conduzia a conversa:

— Por que você não continua o tratamento do meu pai? - perguntou com uma seriedade inadequada a uma criança de dez anos.

Logo descobri que essa garotinha de cabelos cacheados sabia mais sobre o tratamento do melanoma metastático intracraniano do que muitos médicos do hospital. As perguntas continuaram chegando como disparos.

— Se a imunoterapia não cansa tanto quanto a quimioterapia, por que você não deixa meu pai receber mais?

"Por que o Gamma Knife não funcionou agora, se tinha funcionado da última vez?

"Se meu pai quer tentar e, se não tentar, vai morrer mesmo, por que você simplesmente não o deixa tentar?"

Foi a conversa mais difícil que já tive. A enxurrada de perguntas só foi interrompida pelos soluços que explodiram de Sarah, repentinos e violentos, depois dos quais ela esfregou o rosto, sacudiu a cabeça com impaciência e retomou o interrogatório. Cada pergunta era essencialmente a mesma: "Você não pode me dar alguma esperança?". Porém, o pai dela iria morrer e não havia nada a fazer para impedir. Pacientemente, gentilmente, desfiz cada tábua de salvação a que Sarah se agarrava -

enquanto buzinas e gargalhadas da Peppa Pig vinham do *smartphone* nas mãos de Lottie –, até que me vi conversando com a aflita garota sobre aproveitar o tempo que ela ainda tinha com o pai. Ela gostaria de poder abraçá-lo mais. Ela faria desenhos para enfeitar seu quarto no hospice. Ela queria fazê-lo sorrir. Eu não sabia se a estava ajudando ou a magoando. Ninguém nunca me ensinou a agir numa tal situação.

Como médicos de cuidados paliativos, nosso papel deixa de ser prolongar a vida, tentar impedir o inevitável. A aceitação do que não pode ser controlado – trabalhar com, e não contra, a fatalidade de uma doença terminal – nos permite fixar os olhos no que é possível influenciar. Na qualidade, no significado e nas pequenas alegrias da vida, como os momentos, nos dias anteriores à sua morte, que Joe desfrutou com as filhas aninhadas em seus braços.

Esses princípios se opõem ao modelo médico tradicional segundo o qual os médicos duelam contra a morte e a doença, permitindo que a humanidade triunfe sobre o que a fere ou prejudica. A história da medicina é, inegavelmente, uma lista estonteante de avanços que, sim, devem ser comemorados. Vacinas, antibióticos, quimioterapias, bebês de proveta, neurocirurgias, quadris de titânio, olhos biônicos, corações artificiais, rostos transplantados. A lista não acaba. De fato, o simples ato de escrever esses marcos médicos me faz abrir um sorriso de admiração. A tenacidade que beira a teimosia, a aguda engenhosidade de médicos e cientistas é o que nos permite hoje viver mais e melhor do que em qualquer outro momento da história humana.

Entretanto, a morte não pode ser derrotada, e seu adiamento às vezes cobra um preço. Em seu esforço para superar doenças, acidentes, os golpes brutais do acaso, a medicina adquire o poder de prolongar a vida – mas também pode, inadvertidamente, prolongar o sofrimento. O tratamento desesperadamente desejado e prolongado de um indivíduo pode ser o sofrimento de outro, uma provação fútil que ambos virão a desejar que nunca tivesse sido infligida pelos médicos. São incontáveis os pacientes que encontro cujo desejo mais genuíno no final da vida é trocar o ano de quimioterapias e cirurgias que acabaram de suportar por uma fração desse tempo desde que vivida sem os efeitos colaterais extenuantes.

— Você não açoitaria um cavalo morto – disse-me uma vez um paciente –, a não ser que o cavalo seja humano e tenha câncer.

Em uma era de ressuscitação cardiopulmonar, ventilação artificial e alimentação por sondas estomacais, a vida pode durar longamente... mas a que custo? Cada vez mais, os médicos questionam se uma abordagem superintervencionista à morte – a medicalização da mortalidade – está causando mais mal do que bem. Uma questão definidora da medicina moderna, portanto, deixou de tratar do que fazer para apenas manter uma pessoa viva e passou a ser sobre a pertinência dessa conduta: "O que posso fazer para extrair resquícios de vida" se transformou em "Devo mesmo fazer isso?".

Dilemas confusos, complicados, eticamente intrincados substituíram o que costumava ser entendido como a simples inevitabilidade da morte humana. Em uma época de supertratamentos que podem sobrecarregar o paciente com efeitos colaterais, ao mesmo tempo que falham em entregar os prometidos períodos extras de vida, como podemos nós – médicos, pacientes, familiares, todos nós – reconhecer o momento de parar e apenas deixar alguém partir? Quando é que basta?

Certa vez, ainda no começo da carreira de médica, cuidei de um paciente que, em suas próprias palavras, viveu, durante seus últimos quatro meses, o "câncer, e nada além do câncer". Ao contrário da trajetória inicial insidiosa de muitas doenças malignas, em que o doente declina lentamente, com uma discrição inexorável, Henry Simpson foi assolado no espaço de horas.

— Eu acordei me sentindo normal – contou-me. — Mas à noite eu já sabia que havia algo muito errado. Achei mesmo que poderia estar morrendo.

A partir daqui, os eventos se desenrolaram com uma rapidez vertiginosa. Com dores, delirante, ele foi levado de ambulância para o hospital, e os exames revelaram um tumor em torno dos ureteres, os tubos que conectam os rins à bexiga. Henry, aos cinquenta e dois anos, tinha um câncer de intestino extremamente agressivo e invasivo. Apressadamente – os rins debilitados eram uma emergência com risco à vida –, ele autorizou a inserção imediata de *stents*, pequenos tubos de plástico que permitiriam aos rins bloqueados voltar a drenar a urina. Logo após o procedimento, os oncologistas de Henry propuseram uma cirurgia radical para remover o intestino canceroso e seus arredores.

— Senti que não tinha escolha – lembrou. — Por isso assinei o termo de consentimento, mas, honestamente, se eu soubesse como seria depois, nunca teria concordado com a cirurgia.

Embora Henry tenha sobrevivido à operação, ele ganhou um estoma. Suas fezes agora escorriam para um saco preso ao exterior de sua barriga. Ao longo de várias semanas internado, ele gradualmente recuperou o peso que havia perdido e começou a se aproximar do condicionamento físico necessário para iniciar a quimioterapia. Mas, então, abruptamente, seus rins falharam pela segunda vez. O câncer novamente bloqueou seu trato renal. Mais tubos tiveram de ser inseridos. Um tubo preso a cada rim, cada um drenando a urina do respectivo lado para outro saco plástico – um total de três orifícios cirúrgicos.

Quando o conheci, Henry já estava cheio de cicatrizes, sujeito a infecções e absolutamente farto. Mesmo assim, eu não esperava o que se seguiu.

— Tire tudo de mim – instruiu ele. — Eu não sabia no que estava me metendo. Apenas tire essas coisas malditas.

Tive dificuldade para encarar seu olhar.

— Entenda, se retirarmos os tubos, seus rins vão falhar – respondi com cuidado, buscando deliberadamente palavras desprovidas de ambiguidade. — Você morreria pouco tempo depois. Pode ser algo impossível de reverter. Preciso ter certeza de que você entende que essa decisão pode matá-lo.

— Veja – respondeu Henry, exasperado –, eu já estava morrendo quando fui diagnosticado pela primeira vez. É que ninguém me deu a chance de pensar, de escolher. Isso é exatamente o que eu não queria, esses quatro meses de inferno no hospital.

Embora os riscos e os benefícios das várias operações houvessem sido explicados ostensivamente a ele, Henry não os considerara realmente, não refletira sobre. Nenhum médico jamais lhe fez as perguntas críticas. Por exemplo: o que você está disposto a suportar em troca de uma chance de permanecer vivo? Que tipo de vida você acha que é capaz de tolerar? Que nível de dependência você acha que suporta? Henry sentia que havia sido arrastado por seus médicos para uma provação inútil – meses de procedimentos dolorosos e degradantes a mando de terceiros que acreditavam saber o que era melhor para ele.

Após longas conversas com diversos membros da equipe médica, conversas que se estenderam por dias, a resolução de Henry se manteve inabalável. Ele demonstrava claramente a capacidade de tomar tal decisão por si mesmo. Os tubos em seus rins, ele insistia, deveriam ser retirados, simples assim. Coube a mim, a médica da unidade, removê-los.

Naquela manhã, cheguei muito apreensiva ao trabalho. Henry continuava decidido, porém.

— Certo, então vamos fazer isso.

Com um leve puxão, uma torção e o corte em um ponto cirúrgico, o primeiro tubo saiu em minhas mãos. Um minuto depois, outro.

Embora tivéssemos respeitado seu desejo – ou seja, permitido que ele exercesse controle sobre o curso de seu câncer, talvez pela única vez desde o diagnóstico –, fiquei cismada, perturbada, incerta sobre minha atitude. O fato é que o desejo de tratar, curar, consertar, salvar era profundamente arraigado em minha psique médica. Resistir a esse impulso me parecia uma violação da própria formação. Uma vez que os tubos foram retirados, Henry, lentamente, inexoravelmente, se deteriorou, tornando-se mais delirante à medida que as toxinas de seus rins poluíam sua corrente sanguínea. Mais ou menos uma semana depois, ele morreu, exatamente como pretendia. Eu me descobri despreparada para o sentimento de culpa por fazer a coisa certa.

Apesar de todos os triunfos e heroísmos da medicina moderna, a história de Henry ilustra o potencial dela para arrastar e degradar a experiência de morrer. Existe até um novo termo para o tratamento excessivo e implacável: "oncologia desesperada". Refere-se à tentação de tentar até mesmo aqueles tratamentos cujas chances de sucesso são extremamente pequenas, sem considerar seus efeitos colaterais.

A medicina que, na busca por uma vida mais longa e melhor, acaba apenas prolongando a morte dolorosa do paciente já se afastou de seu caminho. Mas e se Henry tivesse sobrevivido? Olhando em retrospectiva, a futilidade de sua provação é óbvia. No entanto, na época, a esperança, o prêmio, era a erradicação do câncer que o assolava e que, se não fosse erradicado, o mataria. Com apenas cinquenta e dois anos, ele suportou uma grande agrura e mesmo assim teve roubado um vasto futuro. Será tão irracional assim lançar mão de um recurso desesperado uma vez que o desejo de viver é esmagador?

Hoje em dia, argumenta-se, cada vez mais e com mais força, que a maior barreira à obtenção de um equilíbrio – e, portanto, à chance de morrer "bem", ou, tanto quanto possível, da forma como gostaríamos – é o silêncio. A relutância em falar aberta e honestamente sobre os riscos e os benefícios dos tratamentos que prolongam a vida, sobre os custos potenciais de cada tentativa de cura, deixa os pacientes no escuro, desprevenidos, propensos a se ver numa última experiência de vida implacavelmente medicalizada.

Na Grã-Bretanha, oitenta e dois por cento da população tem opiniões firmes sobre como gostaria de ser tratada no final da vida, mas apenas quatro por cento de nós expressaram esses desejos em um "testamento vital", isto é, estabeleceram-no legalmente. Preparar-nos com antecedência para a morte pode ser algo assustador, perturbador e – para alguns de nós, inclusive os médicos – inconcebível. Mas é, pelo menos, um meio de garantir que nossos desejos sejam conhecidos e respeitados em um momento em que talvez não possamos mais comunicá-los. O adiamento de tais discussões pode significar que, quando chegar a nossa hora, não teremos a chance de moldar e influenciar a maneira como morreremos. Podemos, por exemplo, terminar nossos dias conectados a um respirador, em coma induzido numa UTI, sendo que o que sempre desejamos, porém nunca expressamos, seria morrer em casa, rodeados de entes queridos. A pergunta que se impõe, entretanto, é: como os pacientes podem determinar a forma como suas histórias terminam se a conversa sobre as diversas possibilidades nunca acontece?

É comum uma comparação entre as atitudes moderna e vitoriana em relação ao sexo e à morte. Os vitorianos, dizem, eram excelentes em discutir a morte, mas, para eles, o sexo era estritamente um tabu, ao passo que hoje o sexo jorra por toda parte, porém não ousamos nem mencionar a palavra "morte". Sentimos a necessidade de falar eufemisticamente – "ele se foi", "nós o perdemos" – sobre o único evento da vida que podemos garantir, com absoluta certeza, que vai acontecer a cada um de nós. Indiscutivelmente, a complicada questão da morte humana na contemporaneidade exige de todos nós, mas especialmente dos médicos, que enfrentemos nossos medos, que olhemos a morte nos olhos e comecemos a admitir que somos mortais.

Hoje em dia, nos mais diversos lugares – colunas de jornal, documentários televisivos, campanhas de mídia social –, as pessoas estão sendo instadas a falar sobre a morte. No Reino Unido e nos Estados Unidos, por exemplo, proliferaram os Death Cafés, nos quais os clientes se reúnem para "beber chá ou café, comer bolo e discutir a morte". De forma mais provocante, o *Beyond* – um site de comparação de preços de funerárias – causou indignação na Grã-Bretanha em 2018 quando procurou aumentar seu tráfego on-line por meio de uma série particularmente ousada de anúncios em outdoors; em um deles, um jovem casal banhado pelo sol brincava nas ondas de uma praia arenosa agarrado não a pranchas de surfe, mas a caixões de madeira bidimensionais. A propaganda, que imitava um anúncio de pacote de férias, gritava slogans estridentes para uma cremação básica: "All-inclusive"; "Temperaturas calcinantes"; "Embarque de qualquer lugar"; "Uma experiência única na vida". A empresa afirmou que criou os anúncios deliberadamente irreverentes para instigar uma discussão nacional sobre os custos da morte e do sepultamento; o cofundador Ian Strang afirmou corajosamente em uma entrevista: "Estamos deixando o imperador nu, desmascarando essa super-reverência que se atribui a algo que, afinal, é um desfecho inevitável, uma compra inescapável, e estamos usando o humor para isso. Estamos colocando o volume no dez com a esperança de pavimentar o caminho para que os demais alcancem o cinco; estamos fincando uma bandeira que diz: 'A partir de agora, é permitido falar sobre a morte'".

A palavra "compra" é reveladora. Quando li as palavras de Strang, ainda atordoada após a morte de meu próprio pai, desejei responder com palavrões em inglês antigo. Uma coisa é defender francamente a importância de confrontar os tabus em torno da morte, outra bem diferente é usar anúncios atrevidos e grosseiros para monetizar o medo de morrer. A última coisa de que pessoas enlutadas precisam é que empresas cooptem uma narrativa de franqueza para obter lucro rápido.

Popularizar a discussão sobre a morte pode, é claro, ser extremamente valioso. Muitos pacientes de um hospice, por exemplo, são tomados de alívio quando lhes é dado espaço para falar abertamente sobre a própria morte iminente após tantas e intermináveis conversas com parentes envoltas em eufemismos. Entretanto, os médicos aprendem desde o início da carreira que incitar os pacientes a mudar seus comportamentos é uma estratégia fadada ao fracasso; quanto maior a estridência com que exigimos a submissão a nossos desejos, maior a probabilidade de resistência por parte do outro. Afinal, não há nada mais irritante do que ser ensinado sobre o que é bom para você, especialmente por um sabichão que usa palavras como "pseudo-hipoparatireoidismo".

Pessoalmente, os temas de que não gosto de falar ou pensar incluem:

- aquecimento global;
- a declaração de imposto de renda deste ano;
- o estado do sótão de casa;
- a ascensão do populismo de extrema direita;
- o número de e-mails não lidos na minha caixa de entrada;
- um futuro de (na melhor das hipóteses) decrepitude e fragilidade;
- o dia em que meus filhos pararão de subir na cama para me abraçar;
- menopausa;
- pensões;
- número em declínio de ouriços e de abelhas.

Não estou "em negação" sobre esses tópicos, só prefiro não ruminar nenhum deles. Em janeiro, como acontece todos os anos, vou brigar contra o tempo para completar a declaração de imposto de renda, e um dia – talvez no próximo ano – vou limpar o sótão. Da mesma forma, é perfeitamente possível ser plenamente ciente da própria mortalidade e não estimular pensamentos sobre a morte. Essa atitude não eleva automaticamente a morte ao status de tabu. Talvez, mais prosaicamente, a morte esteja em pé de igualdade com as declarações de imposto de renda e as pensões. Sabemos que devemos adotar uma atitude proativa em relação a uma e outra, porém isso não torna sua gestão menos exaustiva.

Sob o risco de minar minha credibilidade, sinto-me no dever de confessar uma falha. Mesmo com toda a experiência na medicina paliativa e o conhecimento do sofrimento que ocorre quando se fere terrivelmente alguém que não tem um testamento em vigor, o qual estabeleça seus desejos em caso de doença grave, eu nunca consegui escrever meu próprio testamento. Nem meu pai o fez. Ele também odiava burocracias. Ou seja, se, um dia, eu sofrer um dano cerebral catastrófico e for mantida viva por um ventilador mecânico, por exemplo, não há nenhum documento com valor legal que detalhe minha recusa ardorosa a qualquer heroicidade para prolongar a vida. Meu marido e minha irmã estão plenamente cientes de que eu desejo que o plugue seja puxado, de que prefiro o esquecimento rápido a uma existência entubada, crepuscular. Entretanto, não registrei esse desejo em nenhum lugar – e a indolência, não o medo, é a culpada. (Quando este livro for publicado, terei resolvido essa questão, mas jamais julgarei quem não o tenha feito.)

Mesmo quando é sim a negação que define a relação com a morte, tal relação não é necessariamente ruim. De fato, a negação pode ser um componente essencial no modo como um paciente lida psicologicamente com seu destino. Uma vez, no hospice, cuidei de uma senhora de cento e dois anos magnificamente franca, cuja inteligência feroz nos mantinha sempre alertas. A professora Bonicci era uma ex-economista para quem os números foram uma paixão ao longo da vida, porém sua própria aritmética mortal estava fora de questão. Ela chegou tão fraca e tão magra devido a uma insuficiência cardíaca que eu mesma poderia tê-la conduzido a sua cama em meus braços. Cada sugestão educada para explorar seu prognóstico foi firme e impacientemente rejeitada. Ela preferia falar sobre John Maynard Keynes e Milton Friedman. Minha ronda matinal já se assemelhava a um curso introdutório até que, um dia, conforme eu deixava o quarto, ela de repente disse:

— Mais uma coisa, doutora Clarke.

Detive-me, retornei à cabeceira da cama e esperei.

— Eu gostaria de fazer uma pergunta – começou ela.

"É agora", pensei triunfante. Finalmente teríamos essa conversa.

— Você acha... — continuou, indecisa. — Você acha que é possível que... bem...

Esperei.

— ... que talvez não me reste um tempo tão longo de vida?

Professora Bonicci, parte de mim queria exclamar, *a senhora tem cento e dois anos! É claro que não tem muito tempo! A senhora entrou no segundo século de vida!* Mas ela não me permitiria mais do que um murmúrio de confirmação.

— Obrigada. Era só isso - respondeu, cortando-me antes que eu pudesse pronunciar a palavra começada por M. — Pode ir agora.

Dispensada, não contive um sorriso. No dia seguinte, voltamos à macroeconomia. Quando ela morreu, alguns dias depois, durante um sono pacífico, me indaguei se a negação extrema poderia ser um componente que prolongasse a vida. Quem poderia negar que foi justamente a resoluta recusa a reconhecer a própria finitude o que impulsionou a professora Bonicci àquela longevidade?

Em vez de dizer às pessoas que elas *devem* falar sobre a morte, de insistir para que usem uma linguagem não eufemística - que pronunciem "morte", "morrer" -, prefiro tomar como princípio o de que, quando se trata de assuntos tão pessoais como a lida com a mortalidade, cada um deve fazer do próprio jeito. Não existe uma maneira "certa" de conversar sobre a morte; é uma questão de preferência individual. Os médicos podem e devem falar francamente, sem eufemismos, para dar o exemplo, porém, se o objetivo é que todos tenham um fim de vida mais humano, então palavras são apenas parte do problema. A complicada questão, por exemplo, dos recursos - médicos, enfermeiros, cuidadores e terapeutas em quantidade suficiente para garantir que pacientes com doença terminal tenham a opção de morar em casa, no hospice ou no hospital com igual conforto e dignidade - é tão vital quanto.

Alguns meses depois de me especializar em medicina paliativa, passei a crer que a questão da morte estava bem resolvida. Não quero dizer que era simples - longe disso -, mas que, qualquer que fosse o problema, eu me sentia razoavelmente confiante em minha habilidade de ajudar, ou conhecia alguém da equipe que seria capaz de fazê-lo. O hospice não era um deserto em chamas, açoitado por fogueiras de pesar.

— Você sente que é deprimente? - papai me perguntou um dia, sempre preocupado com a felicidade dos filhos.

— Não, pai, de jeito nenhum! Eu adoro! Fico ansiosa toda manhã para ir para o trabalho.

A paixão contida em minha resposta me surpreendeu, mas não a meu pai. O que, no final de sua carreira, abalou sua *joie de vivre* não foi a imersão na angústia de outras pessoas, mas o lento aterramento sob uma carga de trabalho incontrolável. Revigoravam-no, de tempos em tempos, os momentos de conexão com os pacientes, a experiência de compartilhar as dores, os medos, as esperanças e os sonhos que, entrelaçados, nos fazem humanos. E eu agora vivia o mesmo privilégio todos os dias no trabalho.

Minha antiga preocupação de que o fato de estar cercada pela morte pudesse, a longo prazo, extrair a vida de mim foi absolutamente desmentida pela realidade. Não há nada que envolva a longevidade com uma condição de aguçado alívio como o contato com a vida interrompida de outras pessoas. Sendo uma mulher com o luxo de ter vivido quatro décadas inteiras, eu tinha a precisa noção da minha sorte. O vagaroso declínio da carne, o início da decrepitude enrugada eram para se abraçar com enérgica gratidão. Quando uma amiga reclamava da perda da adorável juventude, eu tentava ser diplomática e esconder minha frustração, mas pensava comigo que cabelos grisalhos e óculos de grau eram presentes, e não maldições, e que perder tempo cuidando obsessivamente da aparência era uma bobagem. Envelhecer não era nem um direito nem um desafio nem algo do qual se defender: era um privilégio.

No ano do meu nascimento, 1972, o escritor americano Henry Miller, para marcar sua entrada na nona década de vida, publicou um extraordinário ensaio sobre o envelhecimento. Eu gosto particularmente de sua visão sombria sobre a arrogância da ciência médica, expressa em *On Turning 80*:

> Apesar de todo o progresso que a medicina fez ao longo dos anos, ainda temos um panteão de doenças incuráveis. Os germes e micróbios parecem sempre dar a última palavra. Quando tudo mais falha, o cirurgião surge, nos corta em pedaços, e nos arranca até o último centavo. E vocês chamam de progresso.

Hoje, com os médicos, jornalistas e o público debatendo os malefícios da medicina do desespero, a postura de Miller se mostra notavelmente presciente. Mas o que mais me comove no ensaio são as reflexões sobre a doença mais incurável de todas, o estado de ser mortal. A verdadeira métrica da juventude, argumenta Miller, não é de tempo, mas de atitude:

Se, aos oitenta, você não é aleijado nem inválido, se preserva a saúde, se ainda aprecia uma boa caminhada, uma boa refeição (com os devidos requintes), se consegue dormir sem precisar tomar um comprimido, se pássaros e flores, as montanhas e o mar ainda o inspiram, você é um indivíduo afortunado e deveria ajoelhar-se pela manhã e pela noite e agradecer ao bom Deus por Seu poder conservador. Se é jovem em idade, mas já cansado em espírito, a meio caminho de se transformar num autômato, talvez lhe faça bem dizer ao seu chefe – num sussurro, claro –: "Vá se foder, Fulano! Você não é meu dono". Se mantém a capacidade de se apaixonar vezes sem conta, de perdoar aos seus pais o crime de o terem trazido ao mundo, se não se perturba por não ter conquistado nada, se vive a vida conforme ela se oferece a cada dia, se consegue perdoar e esquecer, se consegue evitar de se tornar azedo, rabugento, amargo e cínico, meu caro, você já resolveu metade do problema.

Para mim, não há nada neste mundo mais vivificante do que trabalhar com pacientes que, apesar de próximos do fim da vida, mantêm intacto, como Miller, o ânimo de se maravilhar. Sou rodeada por pacientes que amam a vida com mais ferocidade do que antes, pacientes que teriam todo o direito, alguém diria, de se deixar consumir pela amargura. E ainda assim é o oposto, muitas vezes. A vida triunfa. Pouco antes de morrer, um paciente, Peter, capturou perfeitamente a angústia e a dor que ela provoca:
— Eu amo minha esposa. Eu amo minha filha. Eu amo cada coisa que existe neste mundo.
O anseio contido nessas palavras era quase insuportável e, no entanto, Peter tinha um sorriso no rosto ao pronunciá-las. Mais tarde, muito fraco para se levantar de sua cama no hospice, ele – um homem moribundo que tinha noção de seu estado – fitaria as árvores no jardim e pintaria aquarelas dos pássaros que via através de sua janela. Suas telas, apoiadas na mesa de cabeceira, trouxeram a vida que ele ansiava manter para dentro do quarto do qual jamais sairia. Peter chegou ao fim de seus dias ainda vivendo, ainda amando, ainda criando. Não sei se pode haver inspiração maior.

Já profundamente imersa na vida do hospice, eu amava a equipe da qual me tornara parte, assim como seu *éthos*, compartilhado por todos nós, segundo o qual morrer faz parte da vida, e os doentes terminais não são menos merecedores de cuidado e de atenção do que qualquer outro paciente no hospital.

Então, depois de alguns meses de medicina paliativa, meu telefone tocou. Era papai.

— Você pode falar, Rachel? – perguntou ele.

Eu menti. Porque, assim que notei a tensão em sua voz, soube que papai estava prestes a me contar uma notícia terrível. Na correria para a escola, presa no trânsito do rush, os pressentimentos de repente me colocaram em um estado de nervos. Sua voz fina e crepitante preencheu o carro pelo viva-voz.

— Tenho más notícias.

Eu já sabia. Meu ar foi roubado. Ele não precisou dizer a palavra "câncer". Durante meses, papai mencionara a estranha pontada de dor, um leve aperto, um mal-estar em sua barriga. Sempre minimizado, sempre cuidadosamente contextualizado como uma predisposição a cólicas abdominais gerada por uma condição benigna, comum, a diverticulite. Eu compreendi de súbito qual era a sua intenção verdadeira até então: obter uma ratificação da filha médica, que mitigaria sua própria inquietação, sua preocupação de que tal aborrecimento fosse algo mais sinistro, evitar aquela especial, reveladora hesitação de médico, que ambos conhecíamos tão bem, e que ambos já tínhamos usado para salvar a vida de pacientes. Agora papai era o paciente, e eu tinha falhado com ele. Tão desejosa quanto ele de descartar qualquer presságio nefasto, eu aceitara de bom grado suas meias palavras... A ausência de alertas vermelhos, de características graves as quais ele sabia precisamente como sinalizar para mim. Um *folie à deux*, médico para médico, a narrativa que queríamos, que optamos por tomar como verdadeira, construída a quatro mãos. *Meu Deus*, gritei silenciosamente. *Fomos cúmplices num crime horrível!*

Agarrando com força o volante, contive os arrepios de medo na base da nuca e tentei transmitir um tom de leveza:

— Pode falar, pai. O que aconteceu?

— Fui diagnosticado com câncer de intestino. — Uma pausa, uma dificuldade monumental para manter a calma. — Um tumor bem grande, pelo que deu para ver na endoscopia. Vou fazer uma tomografia computadorizada na próxima semana.

Nós dois sabíamos que não adiantava trocar platitudes. Não havia nada de tranquilizador que aquele exame pudesse oferecer, além da ausência de notícias piores. Fui tomada pelos pensamentos de uma grande cirurgia, quimioterapia, indignidade. Os parâmetros do horror ainda estavam por ser definidos, mas imaginei, numa bacia com água e formaldeído, prestes a ser polido em cera para a posteridade, o câncer – aquele filho da puta com suas células e deformidades – sendo servilmente examinado por médicos que não eu, de olhos arregalados contra o microscópio. Tudo dependia dessas lascas de carne e de seu grau de aberração. Mesmo os cânceres que já colonizaram partes distantes do corpo – estágio quatro, o diagnóstico que os médicos odeiam dar, pois não há estágio cinco, só há morte – podem ser curáveis. Entretanto, o estágio, o desvio das células cancerosas em uma biópsia, se correlaciona com a velocidade da agressão sobre o corpo. A ironia não me escapava. Essas células seriam preservadas por uma década no cofre de um patologista, teriam sua longevidade garantida, enquanto o prognóstico de papai, sua vida útil, estava por um fio.

— Pai, você não é um homem comum de setenta e quatro anos. Você consegue caminhar trinta quilômetros facilmente. Sobe montanhas. Você sabe que isso conta, você é forte – retruquei.

De fato, contava. Mas ao mesmo tempo era pouco relevante.

— Eu sei, eu sei, Rachel. Mas, claro, a questão é o estágio. E se houve metástase – respondeu ele.

Eu tinha parado no estacionamento da escola da minha filha e agora estava reclinada sobre o volante.

— Pai, eu preciso desligar, vou me atrasar para buscar a Abbey. — Nós nos despedimos. Só faltou uma coisa. — Pai, eu te amo.

Sua voz vacilou um pouco na resposta.

— Eu também te amo, querida. Tente não se preocupar muito.

A vida não dá trégua. Arremessei o celular no tapete do carro, esfreguei o rosto com as costas da mão e saí para a cacofonia de centenas de crianças, livres como pipas ao vento, correndo e gritando pelo parquinho.

— Rach, você está bem? – alguém me perguntou. Uma amiga, outra mãe, com a testa franzida de preocupação.

— Não – murmurei, a expressão contraída. — Papai está com câncer.

Outras mães pegaram Abbey junto com suas próprias crianças e a distraíram com passas e chocolate enquanto, na esquina, eu tentava me recompor. Foi a primeira de uma futura avalanche de gentilezas. Mais tarde naquela noite, amassada de tanto chorar, eu apreciaria o quanto as pessoas podem ser amáveis. Por ora, era necessário manter o maxilar cerrado e os olhos secos. Ouvi um gritinho e então os galopes. Lá estava ela, minha filha, minha turba de uma só, saltando em meus braços como uma força selvagem da natureza, lançando palavras em todas as direções. Quanta vida, pensei, enquanto fazia cócegas e a beijava, manchando de lágrimas seu suéter escolar. Que vivacidade impressionante, miraculosa.

11

O preço do amor

Ninguém me avisou que o luto se parecia tanto com o medo.

C. S. Lewis, *A Grief Observed*

Tudo mudou. O hospice, um lugar em que entrei com tanto entusiasmo, orgulhosa de fazer parte do esforço coletivo para oferecer consolo e conforto no final da vida, transformou-se de santuário em campo minado. Se não me mantiver vigilante, se não observar cada passo meu, posso ser emboscada.

A tomografia, inevitavelmente, confirmou a propagação. Fazendo jus a seu estágio – o pior, o mais faminto e virulento –, o câncer de meu pai já atingiu o fígado. Ele fará uma cirurgia, depois quimioterapia, para ganhar algum tempo, mas o desfecho está praticamente escrito em pedra.

Meus pacientes são a cara do futuro de papai. A icterícia, a dor, as costelas e o esterno finos como papel, tudo isso logo pertencerá a ele, eu sei. Há determinados pacientes dos quais tenho pavor. São aqueles que habitam o território entre a vida e a morte, que estão inconscientes e ainda assim quentes, que não se movem e ainda assim respiram, ainda aqui, ainda tremendo com as últimas palpitações de vida, mas já perdidos para os entes queridos. Não suporto imaginar meu pai à deriva nesse espaço, entre a vida e a extinção, aqui e, ao mesmo tempo, morto.

Brevemente, a superstição supera a ciência. Tarde da noite, me ocorre que esses pensamentos têm o poder de se autorrealizar e lançar meu pai ao mesmo destino de meus pacientes. Um conluio nauseante entre pessoal e profissional, sangrando-se mutuamente.

— Controle-se - digo a mim mesma. — Seus pacientes merecem mais do que isso.

Em vez de dormir, me apego à lógica noturna. *Não tem nada de inédito aqui, não tem nada remotamente trágico. Um homem de setenta e quatro anos foi diagnosticado com câncer. É o mesmo destino de um a cada dois de nós. Mais banal, impossível.*

Eu sei que a maior parte da vida de papai já ficou para trás, nas décadas de ricas experiências. Não há calamidade; calamidade é uma criança morrer antes de poder se desenvolver, ou um bebê morrer na UTI neonatal, antes de aprender a falar, de andar ou mesmo de ver o mundo fora do hospital. Supõe-se que uma nova vida carregue um potencial ilimitado - é aqui, portanto, que reside a tragédia. Só que, no caso, o paciente é o meu pai. E, como rapidamente estou descobrindo, a dor, como o amor, resiste à razão. O cálculo mortal para decidir quem merece piedade é fraudulento. O amor zomba dessa aritmética.

Envergonhada, lembro de juízos levianos feitos no passado - a minha classificação, se preferir, do que conta ou não como tragédia. Crianças pequenas, claramente, estavam no topo. Nada poderia se comparar ao horror de perder um filho. Já médica, logo descobri a dor da perda também no outro extremo da vida. Esses casais atemporais, juntos há sessenta e tantos anos, que mal conseguem lembrar como era a vida sem o outro, em que cada um prefere morrer a viver mais do que o parceiro. Somente uma matemática extremamente insensível poderia computar sua dor como indigna, certo?

No entanto, os juízos persistiram. Quando fiz quarenta anos, brincava com os amigos que eu oficialmente transpusera o período da vida em que a mocidade ainda angariava a simpatia de um médico.

— Estou falando sério! — eu dizia, rindo, mas insistente. — Depois dos trinta, você não é digno de pena. Você só é sortudo por já ter vivido um tempo decente.

Certa vez no hospice, uma noite de sexta-feira atribulada, me peguei fervendo de raiva. Em um quarto, havia uma jovem em seus últimos momentos. Seu marido e seus pais estavam ao lado dela, serenamente unidos na perda. Seus filhos, duas crianças, tinham ficado na casa de uma tia, isoladas da névoa de tristeza que cercava a mãe. Na porta ao lado, havia outra paciente, uma mulher com mais de noventa anos.

E nesse quarto apinhavam-se, suponho, quinze ou vinte membros da família. Era um bando barulhento, devotado à matriarca, sim, mas cuja vigília era estridente, turbulenta. Mais cedo, eu ameaçara mais de uma vez entrar no quarto para implorar por alguma sensibilidade para com os demais pacientes e familiares no hospice.

De repente, um uivo coletivo preencheu o corredor. Um berro ensurdecedor que se tornava mais alto à medida que as lamentações histéricas derramavam-se pela fresta da porta do quarto, acumulando-se em poças no linóleo. O som era tão horrível quanto ensurdecedor. Eu evitei imaginar o que se passava na cabeça dos familiares da jovem, tão perto desse lamento apocalíptico. O instinto de proteger meus pacientes aguçou minha ferocidade. *Ok, ok, ela morreu!*, eu tinha vontade de gritar para os lamentosos. *Quase cem anos! Que período raro, magnífico! Agora, pelo amor de Deus, parem de assustar quem continua vivo! Demonstrem alguma consideração!*

É muito fácil formar um juízo sobre algo que você nunca viveu. Essa hostilidade instintiva nascia da minha ignorância. Agora, algumas semanas depois, eis que, da noite para o dia, de alguém que presumia – ingenuamente – ser muito capaz de enfrentar a morte, me transformei numa confusão humana, frenética, desesperada, agitada. *Rach, você é uma médica de cuidados paliativos, pelo amor de Deus!* No entanto, apesar da exposição profissional ao luto, apesar de ter ajudado muitas pessoas a lidar com questões de vida e morte, nada me preparou para o choque de saber que o câncer matará meu pai.

Trabalhando – ou tentando – trabalhar durante o dia, perco as noites me apegando a tábuas de salvação. *Algo experimental*, murmuro, vasculhando obsessivamente a internet atrás de um elixir mágico. Qualquer capacidade de avaliação científica de médica deu lugar a um ingênuo pensamento positivo. *Cadê todas aquelas novas imunoterapias incríveis? Os monoclonais? Os novos inibidores CTLA-4? Deve haver alguma droga experimental capaz de mudar a situação, de devolver a vida ao meu pai, de devolver o meu pai a mim.* Às vezes, a ferocidade do desejo de não perdê-lo oblitera minhas habilidades e minha razão. Não quero que ele morra.

Converso com colegas, explico a situação. Após alguns dias, alcanço um delicado equilíbrio. *Você precisa continuar fazendo o melhor pelos pacientes*, digo a mim mesma. *Eles também não podem ser salvos, mas você ainda pode ajudar, tem que continuar tentando.* Uma coisa é certa. Os anos de formação e prática médica, percebo agora, falharam monumentalmente em me equipar com uma compreensão adequada da magnitude da dor alheia e do desejo desesperado de manter nossos entes queridos conosco, aqui, agora, só mais um pouco.

***

O céu exibe um brilho quebradiço, gélido. Muito no alto, na fina película azul, uma pipa vermelha corta preguiçosamente o ozônio. Suas acrobacias despretensiosas chamam a atenção de papai, cujas botas trituram o gelo e o cascalho ao sair do carro.

— Dave aprovaria - ele me diz, inclinando a cabeça para desfrutar a aerodinâmica das asas e da cauda do virtuoso aviador.

— Certamente que sim. - Eu sorrio.

Por um momento, com os olhos grudados no céu, apenas admiramos as manobras precisas da pipa.

— Caramba, que frio! - reclama meu irmão, trazendo-nos de volta à terra.

— Vamos - diz papai. — Se alguém devia estar reclamando do frio, sou eu.

A quimioterapia atacou os nervos de suas extremidades, tornando-o extremamente sensível ao frio, que agora experimenta como uma fisgada de dor na ponta dos dedos.

— Bem, então vista o gorro, senhor - repreendo-o.

Resmungando, meu pai atravessa o estacionamento em direção àquela monstruosidade arquitetônica, uma fusão entre barroco e gótico vitoriano com um toque de imitação de Tudor.

— Cacete - declara ele -, isso é um carbúnculo. Jesus do céu!

Abro um sorriso de felicidade. Quando se trata de xingamento, o ponto alto de papai foi quando Finn, então com quatro anos, após voltar de um fim de semana com os avós, exclamou ao inalar o cheiro nocivo da fralda que a irmãzinha acabara de macular:

— Pelas lágrimas de Jesus, Abbey! Em nome de Cristo, o que foi isso?

Nem quarenta e oito horas na companhia do avô, e ele se tornara um blasfemador.

Papai, meu irmão e eu nos encontrávamos em Bletchley Park, em Buckinghamshire, a mansão que ficou famosa durante a Segunda Guerra Mundial por abrigar quase dez mil decifradores de códigos a serviço do governo. A viagem de um dia, motivada pelo câncer, está sendo um retorno à infância. Os serviços de inteligência metiam nos extensos terrenos do parque e nas cabanas de madeira pré-fabricadas praticamente qualquer pessoa em cujo cérebro pusessem as mãos: criptógrafos, linguistas, matemáticos, astrônomos – até mesmo, quando a necessidade falou mais alto, mulheres.

Bletchley tinha a reputação de ser um puxadinho caótico. Máquinas decodificadoras caseiras eram mantidas em pé com fitas adesivas e barbantes. Uma delas até recebeu o apelido de "Heath Robinson". Incrivelmente, essa miscelânia de gênios excêntricos, liderada por Alan Turing, decifrou a Enigma, a mais notória máquina de criptografia do exército alemão, o que possivelmente encurtou a guerra em dois anos. Papai, um entusiasta da história militar, sempre quis visitar este lugar. Na metade dos seis ciclos de quimioterapia, não há momento melhor do que o presente.

Caminhamos de uma congelante cabana de madeira a outra. Nossa respiração se condensa no ar. Papai devora cada detalhe com um entusiasmo característico. Não há nada nele que se assemelhe ao comportamento de um paciente com câncer. Ficamos admirados com os telefones de baquelite, os uniformes, as canecas esmaltadas e os enormes protocomputadores. Acima de tudo, somos atraídos pela aventura peculiarmente britânica de uma equipe de decodificação formada por gênios rebeldes espalhados por galpões desmedidos e que, ainda assim, conseguiu salvar o dia.

A cifra alemã Enigma, nos ensinaram, era um sistema de códigos diabolicamente engenhoso baseado em grupos de cinco dígitos. Foi considerado pelos alemães, de acordo com os princípios matemáticos fundamentais, impossível de quebrar – desde que usado corretamente. A falha fatal, revelada em Bletchley, não residiu no código, mas em seus operadores. Humanos sendo humanos: o coração falou mais alto. Alguns dos criptógrafos alemães, quebrando as regras, usavam o nome de suas esposas ou namoradas nos sinais de chamada ou repetiam determinadas frases no início e no final das mensagens. Essas falhas, fendas que jogavam fios de luz para os decifradores, deram início à destruição do intrincado edifício da Enigma.

Pego-me pensando no código instalado dentro das células do corpo de meu pai. A, C, G, T. Adenina, citosina, guanina, timina – quatro nucleotídeos simples, a base de nosso DNA, que ditaram cada nuance da vida dele. Infinitamente mais impressionante do que os cientistas de Bletchley é o fato extraordinário de que, por mais de setenta anos, os trinta e sete trilhões de células do corpo de papai se proliferaram e se dividiram sempre a replicar perfeitamente seu código interno, corrigindo ou destruindo quaisquer erros ou falhas.

Então, certo dia, invisível, silenciosamente, veio a mutação, uma em trinta e sete trilhões. Uma única célula, no recôndito de suas entranhas, cujo código incompatível se recusou a morrer, e que, numa afronta genética aos controles de seu corpo, passou a gerar semelhantes. Uma célula com ambição imortal. Seus filhos e filhas seguem imparáveis – uma conquista territorial implacável, em andamento neste exato momento, conforme papai caminha e conversa ao meu lado, uma blitzkrieg operada por células que continuarão a viver até que causem a morte do hospedeiro.

Me detenho para observar a escultura em tamanho real de Alan Turing, feita por Stephen Kettle. O pai da computação moderna e da inteligência artificial, o homem que talvez tenha alterado o curso de uma guerra mundial, senta-se pensativo diante de uma máquina decifradora. Ele foi morto, como se sabe, por outra doença, a homofobia de sua época. Após confessar à polícia sua "indecência nojenta" – a homossexualidade –, Turing só foi poupado da prisão porque concordou com a castração química. Dois anos depois do encerramento do trabalho de inteligência e da revogação de sua credencial de segurança, ele foi encontrado morto por envenenamento por cianeto em sua casa, com uma maçã comida pela metade ao lado.

A estátua é composta de meio milhão de peças de ardósia galesa, cada uma com idade de quinhentos milhões de anos. Tão negra e austera como o espaço ou a matemática, a estátua representa a impenetrabilidade: estou olhando para os buracos negros, o tempo profundo, coisas que não compreendo. Em oposição a essas escalas de milhões e trilhões – as dimensões de células, códigos, da oncologia, da geologia –, uma vida humana tem a mesma insubstancialidade do ar. Os números dançam em meus pensamentos, eu mordo o lábio, lágrimas pinicam o canto dos meus olhos.

— Onde você estava? - pergunta papai, materializando-se sobre meu ombro. — Vamos continuar, ainda falta a Cabana Dezesseis.

Meu irmão, observo, se arrasta indolentemente atrás dele, como um garotinho numa excursão escolar pela fábrica de cimento local. Começo a rir enquanto seguimos o trote de papai sob a geada até a próxima cabana de madeira, que certamente não será discernível da última. As nossas férias em família sempre foram um exercício de arrastamento... Papai nos arrastava por pântanos, montanhas, nevascas, pedregulhos. A dissidência era fútil, os choramingos eram inúteis, as lágrimas, varridas pelo vento. Somente em casos extremos de recusas assertivas - "Não vou dar mais um passo!", "Não quero saber!", "Te odeio!" - surgia uma barra de doce como forma de subornar a prole debilitada, com gorros ensopados, a escalar até o topo para então descer tudo de volta.

— Ei, isso te lembra o Lake District? - murmuro para meu irmão.

— É exatamente igual ao Lake District - lamenta ele. — Estamos vendo cabanas há três horas! De onde ele tira energia? Isso é normal?

— Bem - começo, com base na observação de meus pacientes -, de fato, não é normal para alguém com câncer metastático, em tratamento de quimioterapia, mas, para ele, é um dia como outro qualquer.

Finalmente, papai esgotou o que Bletchley Park tinha a oferecer. A recíproca definitivamente não é verdadeira. Na Cabana Quatro, a antiga cabana do setor de criptografia da inteligência naval que hoje, misericordiosamente, abriga o café, conversamos sobre Alan Turing enquanto comemos sanduíches. Tem sido um ótimo dia. O rosto de papai brilha ao rir com os filhos. Ninguém diria que, sob a manga da jaqueta de lã, agora suja, há um cateter central inserido perifericamente, confortável, velado, estrategicamente posicionado para direcionar mais dos venenos citotóxicos aos contornos de seu coração.

De volta ao trabalho, passei a enxergar tudo de outra forma. Em particular, o peso da incerteza que recaía sobre a família dos meus pacientes. Duas perguntas pareciam inquietar a quase totalidade dos entes queridos. Quanto tempo ainda falta? E como será quando finalmente acontecer? Sempre procurei respondê-las da maneira mais completa possível, mas agora era um imperativo profissional. A resposta-padrão para a primeira – um "não sei" superficial, murmurado, apologético – havia muito se afigurava para mim como um subterfúgio médico. Em geral, nós sabíamos, ou ao menos suspeitávamos. Não com certeza infalível, não sem o risco de um juízo errôneo, mas éramos capazes de oferecer estimativas de prognóstico com base nos anos de experiência, que faltavam aos pacientes e suas famílias. Para entes queridos presos no limbo, isso era melhor do que nada, desde que devidamente ponderado.

Quanto ao que acontece quando morremos, historicamente, esse momento de transição tem sido uma questão delicada para gerações de médicos. Em 1907, por exemplo, um médico de Massachusetts, dr. Duncan MacDougall, procurou demonstrar a primeira prova científica da existência da alma humana: uma perda de peso corporal após a morte – que se supunha significar a partida da alma. MacDougall levantou a hipótese de que a alma tem peso físico e tentou medir a mudança de massa em seis pacientes no momento da morte. Um dos seis perdeu pouco mais de vinte e um gramas, o que fez a pesquisa se popularizar como o "experimento dos vinte e um gramas".

É desnecessário mencionar que os métodos de MacDougall levantaram sobrancelhas incrédulas. Além da questão ética de equipar com uma balança a cama de pacientes moribundos, a amostra científica composta de apenas um objeto não é suficiente. Nem os cinco pacientes sem perda de peso no leito de morte deveriam ter sido convenientemente descartados. E ainda havia a incômoda questão dos cães. Ao que parece, o grupo de controle do experimento de MacDougall era de natureza canina – quinze cães saudáveis, envenenados em nome da ciência, nenhum dos quais perdeu peso após a morte, provavelmente pela ausência de alma. Apesar dessas limitações, o *New York Times* divulgou a história em um artigo intitulado "A alma tem peso, afirma médico" e, a partir desse momento, a ideia de que a alma pesava vinte e um gramas se gravou na cultura popular.

A mais forte evidência do apelo duradouro do voo da alma no momento da morte de um ser humano está guardada no Museu Henry Ford, em Michigan. Lá há um tubo de ensaio, lacrado com parafina, que, alega-se, contém o último suspiro – a alma em fuga – de Thomas Edison, o inventor norte-americano da lâmpada. Henry Ford era então um funcionário da Edison's Illuminating Company em sua trajetória para se tornar o engenheiro-chefe. Ele próprio um ávido inventor, Ford, em seu tempo livre, trabalhava em projetos que acabaram se traduzindo no Ford Modelo T, o primeiro automóvel popular do mundo. Ele e Edison se tornaram amigos dedicados. Diz a lenda que quando, em 1931, Edison ficou doente terminal, Ford pediu ao filho dele, Charles, que se sentasse ao lado da cama do inventor moribundo com um tubo de ensaio próximo à boca do pai, para captar seu último suspiro.

Mais tarde, Charles escreveu sobre o pai: "Embora ele seja lembrado principalmente por seu trabalho nas áreas da elétrica, seu verdadeiro amor era a química. Não é de estranhar, de fato é simbólico, que houvesse tubos de ensaio por perto em seu final. Imediatamente após seu falecimento, pedi ao dr. Hubert S. Howe, seu médico, que os selasse com parafina. Ele o fez, e dei um ao sr. Ford".

O tubo de ensaio ficou perdido por muitos anos, mas, em 1978, ressurgiu dentro de um canudo de papelão rotulado como "O último suspiro de Edison?". Desde então, está em exibição no museu - talvez não se trate necessariamente de uma alma capturada pela eternidade em um vidro, mas serve de testemunho do poder duradouro da amizade.

Da perspectiva mais elevada da medicina moderna, a noção de que a morte ocorre no instante em que a alma parte é inusitada, ridícula. Nós, médicos, não lidamos com tais excentricidades etéreas. Insistimos em definições que se baseiam em evidências, em carne, em sangue, e a morte é explicada pelas ausências, e não por uma presença inventada. Ao longo dos anos, preenchi muitos formulários em que documentei cuidadosamente nas notas dos pacientes o que já não se via, a poesia sombria da expiração humana:

- Ausência de respiração audível ou sons cardíacos por mais de três minutos.
- Ausência de pulso palpável por mais de três minutos.
- Pupilas estão fixas, dilatadas e não reagem à luz.
- Não há marca-passo palpável.
- Não há resposta a estímulo doloroso.
- O paciente morreu.

Sempre - numa espécie de cumprimento em respeito à enormidade da morte de uma pessoa, um lembrete a mim mesma de que sou um ser humano, e não simplesmente uma médica -, acrescento o nome do paciente e um pensamento: *Que ele descanse em paz*. E é sincero. É necessário criar um ritual para se recuperar do ato de pairar por uma eternidade sobre um cadáver de boca aberta, ouvindo o som do silêncio pelo estetoscópio, tateando em busca de um pulso para sempre quietado. É uma experiência perturbadoramente íntima, e solitária, a da comunhão privada entre você e o morto no interior de cortinas de poliéster. Dificilmente há três minutos mais longos do que esses.

Entretanto, assim como a hipótese dos vinte e um gramas foi superada, o conceito de morte médica – um aparente absoluto – foi remodelado e redefinido com o tempo. No século XXI, já não é o ritmo do sangue e da respiração o que constitui a essência da vida. Agora, é a eletricidade cerebral, as ondas cerebrais, que importa. Você pode estar sem pulso, sem fôlego, cianótico, imóvel, e, no entanto, se as correntes elétricas corretas estiverem fluindo e refluindo através de sua massa cinzenta, você vive, você habita este mundo. Máquinas inteligentes executam as mais brutas funções da vida – fazer circular o sangue, inflar os pulmões, canalizar lentamente um alimento líquido por um tubo no pescoço. O suporte à vida é uma questão de mecânica básica, dependente, em grande parte, de um sistema de encanamento.

O terrível inverso é igualmente válido. Podemos estar mortos ao mesmo tempo que parecemos perfeitamente incólumes. Ilesos como o adolescente cujos pais, na UTI de um hospital, observam atordoados e perplexos – poucas horas depois do passeio de bicicleta que ele fez sem o capacete, incapaz de resistir ao vento nos cabelos. Tudo o que eles veem contradizem o fato de que o perderam. Ele continua quente, corado, intacto, atlético. Suas bochechas estão rosadas, não se vê nenhum sangue. O sobe e desce de seu peito tem a beleza e o viço da juventude. Como alguém pode ousar sugerir que esse rapaz não está simplesmente dormindo? Seus olhos se abrirão a qualquer momento, certo?

Se a concepção de morte cerebral – um estado decorrente de uma lesão cerebral tão catastrófica que demanda que mesmo as funções mais vegetativas do corpo passem a ser realizadas por máquinas que sugam e assobiam – existe apenas desde os anos 1970, é de se pensar que talvez haja outras iterações de morte no futuro. Talvez os médicos continuem a reescrever as regras da morte humana. As cambiantes definições de morte ao longo do tempo parecem conferir à nossa espécie uma desconcertante fluidez mortal.

— Pete parece tão cansado. Por quanto tempo você acha que ele vai ter que continuar fazendo isso?

Fui pega de surpresa pelas palavras da esposa de Pete, Maria, uma mulher idosa e frágil na casa dos oitenta. Desde o momento em que chegara ao hospice, ela havia, consistentemente, sem vacilar, considerado as necessidades do marido acima das suas próprias, apesar de se achar em estado terminal devido a um câncer renal. O que mais a atormentava era a preocupação de como ele sobreviveria sem a presença dela. Sua abnegação nos comoveu a todos.

— Sabe o que é - confessou uma vez -, durante todo o casamento, ele trazia o sustento e eu fazia tudo em casa. — Maria fez uma pausa e se permitiu um breve, envergonhado sorriso. — Acho que ele não sabe nem ligar o forno. Sei que isso parece bobo para você.

— Bem, Maria, vou contar um segredo. Não é algo de que me orgulhe, veja bem. Quero dizer, prefiro que você não conte às enfermeiras o que vou falar. — Seus olhos brilharam; eu sabia que ela ia gostar da minha revelação. — Eu me considero uma feminista respeitável, destemida. Lutaria com unhas e dentes pelos direitos da minha filha, e de todas as mulheres, de todos os lugares. Não tolero nenhum tipo de discriminação. Mas tenho que admitir que sou uma negação completa com carros. Não estou falando de trocar pneus, que já seria outro nível: eu não sei nem trocar o óleo. Nunca fiz isso. Nunca troquei a água. Tudo o que se relaciona ao carro, eu deixo para o meu marido resolver. Se o carro quebrasse, eu não teria a mínima ideia do que fazer...

Maria abriu um sorriso contente.

— É melhor eu não contar mesmo para as enfermeiras! - disse, rindo. — Acho que elas não gostariam de saber que uma de suas médicas é tão inábil!

Maria e Peter eram casados havia mais de cinquenta anos. Seu único filho morrera na infância. Desde então, por mais de meio século, foram apenas os dois. No hospice, todas as tardes, ele se sentava ao lado da cama dela com os joelhos encostados no cobertor e segurava suas mãos. Ele precisava pegar dois ônibus para chegar ao hospital desde sua casa, na periferia da cidade. Quatro ônibus por dia, várias horas de viagem, com uma bengala de um lado para apoiar o quadril artrítico e um aparelho auditivo no ouvido do lado oposto. As enfermeiras lhe trariam chá e bolo à sua chegada, mas as ofertas de ajuda com o transporte, ele recusou todas. Nunca compreendi se sua relutância se devia a orgulho, senso de dever ou outro impulso oculto.

Depois que controlamos as dores de Maria, ela passou a contar com alegria sobre seus dias de namoro.

— Peter era um partidão – falou com orgulho. — Todas as garotas gostavam dele, sabia?

— Durante o verão, ciente de que aqueles meses provavelmente seriam seus últimos, Maria tomara uma atitude resoluta, ainda que às escondidas.

— Enchi o freezer de frutas — contou-me certo dia.

Enquanto ainda tinha energia para visitar o hortifrúti perto de casa, ela fizera questão de fazer o pequeno trajeto sob o sol, com Pete. Foi uma temporada frutífera, e as prateleiras do congelador logo se encheram de morangos, framboesas e amoras, cuidadosamente porcionados em potes e sacos etiquetados. Uma herança silenciosa – a suculência do verão – à espera de arrebatá-lo com a lembrança de dias tão preciosos compartilhados com a esposa amada.

— Peter não vai passar fome no próximo inverno – disse ela com orgulho.

Mas não parava por aí.

— A largura dos peixes é que é um problema – mencionou Maria um dia.

— Oi? – respondi, me perguntando por um instante se um delírio estava se formando na mente da senhorinha.

— Não entra na cabeça de Pete que peixes diferentes têm larguras diferentes. Antes de vir para cá, eu estava tentando ensiná-lo a usar o micro-ondas. Que um pedaço de bacalhau vai demorar seis minutos, enquanto um filé de linguado, apenas quatro. Está tudo preparado no freezer, só não sei se ele vai lembrar que a largura faz diferença.

Naquela noite, me peguei encantada pela devoção dessa mulher ao bem-estar do marido, a ponto de, mesmo morrendo de câncer, se propor a ensiná-lo a sobreviver sem ela, a encontrar maneiras de alimentá-lo do além-túmulo, na desolação e nos dias difíceis que viriam. Haveria, me perguntei, algum símbolo de amor mais tocante do que o freezer carregado de frutas e de peixe empanado?

Agora, a preocupação mais urgente de Maria era o custo das exaustivas viagens de ida e volta que o marido fazia todos os dias. Ele estava visivelmente exausto, com o rosto tenso e pálido. Às vezes, parecia estar no seu limite. Não me escapou também que a pergunta de Maria sobre o quanto Pete ainda teria de suportar o desgaste era uma forma indireta de perguntar pelo próprio prognóstico. Por algum tempo, conversamos sobre a rapidez com que ela mudara desde sua chegada, sobre o cansaço que tomara conta de seu corpo até se transformar numa força opressiva.

Ela me olhou diretamente nos olhos.

— Sabe, sinto que estou nos últimos dias – comentou. — E não estou com medo, estou pronta.

Atentei para as bochechas encovadas e a respiração rasa.

— Fico contente de saber que você não está com medo, Maria. Se isso mudar, não deixe de me falar, nós podemos ajudar. – Fiz uma pausa. — Você pode ter razão sobre o que disse, sobre estar nos últimos dias. Os pacientes muitas vezes têm uma noção poderosa de quando as coisas estão no fim, e geralmente estão certos. Essa é a minha opinião também, que você talvez tenha apenas alguns dias, e prometo que vamos fazer de tudo para cuidar de você.

— Cuide do Pete – Maria me instruiu. — Você poderia falar com ele? Dizer que falta pouco?

Seguindo seu desejo, naquela tarde convidei Pete para conversar a sós. Ele demonstrou hesitação ao pé da cama da esposa, não queria deixá-la.

— Vá lá, converse com ela – insistiu Maria. — Eu quero que você converse com a doutora.

Sentamo-nos na área de convivência, e eu cuidadosamente abordei o tópico do prognóstico.

— Maria sugeriu que conversássemos sobre o que vai acontecer a partir de agora – comecei –, mas somente se você se sentir confortável. Depende totalmente de você.

Para minha consternação, vi as lágrimas enchendo seus olhos. Logo no início da prática paliativa, você descobre que existem certos pacientes que são seu calcanhar de aquiles, pacientes cujo sofrimento é uma pontada em seu coração. Sempre imaginei que, no meu caso, seriam as mães de crianças pequenas – pela identificação, pelas muitas coisas compartilhadas –, mas, na verdade, para mim havia algo de singularmente comovente em homens idosos, casados por muitas décadas, que se desintegravam ante a perspectiva de perderem a esposa. É desconcertante a facilidade com que o câncer destrói essas representações masculinas de defesa e proteção. Pior ainda é a horrível percepção de que, após toda uma vida em que receberam cuidados domésticos, eles precisarão descobrir como sobreviver sozinhos.

Para Pete, essa circunstância tornava a morte da esposa um fato insuportável – o que ela havia intuído e por isso pedira minha ajuda. Entretanto, descobri que não haveria necessidade de ser brutalmente franca. Antes que eu pudesse continuar, as palavras dele vazaram, agudas, de uma vez.

— Eu sei que ela está partindo. Sei que o dia está chegando. Estou perdendo Maria. Ela está indo embora, não está?

Não sei se existem palavras para consolar um cônjuge que vê o amor de sua vida se esvaindo. Talvez, nesses momentos, o consolo deva ser incorporado: no fato físico de sua presença, no compartilhamento da dor em sua própria espinha. Fechei minha mão sobre a dele e apertei suavemente seus dedos. Com uma fungada, seus pulmões se encheram, e então seus ombros estremecerem em soluços.

Pensei nas frutas – o amor preservado na forma de frutas congeladas e porcionadas –, me perguntei se Pete conseguiria comer uma que fosse. Pensei em papai. Seria igualzinho para nós, quando a hora chegasse. E fui acometida por um súbito choque de clareza. O luto é a forma que o amor assume quando o outro morre. Assim, simplesmente, absolutamente, um se transforma em outro. E me dei conta de que essa dor, entre todas as dores, não pode ser amenizada. O forçoso preço do amor é entregar o coração desnudado para ser esmagado, achatado.

Uma vez desencadeada, a angústia de Pete pareceu se dissipar. Ele quis saber o que aconteceria a seguir. A morte tem uma biologia própria, uma constelação de sinais e sintomas relacionada ao desligamento dos órgãos. Escolhendo as palavras com bastante cuidado, passei a descrever as mudanças que poderíamos observar quando sua esposa entrasse na última fase da vida. Existem indícios, expliquei, de que o fim está próximo. As mãos podem ficar frias devido ao enfraquecimento do batimento cardíaco, que dificulta a tarefa de bombear sangue quente. A pele pode ficar pálida, talvez até ligeiramente azul. Provavelmente, nas últimas horas, nos últimos dias, ela cairia em uma inconsciência profunda. A respiração poderia se tornar desconcertantemente errática. Respirações profundas e trêmulas seguidas da mais longa pausa – durante a qual a família muitas vezes se mantém em suspense, perguntando-se horrorizada se outra respiração se seguirá. Imagine experimentar essa aflição cem vezes na noite – *Ele morreu? Não, ainda não, não desta vez, mas está perto*. Um pouco de saliva poderia se acumular no fundo da garganta, expliquei, o que não incomodaria Maria, mas provocaria um som gorgolejante de ar contra líquido. Esse som, mais do que qualquer outro, poderia causar grande angústia nos familiares, mas raramente, garanti, o paciente o percebia.

E – o que talvez fosse o fato mais tranquilizador que eu pretendia explicar – uma curiosa compaixão acompanhava os últimos dias de uma pessoa. À medida que falham, os principais órgãos do corpo – coração, pulmões, rins, fígado – têm a capacidade de anestesiar o cérebro, de provê-lo do bálsamo da inconsciência. A insuficiência pulmonar provoca sonolência devido ao excesso de dióxido de carbono na corrente sanguínea. Uma falha no fígado ou nos rins faz que as toxinas se acumulem no sangue, turvando a consciência. Quando a pressão sanguínea cai em decorrência das falhas de um coração exausto, o cérebro, privado de seu suprimento de oxigênio, desacelera e se entrega ao esquecimento.

— Provavelmente será tranquilo – falei a Pete, e era a mais pura verdade. — O final costuma ser pacífico.

Qualquer que seja a doença – câncer, insuficiência cardíaca, cirrose, diabetes –, no final, os moribundos tornam-se muito mais semelhantes entre si do que aqueles que, com um diagnóstico semelhante, continuam vivendo. No entanto, raramente, ou nunca, a morte se apresenta tal como é ensinada na faculdade de medicina. Não é de admirar que os familiares se sintam terrivelmente à deriva, se até mesmo os médicos estão mal equipados para navegar nessas águas.

Quanto ao tempo, expliquei, o melhor era se guiar pelo que havia acontecido até agora. Quando alguém se transforma no período de semanas, suspeitamos que lhe restam semanas também. Se as mudanças ocorrem diariamente, é mais provável que a expectativa de vida seja de dias. Quando a deterioração se dá a cada hora, é nesse ponto que geralmente chamamos a família, pois suspeitamos que o fim chegará muito em breve.

No caso de Maria, suas próprias previsões se mostraram corretas. Alguns dias depois de me pedir para falar com o marido, sua insuficiência renal começou a obscurecer o funcionamento de sua mente. Certa manhã, essa mulher inteligente, iluminada e destemida já não pôde ser despertada. As enfermeiras telefonaram para Pete para dizer que ela estava morrendo. Pela primeira vez – e apenas desta vez –, ele permitiu que enviássemos um motorista voluntário para buscá-lo. Quando chegou, sentou-se ao lado da cama dela, como sempre fazia, joelhos encostados no cobertor, palma com palma. Desta vez, porém, apesar de envolvidas pelo calor das mãos do marido, as de Maria tornavam-se frias e pálidas.

Os primeiros nove meses da doença de papai compreenderam o drama de uma grande cirurgia seguido do tédio interminável da quimioterapia. Depois de ser cortado do esterno à pélvis, ele se curou com uma rapidez notável. E, tendo decidido que não havia tempo a perder com a convalescência, passou, no dia seguinte à cirurgia, a andar para cima e para baixo na unidade em que estava internado. Assim que se recuperou, no entanto, ele e mamãe foram forçados a se adaptar ao fato de que cada centímetro da vida de papai fora completamente sequestrado por dois ditadores inflexíveis, fluorouracil e oxaliplatina. O regime de quimioterapia à base de platina provou ser brutal.

— Nietzsche não sabia de nada – declarou papai um dia. Ele estava se referindo, entendi, à virilidade crassa do famoso aforismo do final do século XIX: "O que não me mata me torna mais forte".

— Pois eu não poderia estar mais de acordo – respondi. — Você sabia que essa frase em particular de Nietzsche foi transformada no lema dos acampamentos da Juventude Hitlerista?

— Verdade. Uma bobagem sem tamanho.

A pérfida verdade sobre a quimioterapia, como papai rapidamente descobriu, era que cada dose da droga, imprecisamente direcionada às células cancerosas, causava estragos cumulativos no resto do corpo. O pior era a dor em seus nervos já danificados, crus e retalhados pela interferência da platina. Seu paladar estava embotado para sempre, a boca e a pele, propensas a rachar e sangrar. O cansaço invadiu seus ossos, às vezes derrubando-o na cama por dias inteiros, fazendo-o perder preciosas porções de vida. Semana após semana, ele estava se enfraquecendo, diminuindo, perdendo vitalidade. Mamãe, meu irmão, minha irmã e eu nos tornamos espectadores ineficazes, impotentes.

Suponho que, num sentido, tive sorte. Desde que foi diagnosticado, papai sempre me telefonava para discutir as nuances dos tratamentos, as chances, as opções, o prognóstico. Agora um médico à deriva em águas desconhecidas, privado do lastro de seu antigo papel de cuidar dos outros, ele precisava analisar cada detalhe com um colega profissional em quem confiasse. Ao menos isso, as longas discussões diárias ao telefone, depois que tivesse cuidado das crianças, eu podia lhe oferecer. Não era totalmente impotente, afinal. Durante uma dessas conversas, ele brincou:

— Os seus pacientes do hospital são obrigados a dividir você, Rachel. Só eu recebo atenção irrestrita.

— Para você, nada menos do que o plano platina.

— Nem mencione essa maldita palavra!

Cada vez que ele ria durante nossos telefonemas, eu tentava não chorar depois.

Se ofereci algo a papai nessas conversas, foram pequenas doses de calma e de desapego doutorais, baseadas em fatos e evidências. A essa altura, eu já era especialista no tratamento de câncer colorretal; havia estudado avidamente todas as últimas publicações. Nessas conversas, eu sufocava a filha em mim – estaria ferrada se fosse indulgente com ela. Mantive a plena consciência de que médicos não devem tratar alguém de sua intimidade, já que as conexões emocionais geram o risco de distorcer o juízo médico. Entretanto, neste caso, eu era a caixa de ressonância, e não o profissional que tomaria as decisões. Tentei suprimir minhas opiniões com a mesma dureza que usei contra o sentimentalismo. Como todos os pacientes, papai precisava explorar e desenvolver suas próprias opiniões.

Ao longo da quimioterapia, ele boiou numa quimera. A ilusão de que poderia ser um asterisco nas estatísticas, um dos raros e sortudos indivíduos com câncer agressivo no estágio quatro que sobrevivem às previsões mais sombrias dos médicos. Todo mundo conhece um asterisco. Em geral, eles não resistem à tentação de impressionar um novo paciente com sua história edificante de uma longevidade que desafia a morte. Papai mesmo conhecia uma ex-enfermeira do Serviço Nacional de Saúde, que também tivera câncer colorretal no estágio quatro, e que continuava forte e vigorosa uma década depois de ser informada de que tinha menos de seis meses de vida. Se ela havia conseguido, ele não poderia deixar de alimentar esperança, talvez ele também conseguisse. Afinal, quer queira, quer não, alguém sempre ganha na loteria.

Vi meu pai atravessar as várias fases da oncologia desesperada, vi seu coração saltar da esperança para o desapontamento ao contrabalançar o custo físico dos meses de quimioterapia e a chance teórica, por menor que fosse, de milagrosamente driblar as estatísticas. Permaneci calada. Só a sua opinião importava. Cada tomografia, cada exame de sangue era um novo golpe. Após os primeiros três meses de quimioterapia, uma tomografia computadorizada de reestadiamento mostrou que tudo tinha sido em vão. Mais câncer, mais disseminado. O apetite das células mutantes era insaciável. Papai prontamente passou para um coquetel alternativo de venenos. Intimamente, eu preferia que não o tivesse feito. Então, depois de mais três meses no novo regime, os marcadores tumorais em seu sangue revelaram um novo avanço da doença. Papai havia chegado ao fim da estrada.

— Para ser honesto, acho que não suporto mais quimioterapia - disse ele ao telefone naquela noite.

— Sim - concordei. — Foi muito desgastante, né, pai?

— Na verdade, não vejo a hora de viver sem isso, Rachel.

Quase cedi ante aquela tentativa de ser corajoso - o olhar determinado para o futuro -, sendo que o que papai estava enfrentando era o fato bruto de que já não havia nada entre ele e seu câncer. Sem atrasos, sem adiamentos, sem invenções médicas. Deste momento em diante, a doença seguiria seu curso natural. E, como médico, ele sabia muito bem o provável destino final. Enquanto ele falava, a voz inabalável, despojada de qualquer ilusão, eu nunca me senti tão orgulhosa de meu pai.

12

Maravilhamento

A maneira como vivemos os dias é, por óbvio,
a maneira como vivemos a vida.

Annie Dillard, *The Writing Life*

Ninguém é capaz de habitar o presente como os ases do agora que são nossas crianças.

Escondido em um canto sonolento do distrito de Bloomsbury, em Londres, fica um santuário moderno consagrado à capacidade infantil de se deslumbrar. O Foundling Museum conta a história do Foundling Hospital, a primeira instituição de caridade infantil da Grã-Bretanha, fundada em 1739.

Londres era então uma cidade devastada por doenças, poluição e pobreza. A cada ano, centenas de bebês eram abandonados em todos os cantos da metrópole – na soleira das portas, dentro de igrejas e até mesmo em lixões. As crianças abandonadas, os enjeitados, muitas vezes morriam ali mesmo, na rua. O objetivo do hospital era oferecer um lar aos bebês que, na falta de alternativa, seriam abandonados; os pais desesperados poderiam entregar seus filhos a um lugar que cuidaria deles. Não era exatamente um hospital, era mais um orfanato para crianças cujos pais empobrecidos, embora muito vivos, tinham a mesma condição de criá-las que teriam se estivessem enterrados dois metros abaixo do solo.

Hoje, o museu trabalha em estreita colaboração com outra instituição londrina de renome mundial, o Great Ormond Street Hospital for Children. O hospital e o museu unem-se periodicamente para permitir que os jovens pacientes criem instalações de arte, que depois são exibidas no museu. O projeto, que capta de forma tão bela a perspectiva infantil do gozo do momento presente, é chamado Mead's Mysterious Medicines. (O dr. Richard Mead – um médico da realeza do século XVIII e o primeiro médico do Foundling Hospital – era conhecido por suas poções restauradoras, cujos ingredientes ele mantinha em zeloso segredo).

Cativados pela ideia de elixires secretos, os artistas do museu fizeram a seguinte pergunta a crianças internadas na ala de transplante de medula óssea do Great Ormond Street: se você pudesse criar seu próprio remédio, do que ele seria composto e qual seria seu efeito? Os resultados foram apresentados em minúsculas prateleiras no museu. Fileiras e mais fileiras de imitações de frascos de remédios contendo uma pílula placebo, cada um meticulosamente rotulado com os objetivos e ingredientes. Coletivamente, eles capturavam as esperanças e os anseios de crianças que enfrentavam doenças potencialmente fatais, geralmente o câncer. Na época do projeto, alguns desses jovens pacientes tinham idade para saber não só que talvez não sobrevivessem à doença, mas que sua única chance de cura era um tratamento, um transplante, que por si só poderia ser fatal.

Pouco depois que meu pai decidiu abandonar a quimioterapia, passei por acaso pelo Foundling Museum. Excepcionalmente naquele dia, eu tinha algumas horas para mim mesma e, embora o calor do verão me atraísse para as ruas e parques de Londres – a temperatura convidava a um banho de sol –, havia anos que eu queria visitar o museu. Renunciar ao céu azul pela esterilidade de um espaço com ar-condicionado pareceu, por um momento, uma loucura.

Eu não podia estar mais enganada. Ao me deparar com os medicamentos misteriosos da instalação, fiquei paralisada. Enraizada diante dos minúsculos frascos de remédio, li avidamente cada rótulo. Um único deles bastaria para fazer meu coração se apertar; em conjunto, eles foram devastadores.

"Este medicamento me faz virar um super-herói e voar para longe", escreveu uma criança. "Ingredientes: pizza, asas, super-heróis, sangue novo."

Outra escreveu: "Este medicamento faz isso desaparecer. Eu não quero isso. Ingredientes: praia, pedras, o cheiro do mar e das algas".

O frasco seguinte levava o seguinte rótulo: "Este medicamento me deixa menos triste. Ingredientes: chocolate, meu quarto, mamãe, papai".

O próximo: "Este medicamento vai me fazer muito bem. Ingredientes: arco-íris, lasanha, suco de laranja, leite com chocolate, arte, um suricato, meus dois coelhos, Clover e Bluebell, leite".

"Este medicamento vai me fazer voltar para casa e nunca mais voltar para o hospital. Ingredientes: um alienígena, papai, minha irmã Rosie, morangos, brincar no parque, um jantar gostoso, pudim de chocolate e calda de chocolate."

"Este medicamento faz os ossos da má-sorte saírem de mim e o ouro da sorte entrar em mim. Ingredientes: eletricidade, um tigre, poções poderosas, chocolate, bananas."

E, como essas, muitas outras.

Os frascos eram um portal para o mundo primitivo pelo qual nós adultos vagamos algum dia, no qual lasanhas e suricatos têm poderes mágicos, no qual o leite é tão desejado quanto o arco-íris, no qual as rochas da praia podem destruir o câncer – e no qual o chocolate às vezes supera mamãe e papai por seu poder de transformação absoluto.

Petrificada diante dos diminutos frascos, me peguei sussurrando suas palavras como um encantamento. Destilados dentro de vidro marrom, os amores, os medos, as esperanças e os sonhos de uma ala de meninos e meninas gravemente doentes. Era perfeitamente possível – sendo as graves doenças um jogo de azar – que meu filho ou minha filha um dia habitasse uma ala semelhante, pálidos e apáticos, com fios presos ao peito, sem cabelo, sem escola e sem jardim. De que seriam feitos seus feitiços? Como eles encheriam seu frasco? Mamãe e papai viriam antes ou depois do *slime* de Finn, ou do lagarto de estimação de Abbey?

A natureza se destaca nos medicamentos misteriosos da instalação. Misturados aos anseios, selecionados pelas crianças por seu poder de cura, temos: arco-íris, coelhos, algas, cascos de cavalo, florestas, lavanda, ondas do mar, verão, rio, cheiro da brisa do mar, pingos de chuva, ar livre, hortelã, pedras, narcisos, margaridas e orvalho. Embora presas à cama, aquelas crianças, através da imaginação, se lançaram pelo seu confinamento, libertaram-se, correram, espalharam-se como bolas de gude pelo hospital, aceleraram, percorreram num pulo a estrada que levava a ele, dando piruetas, saltos mortais para se livrar dos acessos e das camisolas, para, enfim, rolar na grama, mergulhar de cabeça nas ondas do mar, ralar o joelho nos pedregulhos, espiar os peixes em piscinas naturais, escalar árvores.

Um dia, algumas semanas depois de papai ter decidido renunciar à quimioterapia, ele, mamãe e eu saímos para caminhar pelos campos que ele costumava percorrer havia quarenta anos. Papai conhecia cada curva, cada buraco, os cheiros, as texturas, as dádivas, as surpresas. Os pontos em que, mesmo em pleno verão, o solo seria pantanoso. A clareira na qual, com sorte, era possível encontrar um cervo. A vala em que certa vez perdemos temporariamente nosso labrador, que afundava como pedra nos três metros de neve. A árvore preferida das corujas.

Naquele dia, a paisagem de papai incandescia com o sol. Eu estava preocupada que possíveis efeitos colaterais remanescentes da quimioterapia o deixassem vulnerável a ferozes queimaduras, mas ele apenas amarrou os cadarços e saiu pisando duro pela grama, rindo dos resmungos da filha médica sobre mangas compridas e chapéus. Dolorosamente ciente de que seus dias estavam contados, ele sabia que essa janela de relativa saúde logo seria fechada pelo câncer. Papai poderia ter se prostrado por dentro, com a cabeça entre as mãos, a imaginar as células se dividindo, invadindo, dominando; em vez disso, porém, ergueu o rosto para o céu no qual, exatamente como nas minhas lembranças de infância, cotovias suspendiam-se e piavam alegres, cantando a plenos pulmõezinhos. Papai observou a vida que o rodeava, e ela o nutriu; mesmo enquanto o câncer o consumia, aquela vida acontecia gloriosamente.

O conceito de agora de Dennis Potter – o elevado imediatismo de cada momento vivido – pode fornecer consolo em face da morte? Para alguém que cuida diariamente de pessoas que estão morrendo, tal questão é tudo menos teórica. Tenho receio de oferecer aos meus pacientes um conforto chinfrim. A menos que conquiste, como Potter, o direito de falar sobre morrer por experiência própria, como saber se suas tentativas de consolo não são mal compreendidas ou, pior, banais, meros clichês?

Quando recém-formada, cheia da confiança cega da juventude, eu detestava os chavões e a loquacidade da autoajuda de mercado. Nas livrarias, franzia o cenho diante da quantidade industrial de brochuras com títulos como *Felicidade: seu mapa para a alegria interior* – embora não tenha passado batido por mim a agradável brevidade de *Desfoda-se*.

Mas, no final dos meus vinte anos, lentamente me dei conta de que, sendo eu mesma uma perfeccionista insegura, provavelmente poderia me beneficiar de uma autoajuda própria. Redimida, criei minha estratégia secreta para controlar a ansiedade, que batizei de "o princípio do leito de morte". Do ponto de vista da estratégia em si, era bastante primitiva. Afinal, sua extrapolação lógica era uma orgia de hedonismo desenfreado – não necessariamente a melhor abordagem com vista a uma vida produtiva. No entanto, quando tomada pela dúvida, com medo de fracassar, eu encontrava alguma perspectiva perguntando a mim mesma: *Você se importaria com isso em seu leito de morte? Honestamente, Rach, você daria a mínima para isso?*

A grande força do ponto de vista da mortalha reside no fato de que, a partir dele, quase nada importa. Todos sabemos, no fundo, que as maravilhas da vida estão nas pequenas coisas. Ninguém, defronte à morte, pensa como seria se a merda do *Lancet* tivesse aceitado aquele meu artigo médico, se a rainha tivesse me consagrado cavaleiro, se eu tivesse ganhado mais dinheiro, obtido fama. Essa estratégia de invocar o leito de morte me mostrou, a mim que era uma jovem insegura, que era plausível rebaixar meus altos padrões obsessivos e me concentrar naquilo que faz a vida valer a pena, seja a presença de um ente querido, ou a luz do sol no rosto, ou uma mão calorosa em torno da sua.

Para papai, é claro, como para meus pacientes, não se tratava de um exercício de pensamento. Ele de fato se achava diante de seu leito de morte. Embora perfeitamente ciente da brevidade da própria vida, a natureza o imbuiu de uma vontade insaciável de existir no tempo presente. Antes de me especializar em medicina paliativa, eu imaginava o contrário, que a bruta vitalidade da natureza fosse recebida como uma afronta por pessoas tão próximas do fim – como uma espécie de abundância impudente, um embaraço de riquezas. Na verdade, no hospice, me impressionam a frequência e a intensidade com que, no final da vida, pacientes encontram conforto no mundo natural.

Um paciente em particular nos deixou a todos perplexos. Ex-paisagista, sua vida fora vivida ao ar livre. Agora, uma testa franzida e braços agitados era tudo o que tínhamos. O gemido indistinto, a maneira como o paciente jogava a cabeça de um lado para o outro significavam uma angústia não expressa. Tentamos conversar, escutar, morfina. Sua agitação só aumentava.

Todos os cânceres têm a capacidade de devastar o corpo, mas cada um o ataca de maneiras distintas. Uma das crueldades específicas do câncer de língua é privar a pessoa da fala. Alguns de nós cogitamos que o paciente sofria de agitação terminal, um estado de ansiedade aguçada que às vezes se desenvolve perto do fim da vida. Entretanto, o médico mais jovem da equipe, Nicholas, estava convencido de que era possível desvendar a fonte da angústia do paciente e se ofereceu para passar um tempo no quarto.

Uma hora depois, ele reapareceu.

— Dá para entender o que ele diz — anunciou Nicholas. — A gente só precisa querer escutar.

Quando retornei ao quarto, a cadeira reclinável que o paciente – um homem alto e anguloso na casa dos oitenta anos – até então sacudia violentamente estava agora virada para o jardim e as portas duplas do quarto estavam escancaradas. Ele se achava sentado calmamente, hipnotizado pelas árvores e pelo céu. Tudo o que desejava era a vista.

É difícil imaginar um exemplo mais poderoso do potencial da natureza para acalmar. Um crescente conjunto de estudos sobre a relação entre saúde e natureza sugere de forma mais ampla os benefícios à saúde de abrir os hospitais ao mundo natural ou, melhor ainda, trazer esse mundo para dentro do hospital. Em um já clássico artigo de 1984 na revista norte-americana *Science*, o psicólogo ambiental Roger Ulrich procurou quantificar as "influências restauradoras" que a atribuição de um quarto com vista para um ambiente natural exerceria sobre um paciente.

No artigo, Ulrich analisou o índice de recuperação de pacientes submetidos a cirurgia da vesícula biliar em um hospital suburbano da Pensilvânia, entre 1972 e 1981. Pacientes cujo quarto possuía, ao lado da cama, uma janela que dava para árvores frondosas se curavam, em média, um dia mais rápido do que aqueles postos diante de uma parede de tijolos; precisavam de menos analgésicos; e apresentavam menos complicações pós-operatórias.

Até mesmo fotografias de paisagens podem reduzir os níveis de dor e de estresse dos pacientes. Em um estudo subsequente, em 1993, Ulrich e seus colegas designaram aleatoriamente cento e sessenta pacientes de cirurgia cardíaca internados em uma unidade de terapia intensiva para uma de seis visões: a simulação de "vistas de janela" de uma grande fotografia de um riacho brilhante e cercado de árvores ou de uma floresta escura, uma de duas pinturas abstratas, um painel branco ou uma parede vazia. Os pacientes designados para a paisagem da água e das árvores se mostraram estatisticamente menos ansiosos e precisaram de menos doses de analgésicos do que os que observaram a fotografia da floresta mais sombria, a arte abstrata ou nenhuma foto. Estudos mais recentes demonstram os benefícios da "terapia de distração", que usa imagens e sons da natureza para reduzir a dor e o sofrimento de procedimentos médicos invasivos, como a broncoscopia. A natureza, ao que parece, é o elixir de si mesma.

— Hoje fala-se muito em estar no "momento presente", né? Para não se estressar com coisas sem importância. Nesse sentido, sim, o câncer é uma lição de vida, com certeza - disse-me ironicamente Diane Finch. Ela sorriu. — Não há nada como um diagnóstico secundário de câncer de mama para fazer sumir completamente o estresse pela pilha de louça acumulada na pia, por exemplo.

Conheci Diane no dia em que seu oncologista lhe deu a devastadora notícia de que a quimioterapia paliativa - drogas destinadas não a curar, mas a prolongar a vida - já não era uma opção. Desse ponto em diante, seu câncer seguiria um curso desimpedido pela medicina.

— Meu primeiro pensamento, meu desejo, foi levantar da cama e ir para um espaço aberto - ela me explicou mais tarde. — Precisava respirar ar fresco, ouvir sons da natureza, longe do hospital, das salas de tratamento. Existe algo especial em estar ao ar livre, algo inigualável. O espaço, a conexão com o céu.

Conversávamos entre xícaras de chá no jardim de Diane, profuso de flores e cantos de pássaros. Mais cedo, nas árvores que nos encimavam, alguns pega-rabudas haviam conduzido uma blitz em um ninho com bebês pintassilgos. A poucos metros de distância, havia um pequeno lago, recentemente escavado pelo marido de Diane, Ed, e por seu filho, Douglas, agora cheio de tritões, para o deleite dela. O jardim, embora pequeno, fervilhava de vida selvagem.

Diane, cinquenta e um anos, fora diagnosticada com câncer de mama cinco anos antes. Seu filho, na época, tinha seis. O golpe mais difícil, ela me confidenciou, não foi o diagnóstico original, mas a revelação, vários anos depois, de que o câncer retornara.

— É aí que você percebe que não tem o que fazer. É isso e pronto. Você nunca vai se livrar dessa coisa. No primeiro diagnóstico, sempre existe a esperança de se curar, já o diagnóstico secundário não é curável. Aconteça o que acontecer de agora em diante, o câncer estará com você. Vai ser seu parceiro de vida.

Diane sabia que este verão seria o seu último. Meses antes, ao descobrir que o câncer havia se espalhado para o cérebro, ela fora tomada pela compulsão de sobreviver digitalmente e passara a documentar em seu computador cada pensamento e sentimento antes que eles, que ela mesma, se perdessem para sempre.

— Quando fiz radioterapia no cérebro, senti que algo havia se rompido, que eu tinha perdido alguma coisa. E que precisava registrar, armazenar tudo o que dizia. Tinha a sensação de que tudo estava escapando de mim, de que, se não escrevesse aquilo, perderia uma parte de mim.

Um dia, entretanto, enquanto digitava freneticamente, ela ouviu o canto de um pássaro do lado de fora da janela aberta. Diane então se deteve, surpresa. A experiência a libertou dos esforços frenéticos de autopreservação.

— Não sei explicar, mas, quando ouvi o melro cantando no jardim, achei incrivelmente calmante. Pensei: *Haverá outros melros. Com canções muito semelhantes.* Assim como houve outras pessoas antes de mim com o meu diagnóstico. Outras pessoas morreram da mesma forma que eu morrerei. E é natural. É uma progressão natural. Câncer faz parte da natureza também, e isso é algo que tenho que aceitar, algo com que tenho que aprender a viver e morrer.

Inspirada pelo melro, Diane trabalhou com a musicoterapeuta do hospice para escrever uma música própria, uma canção que, em suas palavras, acalmasse o medo de que "tudo fosse desaparecer, se perder para sempre". O ato da criação lhe trouxe paz.

Enquanto conversávamos na varanda, a voz de Douglas nos alcançou desde a janela aberta da cozinha. Claras, leves como ar, suas palavras compunham elas mesmas uma espécie de canção. Por um momento, Diane parou e ouviu. A melancolia moderou o brilho em seu olhar. Ela se recompôs e continuou:

— A natureza é maravilhosa. Ela nos dá vida, nos dá uns aos outros, nos dá todas as oportunidades de amar e de ser amados, nos dá este mundo maravilhoso em que vivemos, as plantas e os pássaros e os animais. A natureza nos dá nossos filhos. E, claro, o câncer também faz parte da natureza. Meu próprio corpo me deu câncer. Tive que aceitar que não posso ter um sem ter o outro. A natureza funciona em ciclos, como as estações ou as ondas, e, assim como o outono é a estação do desflorescimento... bem, é o que minha vida está fazendo agora. Não posso controlar. Nenhum de nós pode. Temos que aceitar e fazer o melhor para cumprir nosso papel com graça e nos regozijar com as coisas boas que temos.

A equanimidade de Diane me impressionou. Se de um lado existe a retórica estrondosa do câncer, que fala de batalha e de conquista, um vocabulário desprezado por muitos pacientes – "Ela é uma lutadora"; "Ela é tão corajosa"; "Se tem alguém que pode vencer essa doença, é ela" –, de outro há este esforço diário para manter sob controle a tristeza e o medo e, ao mesmo tempo, viver cada novo dia da forma mais enriquecedora possível, enfrentando, aceitando, atraindo o apoio das pessoas mais próximas, e se deliciar com a abundância que o mundo apresenta. A natureza grita a plenos pulmões que tudo é fugaz, está se transformando, desaparecendo, que nada dura, que tudo é passageiro, e, ainda assim, como disse Gerard Manley Hopkins, "a natureza nunca se esgota". Também há renovação, renascimento, degelo, espalhamento. Filhotes, botões, começos. E o lugar de Diane nesses ciclos, nos ritmos da vida do planeta, a ajudou a aplacar o ímpeto de deter o tempo.

Algumas semanas depois de nos conhecermos, Diane se tornou minha paciente. Seu quarto no hospice parecia estar sempre repleto de sol, flores, pessoas, risos, cartões, presentes, com um doloroso luto ao canto. Ela era uma mulher adorada. Sua morte, quando veio, foi suave e comunal. A família permaneceu ao redor de sua cama até que, nas palavras do marido, escritas para seu panegírico, "certa manhã, no início de agosto, meu filho tomou a mão de Diane e eu tomei a mão dele, e as mãos das minhas irmãs, e a mão de Steve, que tomou a mão de Diane. E ela suspirou uma vez mais, e assim foi. Um círculo. Uma corrente. Fitas, novelos de amor".

Quando uso o termo "suave", não é para transmitir algo falso. A ausência de dor e de angústia nos últimos dias de Diane pode ter trazido certa tranquilidade para o seu leito. Isso não quer dizer, porém, que, para aqueles que a amavam, sua morte não foi angustiante, terrível. Como poderia não ser, tendo em vista o quanto era amada? A angústia, como vinha me mostrando a doença de meu pai, era o preço inevitável do amor. Como disse o marido de Diane depois: "É difícil, sabe? Uma história que começa com a gente voando através de continentes, escalando montanhas, rindo na cara de uma tempestade, e que acaba na cama de um hospice. Com uma máquina injetando drogas no braço. Um tubo que carrega a urina. Pequenos goles num canudo. Sonolência, e um fim. Que roubo. Que traição".

Naquele verão, eu me sentaria entre os amigos e familiares de Diane em seu funeral, e a música que ela escrevera seria tocada. Sua voz se fez ouvir tão legítima e exultante como a de um melro, e todos ficamos fascinados. O trecho que mais gostei foi este:

> Abra a sua porta
> O canto de pássaros ecoa
> Venha, venha
> Diz o senhor Melro.
> Não há nada tão ruim
> Que não possa melhorar
> Basta decidir pela luz
> Em vez da escuridão.
> Um tempo roubado
> Um tempo retomado
> E assim a cada passo
> Uma lufada de ar fresco.

Olhei para os rostos à minha volta, para as lágrimas e os sorrisos, a dor confusamente misturada com contentamento, e depois olhei através das janelas do crematório para os campos de trigo, pesados antes da colheita. O verão estava alcançando o outono; o mundo estava mudando. E pensei no poema "An Arundel Tomb", de Philip Larkin, cujo famoso último verso perdura desde 1956: "O que vai sobreviver de nós é o amor".

Você talvez pense que um hospice é um lugar atormentado pela contagem regressiva do tempo. Como alguém pode celebrar a instantaneidade dos momentos que lhe restam se o derradeiro está cada vez mais próximo? Em sua forma mais pungente, a resposta é simples: na impossibilidade de escolher, você simplesmente segue em frente, faz o melhor que pode. Se considera isso banal, então eu presto um desserviço aos meus pacientes. A capacidade deles de habitar o presente, de assim desafiar o futuro, sempre me surpreende.

Como me surpreendeu o meu pai. Primeiro, mamãe o levou para uma pequena lua de mel (afinal, não são apenas os jovens apaixonados que merecem se divertir). Eles relembraram seus dias de romance no porto militar de Plymouth – voltaram ao hospital naval onde se conheceram, à praia onde, na juventude, se sentavam para comer peixe frito com batata, e à igreja onde se casaram, quarenta e sete anos antes. A nostalgia se fundia a uma libertação. Com a vida já não mais ditada por sessões de quimioterapia, papai se deleitava com a possibilidade de fazer o que bem entendesse.

— Me sinto ótimo, Rachel – contou-me certa noite. — Devia ter feito isso antes. Não me sinto mal, tenho mais energia. É incrível.

Inspirado pelo sucesso de Plymouth, papai, adepto dos extremismos, decidiu levar a esposa de carro até as montanhas do noroeste da Escócia. Não fiz nenhuma ressalva. Uma viagem de quase dois mil quilômetros para um homem cujo corpo estava fora do alcance até mesmo da quimioterapia paliativa: loucura ou totalmente sensata? Se a vida é, nas palavras da poetisa Mary Oliver, selvagem e preciosa, então não há nada a perder. Papai despreocupadamente dedicou o que restava dele a um lugar que incita uma vida rebelde, as montanhas corcundas e pontudas de Torridon.

Os picos de arenito da paisagem glacial estão entre os mais antigos e espetaculares da Grã-Bretanha. Quando eu era criança, papai me conduziu pelos pináculos de Liathach, que eram sobrevoados por águias douradas, e se derramavam em paredes de rocha escarpada. Um movimento errático, um escorregão da bota, e você poderia estilhaçar seu cérebro imprudente lá embaixo. Descobri a estranha felicidade que há em percorrer uma paisagem absolutamente indiferente à sua vida. Quando finalmente me vi ao lado de papai no topo, senti-me, exultante e trêmula, como que embriagada da minha própria imprudência. Lá em cima, não éramos nada, não éramos nem grãos de areia. Nunca vi mundo mais vasto.

Ao longo dos anos, papai retornou muitas vezes a Torridon. A selvageria do cenário o seduzia. Nesta última viagem, qualquer escalada estava fora de cogitação, é claro. Mesmo um passeio tranquilo representava um grande esforço para ele. Isso não foi um problema. No sopé da montanha com mamãe, ele escalava cada pico em sua imaginação, admirava-se com as escarpas de arenito, emocionava-se com a visão de uma águia. Não uma águia qualquer, a última águia. A última montanha. Os últimos lagostins escoceses na manteiga de alho. O último vislumbre de urzes, granitos, veados e quartzos. Sem um pingo de autopiedade, ele devorou cada momento.

Já em casa, encontramos um novo ritmo. Todas as quartas-feiras, ao fim do trabalho, eu tomava o sentido oeste e enfrentava o engarrafamento da rodovia para passar uma noite e um dia com meus pais em sua casa. Na soleira da porta, papai, cujas vértebras projetavam-se como sílex contra a camisa, me abraçava com força. Secretamente, eu avaliava a perda de peso desde a última semana. Mamãe preparava uma refeição para duas pessoas e meia, na esperança de aliciar o marido a jantar. Ele ainda saboreava seu peixe, seu omelete estranho e queijo, e comia para si, mas principalmente para nos agradar. Tinha total ciência de que a fadiga crescente era consequência do câncer, e não da perda de apetite. O tumor que se multiplicava dentro dele era voraz por combustível – primeiro a gordura, depois o músculo, que foi chupado dos ossos de papai. Eu conseguia envolver seu pulso com meu dedo e meu polegar. Suas roupas pareciam penduradas em seu corpo como lençóis no varal.

Apesar da magreza e da letargia crescentes, o ânimo de papai continuava extremamente vivo. A gente ria, xingava o quadragésimo quinto presidente e, como sempre, discutia asperamente sobre o Brexit. Certa manhã, ele quase me fez derrubar o bule de chá de tão alto que gritou "Gavião!" da pia da cozinha, gesticulando freneticamente para a pequena forma marrom no jardim. A necessidade de dissecar cada detalhe de sua saúde cessou. Não havia mais nada em jogo, nada disso tinha importância. Ele sabiamente se recusou a realizar novas tomografias e exames de sangue. Melhor não se informar sobre transtornos e dissoluções. Melhor, em vez disso, se concentrar no que o fazia se sentir humano. Dispensada temporariamente da função de médica *ad hoc*, reassumi com gratidão o papel de filha.

Numa tarde fria de domingo, depois de um fim de semana com meus pais, ele me deu carona à estação de trem. Talvez tenha sido a fadiga, talvez sua mente apenas estivesse em outro lugar, mas, ao se aproximar de uma rotatória, freou próximo de uma motocicleta. Não houve freada brusca, nenhum guincho de borracha contra o asfalto. A adrenalina de ninguém aumentou subitamente. No entanto, o motociclista decidiu nos perseguir por todo o caminho até a estação, pisando agressivamente no acelerador. Assim que papai estacionou, o homem estava lá, com seu mais de metro e oitenta, batendo os punhos no para-brisa e lançando insultos.

Papai passou as pernas esqueléticas sobre o banco, estremecendo ao se levantar. Indiferente à sua fragilidade e às repetidas desculpas, o homem só intensificou a torrente de abusos.

— Seu idiota de merda! Filho da puta! Que porra você pensa que está fazendo?

Um dedo cutucou o ar, cada vez mais perto do rosto de papai, na véspera da violência física. Curvado e submisso em face da invectiva, meu pai parecia dolorosamente vulnerável. Chocada, me coloquei entre ele e o agressor, forçando o grandalhão a me encarar.

— O que você acha que está fazendo? Pare de atacar meu pai! Ele já pediu desculpas! O que mais você quer? Se vai bater em alguém, bata em mim. Não bata em um velho. Bata em mim se isso vai fazer você se sentir melhor.

Foi um ato precipitado, tolo, totalmente impulsivo. O homem torreava acima de mim com os punhos erguidos. Fui tomada por um instinto de proteção em relação a meu pai tão forte quanto seria em relação a meus filhos. Foi o que pude fazer para não gritar: "Ele está morrendo de câncer! Você compreende isso? Ele está *morrendo*. E você vem piorar as coisas?".

O homem cuspiu no chão e saiu em disparada em sua moto ao mesmo tempo que meu trem chegou na estação. Papai me acompanhou, repetiu que estava bem, e eu corri para o vagão mais próximo. Uma vez sentada, não conseguia parar de tremer. A agressão, o rosnado, cada segundo tinha sido terrível. Porém, o que ficou em minha cabeça conforme a paisagem do campo passava na janela, uma correnteza ondulante de azul e verde, foi a percepção de que aquela inversão de papéis era definitiva. Papai, o colosso, a rocha, o mais sábio. Durante minha vida inteira, em cada dificuldade que passei, grande ou pequena, papai sempre soube o que fazer. Nas pias entupidas e nos pneus furados, no medo de meu próprio câncer e nos angustiantes primeiros dias de Finn em uma UTI neonatal, papai sempre esteve presente, me orientando e me protegendo. Agora, psicologicamente e fisicamente, era ele quem precisava de mim.

Uma década antes de ele saber que estava morrendo, meu pai e eu fizemos um pacto de morte. O acordo era que, uma vez formada médica, eu teria acesso à morfina com que poria fim à sua vida caso fosse diagnosticado com uma doença insuportável.

— Eu não aguentaria ser um vegetal, Rachel – disse ele. — Se eu ficar demente, se eu sofrer um derrame catastrófico ou algo assim, quero que você me livre do meu sofrimento.

— Farei isso, papai, não se preocupe. Prometo.

Essa resposta, devo enfatizar, foi tão superficial quanto, provavelmente, desonesta. O que realmente pensei, embora não tenha dito na ocasião, foi que, se um conjunto de circunstâncias tão terríveis se apresentasse, eu seria forçada a avaliá-las. Mas, na época, não enxerguei nenhum benefício em me recusar a dar a meu pai as garantias que ele desejava. A sensação de controle mortal por meio das promessas da filha parecia ajudá-lo a lidar com a ideia de envelhecer.

Os votos foram renovados regularmente. Papai tinha um medo profundo e inflamado de perder a dignidade no nevoeiro de uma doença como a demência. Ele fazia questão de ocasionalmente confirmar que, se chegasse a hora, eu faria o que fosse necessário. Nunca questionei a ética dessa virtual mentira. Como suas promessas aos marinheiros com queimaduras no corpo inteiro, eu acreditava que com isso estava lhe dando o conforto necessário, ainda que suspeitasse ser incapaz de fazer o que ele me pedira. Estava agindo como filha, e não como médica.

Certo dia no hospice, me dei conta de que, desde o diagnóstico do câncer, papai não mencionara a morte assistida. Quando ela mais teria razão de ser – no enfrentamento do abismo, de um câncer terminal concreto –, ele não viu a necessidade de ressuscitar aquela conversa. E isso, pensei, não se devia a uma fé inabalável de que eu obteria as doses fatais de morfina. Era o contrário: ele parecia não precisar mais delas. A aceitação da morte lhe permitiu viver, saborear os momentos que restavam.

Mas o que dizer dos pacientes cujo medo de morrer é tal que não conseguem pensar em mais nada? Para quem a aceitação está fora de questão, tão terrível é o pavor existencial que os consome? O poema "Aubade", de Philip Larkin é, talvez, a maior representação da tanatofobia, a ansiedade causada por pensamentos de morte. Um aubade é, tradicionalmente, uma canção ou poema que anuncia alegremente o amanhecer, e em geral representa a despedida dos amantes na aurora. Mas o aubade de Larkin, escrito em 1977, é sombrio e irônico ao descrever o despertar do poeta na "escuridão silenciosa" após uma noite de bebedeira. Paralisado pelo medo, ele espera o amanhecer, terrivelmente ciente de que:

Até lá, vejo aquilo que está ali, de fato:
A morte infatigável, um dia mais perto

Essa perspectiva, para Larkin, é tão terrível que sua "mente se apaga ao clarão". Nada pode lhe trazer consolo, nem os truques da religião nem o argumento capcioso segundo o qual é irracional temer algo que, por definição, não se sentirá. Este, Larkin argumenta, é precisamente o ponto: pois o que poderia ser mais medonho do que a própria obliteração? E explica esse horror para nós:

Sem atinar que este é o medo: não ver, ouvir, tocar,
Cheirar, saborear, nada com que refletir,
Ou com que amar, ou a que se unir,
A anestesia da qual ninguém pode regressar.

Excepcionalmente, muito raramente, encontro pacientes moribundos que, como Larkin, estão tão angustiados com a perspectiva da morte iminente que nada é capaz de lhes oferecer conforto ou consolo. O ato de viver, à medida que a morte faz pressão, é uma terrível provação psicológica. Para o paciente que sofre de uma inquietude desesperada e intratável nas últimas horas ou dias de vida, uma opção de tratamento, um último recurso - quando os sintomas não podem ser aliviados por qualquer outro meio -, é a sedação profunda e contínua. O paciente se livra da angústia pela administração de sedativos até o ponto da inconsciência.

A sedação profunda e contínua é fundamentalmente diferente da morte assistida e da eutanásia, pois seu objetivo não é apressar a morte, e sim aliviar o sofrimento. A grande maioria dos pacientes não requer tal medida drástica. Normalmente, uma pequena dose de sedativo é suficiente para acalmar os medos de uma pessoa e lhe permitir interagir com os entes queridos e com o mundo.

Paradoxalmente, na medicina paliativa, encontra-se o outro extremo: pacientes que sofreram ao longo de toda a vida de tanatofobia incapacitante e para os quais o diagnóstico terminal é essencialmente curativo. Certa vez, cuidei de um homem cujo câncer de próstata se espalhara pelo esqueleto, causando múltiplas fraturas nas pernas e na coluna. Roger chegou ao hospice com fortes dores, paralisado da cintura para baixo, ciente de que estava nos últimos dias, ou semanas, de vida. Ainda assim, quando o encontrei pela primeira vez, ele levava um sorriso tão aberto que me perguntei se tinha entrado no quarto errado.

Em conversas nos dias subsequentes, ele pintou um quadro da angústia que vivera durante toda a vida.

— Ainda era criança quando pensei pela primeira vez em suicídio, Rachel. Sei que, sendo tão medroso em relação a morrer, isso parece ridículo, mas a ideia de não ser nada, de simplesmente deixar de ser, me deixava doente de pavor. A inutilidade da vida. Qual é a razão de continuar? De viver mais um dia de dor se tudo é tão fútil?

Roger, então na casa dos cinquenta anos, sofrera intermitentemente de ansiedade e depressão severas durante a vida e fora internado em diversas ocasiões no hospital psiquiátrico.

— Sei que Freud diria que meu medo da morte é, na verdade, um medo de outra coisa, um conflito infantil não resolvido ou o que quer que seja, mas ele estaria errado. Lembro da minha pele se arrepiar, ainda criança, ao perceber que cada vida humana acabará, incluindo a minha.

— E o que está acontecendo agora, Roger? - perguntei. — Não me leve a mal, mas você está em um hospice e ainda assim parece tão... feliz!

— Sim, eu sei, e estou mesmo. Posso dizer com convicção que saber que estou morrendo é a melhor coisa que já me aconteceu.

Nós dois começamos a rir. Era verdade. Depois que resolvemos a questão da dor, o comportamento de Roger foi o de um universitário em férias de verão.

— Me sinto livre - disse ele. — É a primeira vez na vida que me sinto relaxado. Não é bizarro? Nenhum dos meus medos me incomoda mais. A gentileza das enfermeiras, uma massagem pela manhã, passar um tempo com a família... eu simplesmente me tornei capaz de apreciar tudo isso sem me preocupar. É lindo.

Pelas suas últimas duas semanas, Roger se libertou da angústia de uma vida inteira. Conheceu, pela primeira e única vez, a sensação de estar em paz. Não foi a morte, afinal, que o libertou, mas o conhecimento de sua iminência.

13

O homem com o coração partido

Eu não entendo como se dá a cartada final,
Mas de algum modo se forma a conexão vital.

Elastica, "Connection"

É noite de sexta-feira; ainda não teve início a confusão do fechamento dos pubs, mas a atmosfera no pronto-socorro já está carregada e tensa. Um bêbado entoa cantos de torcida enquanto pressiona um maço de toalhas de papel encharcadas de sangue contra o ferimento no couro cabeludo. Algumas cadeiras ao lado, uma jovem grita insultos a seu parceiro. Na sala de espera principal, já sem nenhum assento vago, como de costume, a espera de oito horas para o atendimento se expressa no rosto tenso e zangado das pessoas, já no limite.

Para mim, tudo não passa de cenário de fundo. Meu foco é o homem atrás da cortina, o paciente que estou prestes a atender, identificado enigmaticamente no sistema como "Homem – problemas no marca-passo".

Estou intrigada. Um marca-passo é uma maravilha da medicina moderna. Um dispositivo minúsculo, do tamanho de uma caixa de fósforos, que consiste em um gerador, uma bateria e dois fios conhecidos como eletrodos de estimulação. Esse artefato é inserido cirurgicamente sob a pele do peito, logo abaixo da clavícula esquerda. Cada eletrodo de estimulação é conduzido através de um vaso sanguíneo até o coração, onde permanece, geralmente durante anos, pronto para, quando necessário, enviar ondas de eletricidade a fim de normalizar o batimento cardíaco.

A eletrofisiologia cardíaca é um negócio angustiante. Os sessenta ou setenta batimentos cardíacos por minuto – dois bilhões ao longo da vida – são normalmente acionados pelo marca-passo embutido no próprio coração, um grupo de células, algumas com cerca de cinco milímetros de largura, que gera o fluxo elétrico de cada contração cardíaca. Imagine uma chaleira elétrica, ou um *smartphone*, ou um carro, ou um computador que mantenha esse nível de rendimento, sem falha, por oito ou nove décadas. A evolução supera tranquilamente a engenharia. Entretanto, se uma doença desencadeia uma tempestade elétrica – fazendo o coração bater rápido demais, devagar demais ou erraticamente demais para manter a pressão arterial –, a pessoa pode desmaiar de repente ou, pior, sofrer uma parada cardíaca. A conquista dos engenheiros, essa admirável caixa de fósforos, é uma solução inteligente para o que, de outra forma, poderiam ser arritmias cardíacas fatais.

Espero que o paciente apresente um ECG dramático, com um traço raro, ou mesmo, se eu tiver sorte, um problema cardíaco que nunca vi. Sinto-me vagamente culpada pela curiosidade de conhecê-lo.

O sr. Richardson – Michael, como me permite chamá-lo – tem os braços magros e ossudos dobrados defensivamente ao redor do peito. Quase como se tivesse algo a esconder. Ele demonstra a furtividade de uma adolescente envergonhada pelos novos contornos de seu corpo. Michael, no entanto, tem oitenta anos ou mais. Parece completamente infeliz e desesperado para ir embora. Sorrio calorosamente ao me apresentar, com o intuito de deixá-lo à vontade.

— Eu sei que devia ter vindo antes – ele começa, mas então se afunda em um silêncio constrangedor e baixa o olhar.

— Não importa – asseguro. — O que vale é que você está aqui agora.

Ele olha para cima com a mesma inquietude.

— As enfermeiras contaram qual é o problema?

— Não, mas, seja o que for, estamos aqui para ajudar. É só isso o que importa, como eu disse.

Há certo rubor em sua face, e, enquanto o espero continuar, me pergunto se tem alguma infecção.

— Bem – diz inseguro, começando a descruzar os braços –, o problema é esta coisa aqui.

Conforme a camisola se abre com um suspense teatral, é o cheiro que me invade primeiro, o fedor de putrefação. Para meu horror, cuidadosamente embalado em ambas as mãos, vejo seu marca-passo, escorregadio de sangue e pus, pendurado desde um buraco em seu peito. Meu desejo instintivo – mais visceral do que médico – é meter a coisa de volta para dentro. Pinçar a pele ao redor, suturá-la, cobrir a cratera onde deveria haver carne.

Michael parece arrependido e envergonhado.

— Eu sei que devia ter vindo antes – diz novamente. — Você acha que consegue consertar para que eu possa ir para casa ainda hoje?

— Bem – respondo calmamente –, vamos dar um passo de cada vez. Não se preocupe, vamos resolver isso, mas talvez seja preciso mais tempo. Diga-me, como começou?

Num pronto-socorro, é imperativo ser adepto da inescrutabilidade. As exclamações que ameaçam escapar de você – "Quantas vezes?", "O serviço secreto obrigou você a fazer isso?", "Você diz que sentou em uma... alcachofra?" – devem ser instantaneamente transformadas em perguntas mais brandas, mais educadas e inócuas, que não revelem o menor indício de curiosidade. Neste caso, a pergunta que desejo fazer é: "Pelo que há de mais sagrado neste mundo, como foi que você deixou a infecção no seu peito se aprofundar, se espalhar e apodrecer até, *bam!*, explodir que nem um melão podre? Por que você não procurou ajuda antes?".

Mas, em um hospital, as coisas raramente são tão simples quanto parecem à primeira vista, e, de fato, a história que se segue não tem nada de injustificável. Algumas semanas atrás, Michael tinha ido ao hospital para substituir a bateria do marca-passo. Um procedimento simples, realizado em condições estéreis e com anestesia local, que deveria ter sido mera formalidade. Infelizmente para Michael, durante a abertura, escavação e recostura de seu peito, as condições foram menos que assépticas. Após alguns dias, ele começou a notar uma vermelhidão e dor no local dos pontos, porém as ignorou achando que desapareceriam em pouco tempo. À medida que a parede torácica latejava, inchava e ficava vermelha, crescia nele a convicção de que precisava de assistência médica. Afinal, estamos falando de um coração humano. A infecção causada por um dispositivo cujos fios foram instalados exatamente dentro das câmaras cardíacas não era de se ignorar.

Entretanto, havia algo que importava bem mais para Michael do que o próprio coração – era a sua esposa, com quem era casado havia cinquenta anos. Desde que Mary fora diagnosticada com demência, três anos antes, ele era seu único cuidador. Cozinhava para ela, a vestia, dava-lhe banho e a acalmava. Quando ela chorou por não se lembrar do nome da irmã, foi Michael quem a fez sorrir. Ele sabia que ela gostava de tomar leite quente e mel antes de dormir. Sabia que acariciar seu braço poderia conter o pânico crescente. Se ele ficasse internado no hospital, quem cuidaria de Mary?

Com medo de que, sem ele, a esposa acabasse num asilo, Michael ignorou a dor no peito pelo tempo que foi humanamente possível. Então, esta manhã, ao alcançar um prato no armário, sentiu a pele se rasgar. De repente, a camisa estava encharcada de um pus espesso. A infecção que ardera durante semanas dentro de seu peito tinha estourado a cicatriz do marca-passo, pondo à vista costelas e pulmões. Foi só quando se viu com um emaranhado de fios ensanguentados nas mãos que ele admitiu a derrota e chamou os socorristas.

Enquanto me contava a história, seus ombros cederam e Michael começou a chorar. Exatamente como ele temia, Mary fora levada pelo serviço social para um asilo de emergência, para sua própria proteção. Não havia parentes ou amigos que pudessem cuidar dela. E Mary não sobreviveria sozinha em casa. Agora, ela estava, Michael sabia, sozinha, confusa, abandonada e assustada, e ele, com o coração partido, literalmente.

Sentei-me a seu lado na cama e segurei sua mão.

— Fale-me sobre Mary – pedi gentilmente. — Como vocês dois se conheceram?

Ele apertou meus dedos ao descrever a jovem animada que gostava de dançar, de ir à praia, de uísque com gengibre. Eu sabia que os cardiologistas encontrariam um novo marca-passo e que, com sorte, em alguns dias, os antibióticos intravenosos curariam o homem. Mas percebi que seus esforços extraordinários para manter a esposa consigo estavam ficando cada vez mais desesperados. Sua tristeza tinha a ver, em parte, com aquele lar tão frágil que ele preservara a tanto custo e que agora talvez houvesse sido irrevogavelmente destruído.

— Michael, você foi incrível por manter Mary em casa – falei. — Que ato de amor impressionante. Você é um marido excepcional.

Eu esperava que essas palavras lhe oferecessem um pequeno consolo, porém não havia como amenizar sua angústia. Desolado, aos soluços, ele se virou para a parede quando saí para chamar os cardiologistas.

Naquela sexta-feira frenética no pronto-socorro, desejei ardentemente que Michael e Mary voltassem a compartilhar uma casa em um condomínio residencial, com o necessário para passarem juntos os dias restantes, que era só o que importava para ambos. Considerando os serviços sociais sucateados, entretanto, eu tinha consciência de que essa imagem estava mais para uma idealização, um sonho. Algo, porém, permaneceu como o fato incontestável que era, um testamento da bondade humana: nesse dia, eu conheci um homem que amou a esposa por sessenta anos a ponto de sacrificar o próprio coração pelo dela. E, no final, quando a morte se manifesta, sempre há isto, o amor dos outros. Maior do que a força do agora, maior do que a natureza, maior do que os momentos de prazer sensorial: o poder da conexão humana.

Às vezes, me pergunto se, caso soubesse o que acontece depois que um paciente morre em um hospice, Philip Larkin teria se sentido um pouco menos atormentado pela solidão da morte. Como uma mulher ateia, não tenho o consolo celestial, mas a vida logo após a morte de meus pacientes na Terra me apresenta uma transcendência própria. Como é tão comum, na vida como na morte, algumas das conexões humanas mais extraordinárias que ocorrem no hospice são construídas pelas enfermeiras.

Pouco depois de começar a trabalhar juntas, Nina e eu conversamos sobre o cuidado dos pacientes após a morte. Não era uma conversa trivial, já que cadáveres tendem a provocar repulsa. Entretanto, para nós, os pacientes continuam sendo nossos pacientes mesmo depois que uma doença os leva embora. O cuidado não cessa simultaneamente ao batimento cardíaco. Recentemente, o hospice inteiro ficou abalado com a morte de um paciente jovem demais.

— Não deve ter nada mais doloroso, não é? Digo, para os pais? - falou Nina. — Perder um filho, quando você que deveria partir primeiro.

— Sim - concordei. — Eu sinceramente acredito que sacrificaria minha vida se isso significasse a sobrevivência de Finn e Abbey. Não consigo nem imaginar a dor de perder os filhos.

Toby, o rapaz de quem comentávamos, era pouco mais do que uma criança - apenas dezenove anos - quando morreu de um raro distúrbio neurológico degenerativo. Ao longo das duas últimas semanas de sua vida, a mãe, Jackie, não saiu de seu lado. Fraco demais para se levantar e caminhar sozinho até uma cômoda ou o banheiro, Toby foi forçado a entregar sua dignidade às enfermeiras, que o mantinham limpo e confortável. Essa renúncia pode ser profundamente traumática para qualquer paciente, mas, para um rapaz tão jovem, mal chegado à idade adulta, a dependência a outras pessoas é mortificante.

O vínculo que Nina desenvolveu com Toby foi construído, em parte, pelo tato da enfermeira. Foi Nina, uma noite, quem inseriu o cateter pelo qual a urina de Toby se acumularia em uma bolsa, preservando-o assim da humilhação de urinar na própria roupa. Foi Nina quem trocou os lençóis e o pijama quando ele teve diarreia. E era Nina quem segurava sua mão nas primeiras horas da manhã, quando o pânico de Toby ameaçava dominá-lo e ele fazia um grande esforço para não chorar na frente da mãe. Nina testemunhou, respeitou e nunca ignorou sua dor. Nem seus soluços. Nem seu medo. Nem seus fluidos corporais. De doze em doze horas. Ela sempre conseguia fazê-lo sorrir. Até tentou, por insistência de Toby, jogar um jogo qualquer no Xbox, embora o veredito do rapaz, depois de enxugar as lágrimas de tanto gargalhar, tenha sido:

— Cara, melhor continuar sendo enfermeira!

Foi o tato de Nina, acima de tudo, que pareceu atenuar as angústias de Toby e, imediatamente após seu falecimento, foi também o tato dela que moldou a vida dele após a morte para sua família enlutada.

— Acho que é importante, não é? - refletiu Nina. — Os últimos dias, as últimas horas, são esses momentos que um ente querido nunca vai esquecer. Então, a gente sempre tenta fazer o melhor possível. Um toque cheiroso atrás das orelhas do paciente, uma boa limpeza da boca, que deixe os dentes e a língua perfeitos. Isso é muito importante. O cheiro, sabe? Precisa ser agradável, não pode ser horrível, ou as famílias sempre vão associar a morte a esse cheiro ruim. E a gente não quer isso.

No quarto de Toby, no momento de sua morte, estavam seu irmão, a irmã, o pai e a mãe. Eles fizeram vigília durante as vinte e quatro horas pelas quais a respiração de Toby oscilou. No instante do último suspiro - a pausa prolongada que devagar, sutilmente, se revelou não uma pausa, mas um final -, Nina estava com eles, cuidando do rapaz e de sua família. Quando a tempestade de lágrimas diminuiu, ela se ofereceu para lavar o corpo. Todos deixaram o quarto, exceto Jackie. Juntas, as duas mulheres, enfermeira e mãe, o despiram, o ensaboaram e o enxaguaram com uma esponja.

— Não sei como fazer isso – Jackie disse a Nina.

— Assim, veja. Devagar, com cuidado. Vamos deixá-lo completamente limpo e fresco.

A orientação de Nina foi hábil e respeitosa, e permitiu a Jackie cumprir de modo absoluto o papel de mãe.

— Sou eu mostrando ao meu filho que o amo – sussurrou Jackie. — Obrigada. Eu não imaginava que fosse capaz de fazer isso.

O restante da família voltou, e a irmã de Toby percebeu a barba por fazer do irmão.

— E o rosto dele, mãe? Ele odiava não estar com a barba feita.

E então, seguindo o exemplo de Nina, uma mãe e uma irmã de dezessete anos passaram creme nas bochechas pálidas de Toby e, com ternura, fizeram sua barba. Mesmo após a morte, ele foi filho, irmão, ser humano.

— Eu nunca vou esquecer este momento – a irmã de Toby falou para Nina, ainda com o aparelho de barbear na mão. — Não tinha ideia de que vocês fazem isso quando alguém morre. — E se virou para o irmão. — Eu te amo, Toby. Vou te amar para sempre.

Quando os médicos se esquecem de tratar os pacientes como pessoas, eventos terríveis podem ocorrer. Enquanto escrevo estas palavras, a imprensa britânica está cheia de manchetes chocantes sobre um eminente cirurgião hepatologista especializado em transplante, Simon Bramhall, que se confessou culpado de marcar suas iniciais no fígado de dois pacientes. Enquanto eles se achavam inconscientes, anestesiados e abertos em sua mesa de operação, Bramhall usou um coagulador de feixe de argônio, convencionalmente implantado para deter o sangramento intraoperatório, para queimar as letras SB em seu órgão.

— Foi um uso intencional e ilegal de força contra um paciente que estava anestesiado – declarou Elizabeth Reid, da promotoria, durante o julgamento do médico. — Marcar o fígado desses pacientes, de uma forma totalmente desnecessária, foi um ato deliberado e consciente de sua parte.

O caso provocou uma censura generalizada, porém não unânime. Vários pacientes cuja vida Bramhall salvara com o transplante de fígado se lançaram publicamente em sua defesa. A maioria das reações, entretanto, tanto dentro como fora da profissão médica, variava da consternação à repulsa. Embora as marcas não tenham, supostamente, causado dano físico, há uma arrogância assustadora em um ato cujo subtexto é: "Você é meu. Seu corpo está à minha disposição e posso fazer com ele o que eu quiser". Como comentou Joyce Robins, porta-voz da instituição de caridade Patient Concern:

— Estamos falando de um paciente, não de uma caderneta de autógrafos.

Como pode um médico pensar que é aceitável marcar os pacientes como gado? O caso se torna ainda mais chamativo pelo fato de que Bramhall não tinha a reputação de ser um monstro. Segundo todos os relatos, ele era um cirurgião habilidoso e até compassivo, que mantinha um relacionamento excelente com os pacientes. Bem, talvez o risco de gerar tais atitudes distorcidas em relação aos pacientes sempre vá existir enquanto a profissão exigir dos médicos que sigam suprimindo seus sentimentos, disfarçando sua angústia, fingindo audácia e arrojo.

Com frequência, espera-se do médico que, desde o primeiro dia, mantenha-se firme e não demonstre as emoções em face da angústia humana. Penso em meu amigo Tom, de vinte e seis anos, especialista em cuidados intensivos, que me contou sobre a noite que passou tentando com muito sacrifício estabilizar uma jovem na UTI. Da mesma idade que ele, ela fora atropelada por um carro na faixa de pedestres e sofrera graves ferimentos nas costas, no pescoço e na cabeça. Na reunião da manhã seguinte em que a equipe diurna dissecava brevemente os acontecimentos da noite, o médico-chefe avaliou os prontuários da jovem moribunda e disse:

— Que perda de tempo seu esforço durante a noite, hein, Tom? Você não viu que era inútil?

A obliteração daquela jovem vida, sua rejeição indiferente, provocou em Tom uma reação inesperada. Ele se deu conta de que seus olhos estavam se enchendo de lágrimas. Pelo restante da reunião, enquanto as lágrimas se derramavam por seu rosto, nenhum médico ou enfermeira na sala lotada foi capaz de entender que podia reconhecer a angústia do colega. Eles simplesmente fingiram não ver.

No hospice, acompanhar o evento da morte pode ser muito desgastante. Num dia ruim, há momentos em que o peso da tristeza é quase palpável; o ar fica tão denso que me sinto inalando dor pura. Mas tenho sorte. No meu trabalho, em um momento estou conversando com um pai e seus filhos sobre o fato de que a esposa/mãe está morrendo, e no seguinte, ao retornar ao computador, vejo que alguém deixou uma xícara de chá e alguns biscoitos em minha mesa. Nós nos agarramos uns aos outros, nós passamos por tudo juntos. Através dos pequenos atos de solidariedade – um abraço, um café, a oferta de uma conversa serena –, todos sentem que não precisam enfrentar os dias ruins por conta própria. Conexões vitais, humanas, podem ser muito significativas para os pacientes. Seria estranho se os negligenciássemos entre nós.

Conforme meu pai ficava mais fraco, passei a trabalhar com cada vez mais afinco. Sentia a necessidade desesperada de proporcionar a cada um dos meus pacientes uma morte, no mínimo, suave. De preferência, que fosse precedida por semanas ou dias vibrantes. Eu sabia perfeitamente que a tentativa de me provar que mesmo em seu instante derradeiro a morte podia ser bela, feliz, era uma compensação do medo pelo que aconteceria mais cedo ou mais tarde. Como se, ao armazenar dentro de mim muitos exemplos de morte tranquila, eu me tornasse capaz de suportar a de papai.

Certa manhã, chegou uma mensagem de texto de mamãe: "Ligue para mim. Seu pai está com dor".

Minha nuca formigou com um mau pressentimento. Expliquei o motivo aos meus colegas e corri para o jardim para telefonar.

— Ele não está bem - disse mamãe apressadamente. — Teve que tomar morfina. E não está funcionando. Fale com ele, ele quer falar com você.

Surgiu a voz de papai, um pouco confuso, desculpando-se, resmungando sobre não querer me incomodar no trabalho.

— Pai! - retruquei. — Por favor, não se preocupe com isso. Me conte o que está acontecendo.

Se por causa da morfina, da dor ou do medo, eu não sabia dizer, mas o vocabulário médico preciso e técnico de papai estava ofuscado por uma incoerência confusa. Peça por peça, uma imagem se formou em minha mente. Era seu fígado, eu tinha certeza, que inundava seu corpo em espasmos. Sua carne estava sendo dolorosamente esticada pelo peso crescente das metástases hepáticas.

— Pai, por favor, tome mais morfina. Com tanta dor assim, você não tem nada a perder. Vamos controlar isso primeiro para podermos pensar. Vou pedir para a mamãe ligar para o seu médico. Os esteroides talvez ajudem. Precisamos que você seja avaliado de maneira adequada.

A trajetória de uma doença é imprevisível. Por exemplo, atualmente estou cuidando de um homem que foi diagnosticado com câncer e recebeu uma previsão de vida de seis meses – isso há vinte anos. Com papai naquele momento, porém, eu tinha a dolorosa certeza de que o fim estava ao menos começando.

Vacilante, retornei à enfermaria e encontrei Laurie, a enfermeira--chefe.

— Sinto muito – balbuciei. — Acho que não consigo mais trabalhar por hoje. É papai. Eu... eu acho que chegou o tempo dele. Está com uma terrível dor capsular no fígado e parece encefalopático. Acho que não consigo ver mais pacientes hoje...

Ela me fez sentir não como uma desistente, mas, pelo contrário, uma médica sensata que era capaz de reconhecer os próprios limites. Enquanto eu pensava estar falhando com os pacientes, ela me garantiu que na verdade os estava priorizando. Meus chefes não poderiam ter sido mais gentis. Disseram-me para ir embora, para dar suporte a meu pai, que compensariam minha ausência. Deixei o hospice sob o frio sol invernal. Consumida por culpa, tristeza e apreensão, sabia que a próxima morte que testemunharia seria a de meu pai.

14

Gratidão

Para que viemos se não para desfrutar eternamente a vida, resolver os problemas que der, oferecer alguma luz, paz e alegria ao próximo e fazer deste amado, deste fodido planeta um pouco menos doente do que quando chegamos?

Henry Miller, *This Is Henry, Henry Miller from Brooklyn*

A primeira coisa que percebo ao chegar em casa é a habilidade e a gentileza com que mamãe reviveu a função de enfermeira. É como se, por necessidade, ela tivesse se expandido e preenchido o contorno de papai, que está encolhendo. Nos mil atos sutis de cuidado diário, mamãe consegue satisfazer todas as necessidades dele – inclusive aquelas que papai ignora – sem que ele se sinta diminuído ou desguarnecido. As cavidades sob os olhos dela, sombriamente manchadas de exaustão, me alarmam; ela mal dorme. Isso não tem como ser sustentável. Mas nada, nem os limites de sua resistência, vai impedi-la de oferecer esses últimos atos de amor.

Quanto a papai, apesar do sorriso, noto uma nova apreensão em seus olhos. Quando a nova dor o emboscou, ele logo soube, como eu, exatamente o que significava. *Pois é, Mark. Chegamos ao fim do jogo.*

É isso, era o que meu pai estava pensando. *Será que vai ser muito sofrido?*

Mamãe me lança um olhar carregado. A icterícia de papai está bem forte agora, os olhos e a pele manchados de amarelo-escuro. Percebi que ele precisou se arrastar até a porta. *Ah, pai...* Está começando a se desintegrar por dentro, e não há absolutamente nada que possamos fazer.

Nos abraçamos com cautela. Seus ossos, sem músculo, não suportam nenhuma pressão. Quando nos beijamos, porém, seus olhos se iluminam. Claro. É quarta-feira.

— É dia de *Peaky Blinders*, Rachel.

Papai é viciado no seriado da BBC que retrata a guerra de gangues na perigosa Birmingham dos anos 1920, o qual, em solidariedade, passei a assistir também.

— Eu sei, eu sei. Vamos apostar quantos cadáveres haverá ao final do episódio?

— Na verdade – responde papai –, quero saber o que deu a história do pessoal do leite. E aí? Isso não sai da minha cabeça...

Soltei uma risada. No início da presidência de Donald Trump, surgiu a transcrição de uma conversa telefônica com Malcolm Turnbull, o primeiro-ministro australiano, a qual fazia referência a um tal de "povo leiteiro local" dos Estados Unidos. A mídia social e convencional mergulhou em especulações frenéticas sobre quem ou o que era o pessoal leiteiro de Trump. A frase se tornou um meme viral, e papai, como o resto do mundo, adorava inventar hipóteses absurdas.

— Também estou muito preocupada com o pessoal do leite, pai. Nem o *Washington Post* descobriu quem são. Sei que você está com câncer e tal, mas há questões mais importantes por aí, você compreende.

Papai ri enquanto retorna à cadeira favorita, de espaldar reto, bem estofada, com braços de madeira fortes nos quais ele pode se apoiar para colocar sua esquelética estrutura de pé.

— Vocês dois, sentem e conversem – diz mamãe. — Vinho, Rachel?

— Com certeza.

Minha familiaridade com pacientes na véspera da morte, os vários contornos e perturbações que ela assume e provoca, nada disso me preparou para o choque de ver papai entre eles. Está perfeitamente claro que o tempo é curto. *É isso. Será que vai ser muito sofrido?*

Assim que mamãe desaparece na cozinha, eu e ele paramos com as brincadeiras. Em voz baixa, pergunto sem rodeios:

— Como você está se sentindo, pai? De verdade?

Sua resposta, um sorriso, é ambígua. Por um tempo, nenhum de nós diz nada. Com absoluta clareza, ambos enxergamos que sua morte assumiu um ímpeto irresistível.

Lembro-me do personagem de Ernest Hemingway em *O sol também se levanta* que, questionado sobre como faliu, responde: "Gradualmente e, então, de repente". A morte de papai é como essa falência: um rastejar longo e furtivo, seguido da queda abrupta. Ele está à beira do penhasco e tem noção disso. O sorriso, acima de tudo, foi de reconhecimento mútuo. De médico para médico, estamos entendidos. Não há necessidade de discutir o que acontecerá a seguir.

Uma pontada de dúvida me atinge. Somos médico e médica, e também médica e paciente, sim, mas somos igualmente pai e filha. Me sinto no limite, como se meu coração fosse se romper.

— Estou com muita dor – admite papai.

Reajusto o foco. A filha ficará em segundo plano, simples assim. Começamos a discutir calmamente sobre os sintomas. Papai sabe que deveria tomar mais morfina, mas acontece que um sentimento mal definido e potente o impede. Como muitos pacientes, ele imbuiu a droga de uma fatalidade simbólica. Não se trata mais de mero analgésico, um paracetamol ou codeína, mas do fim da linha, um elixir da desgraça. A morfina é a droga da morte, o lembrete de que o último suspiro está próximo. Um gole dela ou de cianeto, tanto faz.

— Eu entendo o que você quer dizer, pai, acho que sinto o mesmo. Mas a morfina é só um analgésico. Não significa nada, a não ser nos romances vitorianos, e cumpre sua função. Por que você não faz um teste? Aumente um pouco a dose para ver se ajuda... Se você ficar sonolento ou sedado, volta à dose anterior. O tempo que você tem é precioso, e é difícil aproveitar se estiver com muita dor.

Para minha surpresa, papai concorda imediatamente.

— Ele confia em você – comenta mamãe mais tarde. — Ele se sente seguro quando você está aqui.

À noite, nós três sentamos em frente à televisão e assistimos a *Peaky Blinders*. Um pouco de tortura, um ou dois cadáveres, uma monstruosidade envolvendo um tonel de tinta vermelha, o errante sotaque de Birmingham. A dose extra de morfina aliviou a dor no fígado de papai. Ele ri, interage, cochila uma ou duas vezes, desperta. É como uma noite normal em família, perfeita, replicada em um milhão de lares pelo país, apenas com uma pitada de câncer terminal. Não, não poderia ser melhor. Sem angústia, sem ansiedade, apenas os pais e a filha desfrutando do calor aconchegante do sofá.

Criatura de hábitos que é, papai adota uma rotina diária. Como está muito fraco para passar muito tempo em pé, ele se senta para escovar os dentes pela manhã enquanto eu preparo os medicamentos. Depois, acompanho-o cuidadosamente escada abaixo, perfeitamente ciente de que, em breve, a descida será demais para ele. Sentado em sua cadeira favorita, ele dá uma colherada nos cereais, alguns goles na água, e começa a ler o jornal. A leitura provoca algumas vertigens, o esforço o deixa sonolento, mas, ainda assim, ele sempre encontra um assunto que suscita uma discussão animada. Lembro que, quando tinha apenas nove anos e adorava ginástica, eu já emitia opiniões bastante fortes sobre Ian Botham, um jogador de críquete.

Três vezes ao dia, mamãe passa creme hidratante naqueles pontos do corpo do marido nos quais a pele, esticada tal qual arame através da crista dos ossos, corre o risco de se romper. A suave massagem é mais do que o cuidado especializado de uma enfermeira, é o amor transmitido pelas pontas dos dedos. À tarde, papai descansa na cama, às vezes até tarde da noite. Mais sonolento a cada dia que passa, é como se encenasse a conversa que tantas vezes tive com homens e mulheres assustados para lhes explicar os padrões da proximidade da morte. Os acontecimentos se dão como ele sempre desejou. Está em casa, e não no hospital, cercado pela esposa e filhos, os netos o visitam sempre que a escola permite. Sente pouca dor, e certa confusão de vez em quando. Eu deveria me sentir grata, e me sinto. No entanto, muito em breve, seu sono será contínuo. Permaneço acordada à noite, em lágrimas silenciosas. *Ah, papai, não quero te perder.*

Paulatinamente, ao longo de quinze longos meses, o câncer roubou de meu pai o que é possível saquear de um corpo. Logo, ele estará fraco demais para sair da cama. No entanto, seu ânimo e bom humor perduram.

Uma semana antes do fim, mais ou menos, seu relógio de pulso para de funcionar durante a noite, enquanto ele dorme.

— Era só o que me faltava! - comenta ironicamente, pela manhã. — Não tinha outra maneira de dizer que meu tempo acabou?

Mais tarde nesse dia, eu pergunto:

— Você está com medo de morrer?

Ele sorri.

— De morrer? Não, disso não. Dos sintomas, talvez. Mas meu único lamento é não ver meus netos crescerem, se tornarem adultos. Eu vivi uma vida maravilhosa.

Talvez seja impróprio chamar de sortudo um homem que se acha à beira da morte, mas tudo o que me vem à cabeça neste momento é que diante de mim está, indiscutivelmente, a materialização de um ser abençoado.

Nas primeiras horas da insônia, pondero sobre a serenidade de papai. No final das contas, para ele, como para tantos de meus pacientes, é a biografia, e não a biologia, o que de fato importa. Ele foi poupado da angústia da dor e de outros sintomas penosos. Seu corpo, ao se desvincular lentamente do mundo, o faz com notável placidez. Assim, impulsionam-se ao primeiro plano de sua mente os fios narrativos de sua vida. O trabalho que tanto significado tinha, os três netos, a esposa que amou por quase meio século, os filhos que criou e que agora se aproximam, como as mariposas de sua chama, para oferecer apoio e cuidado. É nesse legado da vida, que abrange três gerações, que ele encontra a realização mais profunda.

— Faça o bem sempre que puder – me diz.

Me encontro metade sentada, metade deitada em sua cama. Papai acaba de acordar, depois de dormir pela maior parte do dia.

Não consigo me conter, começo a chorar de maneira infantil, frenética.

— Não quero que você morra, pai.

Ele sorri e coloca minha mão sobre meu peito, e a envolve com a sua. Que então pressiona.

— Rachel – sussurra –, você sabe que não vou morrer. Vou continuar vivendo aqui, no Finn, na Abbey.

Concordo com um aceno de cabeça, tento me recompor. Sei que ele está falando sobre a única vida após a morte que tem importância.

— Aqueles bilionários malucos do Vale do Silício que continuam inventando coisas para tentar viver para sempre não entenderam nada, né, pai?

Ele ri.

— Exato. Para mim, a única imortalidade que importa é saber que minha família e meus amigos vão pensar em mim de vez em quando.

— Vamos sim, pai. Você sabe que sim.

Ele não responde; papai adormeceu novamente. Mas ele sabe.

Na tentativa de aplacar a dor antecipatória, leio à noite uma coleção de ensaios do falecido neurologista Oliver Sacks. Publicadas postumamente, e escritos logo após seu diagnóstico de câncer terminal, as reflexões finais de Sacks, uma retrospectiva de mais de oito décadas de vivências e amores, são sobretudo reflexões de agradecimento. Intitulado *Gratitude*, o livro conclui:

Não vou fingir que não sinto medo. Mas o sentimento predominante em mim é a gratidão. Amei e fui amado; muito me foi dado, e algo retribuí; li, viajei, pensei e escrevi. Estabeleci uma interação, uma comunicação com o mundo, a comunicação especial entre escritores e leitores.
Acima de tudo, fui um ser senciente, um animal pensante, neste belo planeta, e isso, por si só, tem sido um enorme privilégio, e uma aventura.

Papai, eu sei, compartilha da mesma gratidão de Sacks. Em virtude de sua própria comunicação especial, com os pacientes com quem se importava tão profundamente, não houve tempo que tenha sido perdido. Em casa e no trabalho, tudo valeu a pena. Ele está em paz com seu passado, o que eleva seu presente. Está morrendo com a sensação de uma vida bem vivida, e noto o quanto isso lhe faz bem em sua partida.
Mesmo quando novos sintomas se manifestam, papai mantém o equilíbrio. Nisso, suponho, o treinamento de médico se mostra útil. Nada do que acontece é uma surpresa. Papai percebe ruídos estranhos, estalidos atrás dos ouvidos. São alucinações auditivas, resultantes, provavelmente, do agravamento da insuficiência hepática. Elas lhe provocam curiosidade, em vez de perturbação. Até que as alucinações aumentam.
— Oh, merda! - exclama de repente certa manhã, enquanto escova os dentes no banheiro.
Ocupada contando os comprimidos, giro o corpo, alarmada. A reação não é típica de meu pai.
— O que foi, pai? Está com dor?
— Não, é o maldito Tony Blair!
Ergo as sobrancelhas em perplexidade. Nesta fase do jogo, a última coisa que espero é um ensaio sobre a história política contemporânea.
Meu pai elabora:
— Estou vendo um Tony Blair em miniatura bem ali, sentado na torneira de água fria, me observando.
Nós nos encaramos e caímos na gargalhada.
— Pai do céu! Eu sinto muito. Quero dizer, morrer de câncer é uma coisa, mas isso? Isso é horrível. Simplesmente horrível.

Ele ainda murmura um "maldito Tony Blair" e balança a cabeça em descrença enquanto o ajudo a se levantar para descer tremulamente a escada.

— Tem uma coisa que você precisa saber – diz papai, mais tarde.

Ao longo das últimas semanas, às escondidas, ele, vencendo a névoa da fadiga causada pelo câncer, escrevera cartas para a esposa, os filhos e os netos.

— Elas estão em uma bolsa no meu guarda-roupa, Rachel. Debaixo das minhas camisas.

Logo penso que é a versão dele das frutas e dos peixes congelados de Maria. É amor, meticulosamente rabiscado e selado em envelopes, um legado em palavras para sua família.

Pouco depois desse episódio, papai não consegue mais descer a escada em segurança. Cada descida cambaleante enche a mim e mamãe de pavor. Neste momento, nada seria pior do que uma queda, uma fratura no fêmur.

— Por favor, pai, você vai considerar uma cama hospitalar? – imploro.

Ele franze a testa e encasqueta que vai sair para uma caminhada, como que para nos mostrar que estamos sendo neuróticos em nossos mimos. É uma loucura, definitivamente. Falta pouco para o Natal e faz muito frio, devido a uma frente fria vinda da Sibéria. Ele não sai de casa há uma semana. Mal consegue se manter de pé, que dirá andar. Mesmo assim, recusando ajuda, papai a muito custo amarra as botas, veste a balaclava e a jaqueta, antes de pisar vacilante na neve, armado com os surrados bastões de trilha. Me vejo obrigada a cerrar o maxilar e entoar o mantra do hospice: eu ajudo as pessoas a viver o que resta de suas vidas nos termos delas, e não nos do médico – ou da filha.

Meu irmão e eu nos apressamos em seguir papai, prontos para correr em seu auxílio se necessário. O frio nos deixa sem fôlego. O vento nos açoita violentamente. O tecido da calça de papai chicoteia suas pernas, cuja silhueta, do corpo todo, é a de um esqueleto. A paródia curvada e cadavérica de um andarilho, obstinadamente inclinado contra o vendaval, seguido pelo coração pesado de seus filhos. Houve um tempo em que papai tirava fotos nos marcos do acampamento na base do Everest; agora, um punhado de metros era um desafio.

Finalmente, alcançamos a caixa postal da aldeia. Uma monumental força de vontade o trouxera até aqui. Atrás de um banco de madeira, há uma magnólia murcha, retorcida pelo tempo, destruída pelo inverno. Em cada primavera, quando eu era criança, papai me mostrava a floração anual dessa árvore, uma erupção de flores que o encantava. A magnólia, ele contava, era uma das mais antigas árvores que dão flores, surgida na Terra há cerca de noventa e cinco milhões de anos, muito antes da evolução das abelhas, motivo pelo qual dependia dos besouros para a polinização. As magnólias já floresceram entre diplococos e tiranossauros. Eu observava as pétalas, tão brancas e puras, e era incapaz de absorver esses números tão grandes; só conseguia concluir que o mundo já começara com magnólias totalmente formadas, desde os pântanos primordiais da pré-história.

Agora, balançando ligeiramente sobre a grama, papai examina a árvore com cuidado.

— Ela não tem muito tempo de vida – afirma.

É um fato, percebo ao olhar para os galhos danificados, quebrados. A árvore está morrendo com papai, a magnólia da minha infância. Em silêncio diante dela, ele tem a testa franzida. Não sei dizer se traçou um paralelo consciente, como eu, ou se o frio e o esforço físico o entorpeceram.

— Vamos voltar, pai? – pergunto por fim.

O fogo se apagou. Ele se vira e, de cabeça baixa, se arrasta de volta para casa. Meu irmão, logo atrás de mim, chora. Testemunhar o câncer reivindicando aos poucos uma pessoa amada é mais difícil, mais cruel do que eu supunha. Pela primeira vez, penso: *Por quanto tempo ele terá que suportar isso?*. O que realmente quero dizer, embora não admita, é: *Eu não suporto mais, é muito doloroso. Por favor, acabe com isso.*

A dor se abate sobre papai, que um dia se contorce sob o edredom. Convocamos o médico, que instala uma bomba de perfusão contínua. Funciona perfeitamente. Agora, não importa o quanto papai fique fraco ou enjoado, o gotejar constante da morfina vai se infiltrar sob sua pele e manter sob controle os surtos de dor. Ele concorda, neste momento, com a cama hospitalar. A oposição à cama até o último instante fora seu ato final de teimosa. Presume-se que a cama pertença ao andar de cima. Entretanto, papai não aceita ser banido como se fosse um segredo. Ele deseja que a cama, de onde sabe que não sairá, seja colocada no andar de baixo, cercada pelo amor e pela vida da família.

Antes de ele iniciar a derradeira e arriscada descida pela escada, mamãe e eu sugerimos ajudá-lo a tomar banho. A equipe da terapia ocupacional nos fornecera um pequeno assento exatamente para esse propósito, e o posiciono abaixo da cascata de água. O fluxo precisa ser controlado. Papai não tolera a surra de navalhas d'água. A temperatura também precisa, tendo em vista as terminações nervosas em frangalhos. Se fria demais, provocaria dor; se muito quente, faria o sangue correr para sua pele, derrubando a pressão arterial.

Com a magia de enfermeira, mamãe tira o pijama do marido, e, com ternura, com o maior cuidado, nós instalamos seus membros magros no assento de plástico, cada uma de um lado. Papai suspira, fecha os olhos e ergue o rosto para a água. Lentamente, contente, move a cabeça para os lados, uma criatura, um mamífero, cansado demais para falar, imerso em suas sensações corporais. As gotículas captam a luz ao saltarem de suas maçãs do rosto. Ele abre a boca para saborear os riachos de água.

— Pai – sugiro – fique de olhos fechados, vou lavar seu cabelo.

Suavemente, passo xampu em seu couro cabeludo, encharcando-me de espuma e água. Em seguida, volto a atenção para o emaranhado de ossos ensacado em uma pele fina, uma versão distante do que um dia foi um corpo. Da cabeça aos pés, limpo cada centímetro do meu pai. Os braços que um dia me lançaram muito acima de sua cabeça, as costelas em que envolvia os filhos pequenos, os ombros que nos carregavam como pequenos mas orgulhosos monarcas, as coxas a que me agarrava enquanto aprendia a andar. Papai está totalmente à vontade; a nudez não é um estado nem de vergonha nem de submissão. Tenho a forte sensação de que minha mãe e eu estamos tão expostas quanto ele, desnudas, esfoladas pela dor para muito além das roupas, da pele, reduzidas à medula. Não havia como esconder nada, nem se tentássemos. E um constrangedor, apertado ato final de ablução – um marido, uma esposa e uma filha espremidos em um banheiro projetado para uma única pessoa – se transmutou, por meio do amor, em algo lindo. Que eu possa banhar meu pai, como no passado ele me lavou, é uma honra, uma oferta, um último gesto de amor, uma intimidade incomparável.

Mais tarde naquela manhã, com os cabelos desgrenhados e as bochechas rosadas, cheirando a lavanda, papai deita-se na cama hospitalar, especialmente acolchoada para proteger a pele frágil. É quase Natal, e cada peitoril está adornado com cartões. É um ponto tranquilo da casa, no canto da sala, sob o relógio de pêndulo. Ele está no centro, no coração de sua casa, exatamente como pretendia.

Deixo-o dormindo e pego a rodovia para buscar Finn e Abbey em casa. Temo que eles se assustem com a intensidade da icterícia e a perda de peso de papai, mas quero dar-lhes a chance de se despedir do vovô. Finn, com onze anos, fica indignado com a sugestão de que não precisa ir se estiver se sentindo desconfortável.

— É claro que eu vou, mãe! Não acredito que você está me perguntando isso!

Abbey, aos seis, parece encantada com a novidade.

No dia seguinte, passamos a maior parte do caminho para a casa de mamãe e papai numa acalorada discussão sobre cremação versus enterro. Abbey por fim é seduzida pelo fogo. Somente quando ela pergunta se haverá fogos de artifício na cremação do vovô é que me dou conta de que sua principal referência é a recente noite de fogueira na escola. Ela provavelmente imaginou o corpo de papai explodindo em chamas numa pira a céu aberto, uma espécie de Guy Fawkes inflamável. Tenho dúvidas se minha tentativa de preparar as crianças foi útil.

Quando chegam à cama de papai, Finn e Abbey instintivamente o beijam e seguram sua mão. Não há horror, apreensão, nenhum vacilo diante da visão. Vovô está com uma aparência diferente, mas ainda é o vovô. Papai os observa e faz esforço para falar. Porém, só consegue produzir o mais débil sorriso. Mais tarde, na hora do banho, Abbey está com raiva. Tendo percebido que meu pai está muito magro, exige saber por que não estamos lhe dando comida. A explicação de que ele está fraco demais para comer não a convence. Ela invectiva contra mim e minha prática médica reprovável:

— Mamãe! Você está errada! Ele precisa de uma maçã por dia. Pode dar uma maçã para ele agora mesmo!

Noite e dia, durante os dias finais, a mão de papai passa de uma mão a outra de nós. Ele não é deixado sozinho em nenhum momento. O que ele nos deu ao longo da vida é algo que não pode ser vendido, e o que estamos tentando lhe devolver agora não pode ser comprado.

À noite, mamãe dorme numa cama de acampamento ao seu lado, com a palma da mão sobre a dele até o amanhecer. A bomba de perfusão fornece as drogas que mantêm seus sintomas controlados. Faz bem a papai a agitação tranquilizadora dos netos brincando por perto. Com idade o bastante para entender que o vovô está morrendo; novos o bastante para não se deixarem impressionar pelo doloroso emagrecimento.

E quem disse que cartão de Natal e morfina não combinam? A doença não respeita feriados, a calamidade, como bem sabemos, pode atacar a qualquer momento. Mas o mesmo vale para uma graça inesperada. Na manhã da véspera de Natal, todos nós - papai, seus três filhos, os três netos e a esposa - nos reunimos ao redor da cama. É seu aniversário. Setenta e cinco anos completados hoje. Jubilosamente liderado pelas crianças, o "Parabéns para você" faz brotar alegria na tristeza. Embora papai esteja muito fraco para sorrir, seus olhos respondem com um deleite silencioso. Ele conjura todas as suas forças e murmura:

— Obrigado a todos vocês.

No dia seguinte ao Natal, papai aportou no território que eu tanto temia. *Não, pai, não você! Não quero você nesse limbo que conheço tão bem do trabalho.* Mas ei-lo aí, ainda quente, ainda respirando - embora intermitentemente - e ao mesmo tempo a anos-luz de nosso alcance. Ele vive, mas nunca mais vai reagir à minha voz ou me tocar. Nunca saberei se ouve as palavras que sussurro ou se sente a minha mão na sua.

À noite, vou ver como está mamãe, acordada na cama de campanha, segurando as mãos do marido moribundo, e me ofereço para ficar em seu lugar. Mas ela não pode deixá-lo enquanto ele viver. É o seu presente para o meu pai. Mais tarde, na escuridão, ouço a voz dela à minha porta.

— Rachel, ele se foi - diz simplesmente.

Sou tomada pelo impulso de gritar, uivar, bater no peito. De arrancar os cabelos. Corro escada abaixo até a cama de meu pai e o agarro, beijo-o, pressiono minha bochecha contra a dele, me apego desesperadamente ao calor de seus membros, ao último sinal de vida, que sinto diminuir a cada segundo. Envolvo sua mão, entrelaço nossos dedos, como se pudesse preservar seu calor e assim mantê-lo no mundo por mais algum tempo.

Como fantasmas na noite, os agentes funerários chegam sob a nevasca e se postam solenes e rígidos na soleira da porta. É estranho pensar em seus chamados de emergência, como os dos médicos de antigamente, que atravessavam a noite às pressas até a cabeceira da cama, porém dos vivos. Os homens de terno preto se encarregam de um rudimento da mortalidade – o rápido transporte dos recém-partidos – com o máximo de tato e de civilidade. Mamãe fecha a porta assim que eles saem, ouve-se um motor, e é isso. Tudo o que restou de meu pai foram os sulcos de seus membros nos lençóis amassados. Perplexas, nos arrastamos para nossas camas, apartadas pelo choque da tristeza, e nos encolhemos no escuro, atordoadas, ébrias.

Na manhã seguinte, é difícil conceber que o sol continua brilhando. Da cozinha, observo os campos cobertos de gelo. Ainda há frascos de diamorfina espalhados na mesa da sala de jantar. A cama hospitalar precisa ir embora. Por horas, não quis sair da cama. Entretanto, deitada sob o edredom, a minha sensação de vazio, de entorpecimento, foi inesperadamente rompida por uma onda de gratidão. Durante a longa provação – a grande cirurgia, as inúmeras quimioterapias, a transição dos cuidados ativos para os paliativos –, foram incontáveis os atos de ternura. Papai vivera a serviço de seus pacientes do Serviço Nacional de Saúde e, no final, o SNS não poderia ter retribuído de forma mais bonita.

O brilhantismo técnico de seu cirurgião, a habilidade meticulosa da unidade de quimioterapia eram admiráveis, claro. Porém, o que saltava aos olhos eram as inúmeras pequenas gentilezas que, somadas, fazem um paciente se sentir querido e tornam um hospital do SNS tão retumbantemente humano. O oncologista de meu pai que ligou para ele durante seu precioso dia de folga com os filhos. Ou a enfermeira que, mesmo exausta pela falta de funcionários em sua unidade, encontrou tempo para segurar sua mão. A equipe local que o fez se sentir tão especial quando foi ajustar a diamorfina, em seus últimos dias. Nenhum desses atos seria registrado em um livro contábil, pois eram transações inestimáveis baseadas não em números, mas no coração.

Num impulso, ainda deitada na cama, posto um tweet de agradecimento ao pequeno exército de enfermeiros comunitários do SNS que permitiu a meu pai morrer do jeito que ele desejava, em casa, com a família, no Natal. Na Grã-Bretanha, escrevo, é fácil esquecer que, após passar pela dureza de uma morte na família, o cidadão é poupado do trauma de arcar com uma conta impagável. Enfrentamos a tristeza, a dor e o vazio, porém não a perspectiva da falência. Em nenhum momento precisamos nos preocupar com a fatura dos cuidados de papai.

Por incrível que pareça, o tweet se espalhou pelo mundo, foi retuitado mais de quarenta e seis mil vezes, atingiu quase nove milhões de pessoas. As respostas, de milhares de homens e mulheres que nunca conheci, são emocionantes. Uma efusão de bondade e de afinidade que se apresenta como um memorial vivo ao meu pai recém-falecido e ao SNS que cuidou dele. "Perdi minha esposa para o câncer em outubro", escreve um homem; "Lembrarei para sempre do cuidado e da dignidade com que ela foi tratada". Outro diz: "Nunca esquecerei a dívida de gratidão que senti pelo SNS quando estive na mesma situação e perdi meu pai".

Em pé diante da pia da cozinha, penso no médico que se doou tão espontaneamente, por muitas décadas, a seus pacientes. Sua ausência é grande demais para ser compreendida. De repente, uma carriça se lança ao ar e zune através da cerca viva. Papai, em um flash, também se faz ver.

— Veja, Rachel! Uma carriça!

O coração dele, como o meu, sempre se animava com o menor e mais alegre dos pássaros. As carriças continuarão a cantar, mas ele se foi. Subo as escadas e, no guarda-roupa de seu quarto, procuro as cartas na bolsa. Lá estão eles, sete envelopes pardos dentro dos quais, em uma caligrafia praticamente indecifrável, papai ainda vive.

Naquela noite, como nenhum de nós está em condições de lidar com o preparo do jantar, eu raspo o gelo do para-brisa do carro e sigo para o restaurante indiano favorito de papai para buscar um curry. O proprietário, seu paciente há mais de trinta anos, sabe do diagnóstico de câncer.

— Como está o seu pai? - ele me pergunta.

— Sinto dizer, mas ele faleceu ontem à noite.

— Oh, não, não. Eu sinto muito!

Fico surpresa ao ver as lágrimas brotando em seus olhos.

Segurando uma embalagem repleta de comida, caminho até o carro sob uma temperatura abaixo de zero. Apesar do frio que atinge minhas bochechas, é o calor de suas palavras de despedida que ainda sinto:

— Seu pai era um homem tão bom.

Vejo papai mais uma vez. Na manhã do funeral, dirijo sozinha até a funerária, onde seu corpo, deitado no caixão, aguarda. Presumo que estarei em meu elemento. Afinal, sou veterana em lidar com cadáveres humanos. Não se passa uma semana de trabalho sem que eu visite o necrotério, onde meus pacientes se amontoam – às vezes cinco em uma geladeira – em prateleiras reluzentes que deslizam sobre rodízios de aço inoxidável. Do ponto de vista legal, nenhum paciente pode encontrar as chamas do crematório sem que um médico primeiro confirme sua identidade. Assim, como secretários da morte equipados com estetoscópios, vamos para lá e para cá para assinar os formulários que permitem que os corpos sejam liberados do hospital. Com frio, desprotegida, desagradavelmente próxima do matadouro, eu costumava me incomodar com a abordagem industrial da logística da morte; agora, calejada pelas incontáveis inspeções naquele depósito de mortos, suponho tolamente que será tranquilo ver o corpo de meu pai.

De fato, na funerária, tudo é ameno e agradável. A morte se disfarça, se mascara no papel de parede de chita, cor de pastel. Enquanto sou conduzida à sala em que meu pai espera, me dou conta de que aquela suavidade é bem-vinda. Severidade é a última coisa de que preciso neste momento em que as batidas do meu coração reverberam nas costelas. Respirando fundo, abro a porta e entro.

Estou no chão antes de perceber que tinha caído. Nocauteada pela visão de seu corpo, minhas pernas como que decepadas, me vejo dobrada sobre as mãos e os joelhos, incapaz de respirar devido ao choro. Ele está vestido com o terno que sempre usava nos casamentos, sóbrio e elegante, cor de carvão. A gravata leva a insígnia especial de médico da Marinha Real. Antes de morrer, papai planejou todos os detalhes de seu funeral. Mãos habilidosas haviam posicionado com capricho as suas, uma sobre a outra, e a boca escancarada no leito de morte voltou a ser dois lábios pressionados serenamente. Suas pálpebras estão fechadas, o cabelo, bem penteado. Conheço os truques que estão por trás dessa restauração, mas isso é irrelevante. Este corpo lembra muito o papai de antes do câncer. Não é que há ressurreição na morte?

Tudo o que penso – se se pode chamar de pensamento – é que, assim que sair da sala, nunca mais, nunca mesmo, verei meu pai. *Pai*, choro. *Papai*. Não consigo parar de apertar suas mãos e de beijar seus lábios, suas bochechas, sua testa, seu cabelo, as pontas de seus dedos. Não me importo com seu toque frio ou a carne encerada. Não dou a mínima para o fato de que passou a manhã embrulhado em lençóis, dentro de uma geladeira. Não há proximidade que me baste. Desejo me enfiar no caixão e ficar deitada ao seu lado. Considero fazer isso de verdade – um lapso de razão que passa quando imagino a madeira cedendo e a humilhação de ser vista invadindo o caixão de meu próprio pai.

É isso. A cisão definitiva, a ruptura eterna. Eu ficaria aqui o dia todo se pudesse, protelando ao máximo esse último encontro. Em vez disso, saio relutantemente, olhando por cima do ombro para o caixão aberto, tentando gravar seu rosto em minhas retinas.

***

Dentro da igreja, são tantos os familiares, amigos e ex-pacientes reunidos que não cabem nos bancos. Há pessoas nos corredores. Durante os hinos, os rituais de despedida, me apego a esse fato e ao seu significado. Depois, já sentada com mamãe e meus irmãos dentro do carro fúnebre que contém meu pai, olho pela janela e vejo Finn, meu filho, com o rosto esticado em nossa direção. Ele, assim como a irmã, ficará com meus sogros enquanto acompanhamos papai ao crematório.

De repente, as pernas de Finn se dobram. Vejo-o cambalear na calçada, quase cair. Sua avó o ajuda a se recompor e passa os braços em volta de seus ombros. Conforme o carro fúnebre se afasta, percebo que meu filho está chorando.

Naquela noite, pergunto a Finn sobre o que testemunhei.

— Eu vi o caixão dentro do carro e entendi que nunca mais ia ver o vovô, e isso me fez cair.

Há algo de misterioso no fato de que a resposta involuntária de meu filho à morte de meu pai imitasse tão precisamente a minha. Optei por interpretar o que aconteceu em termos do compartilhamento de um profundo amor por ele, e, passados alguns dias, esse entendimento pareceu se confirmar.

No fim de semana, Finn pede meu laptop emprestado. Quer escrever sobre o vovô. Fico sabendo que, na escola, seu professor pediu a voluntários que falassem para a classe sobre uma personalidade que admiravam. Um colega se ofereceu para falar sobre Nelson Mandela, outro sobre Stephen Hawking. Finn, que não costumava solicitar lição de casa desnecessária, imediatamente perguntou se poderia escrever sobre o avô.

Quando, antes de morrer, papai descreveu de que forma sobreviveria ao próprio corpo, certamente não imaginava que o neto o reviveria tão cedo e tão vividamente. Reproduzidas aqui com a permissão de Finn, estão as palavras que ele leu na escola, três dias após o funeral do avô. Mais do que tudo, é o tempo presente do verbo no início o que me encanta, a sensação de que papai continua a viver:

Vovô
A pessoa que mais admiro é meu avô, mas o chamo de Vovô. Eu o admiro porque ele sempre vê o lado bom da vida; ele gosta até das nuvens escuras, por causa do forro prateado. Ele espalha um sentimento de positividade por onde passa.
Eu também o admiro porque ele sempre aproveita a vida. Se estiver na Escócia ou no Himalaia, ele escala montanhas. Se ele estiver na Grécia, não vai ficar de preguiça na praia, ele vai passar horas no mar fazendo snorkel.
Ele também é muito organizado (ao contrário de mim!). Quando era médico, criou uma escala para garantir que todos tivessem o mesmo número de feriados. Ele guardava as escalas de décadas atrás para verificar se alguém perdeu um dia de folga. Ele era muito determinado. Se tinha um paciente doente, ficava com ele até as três da manhã para ter certeza de que estava contente. Ele ia à casa deles até no dia de folga para ver como estavam.
Seu hobby era escalar montanhas. Ele escalou o monte Kilimanjaro, chegou ao acampamento do Everest e escalou inúmeras outras montanhas. Quando escalava, ele não estava apenas subindo, seu espírito se elevava também. Esta é uma foto dele quando escalou 5.380 m até o acampamento na base do Everest. Infelizmente, tempos depois, ele perdeu uma longa e difícil batalha contra o câncer e faleceu no dia seguinte ao Natal.

Finn Clarke

15

Vida querida

A única medida que importa é o quanto as pessoas se entregam de coração, o quanto ignoram o temor de serem magoadas, surpreendidas ou humilhadas. E o único arrependimento é por não terem vivido com a devida ousadia, se entregado o bastante, amado o bastante. De fato, nada mais importa.

Ted Hughes, *Letters of Ted Hughes*

Ao longo de toda a semana, o hospice foi tomado por uma agitação crescente. O desejo de todos os funcionários é um só: proporcionar a uma jovem noiva um lindo casamento. A rede de cuidados – cada membro da equipe fazendo sua pequena parte, chegando cedo, ficando até mais tarde – é espontânea, impulsiva e prazerosa. Flores e cupcakes foram encomendados, e todos os funcionários estão trazendo de casa suas luzinhas decorativas, para dar uma aparência mágica ao centro. Um motorista voluntário levará o noivo à cidade para ajustar o terno arranjado às pressas. O vestido branco deve chegar amanhã.

Dois dias não é tempo suficiente para organizar um casamento. E dois dias pode ser mais tempo do que temos. Ellie tem câncer de mama metastático e está se extinguindo rapidamente. É uma jovem, de apenas vinte e poucos anos, cujo corpo por muito tempo resistiu aos avanços do câncer. Agora, porém, ele está se desfazendo. Insuficiência hepática, insuficiência renal, uma fadiga que se infiltra em seus ossos. A cada dia, ela fica mais sonolenta e fraca.

Como médica de Ellie, estou num dilema entre a imprudência e a prudência. Ela quer se casar na quinta-feira, na presença dos amigos e familiares. Não é o casamento de seus sonhos, claro, mas é algo próximo desde que seus entes amados estejam ao seu lado. Entretanto, hoje, terça-feira, ela mal consegue manter os olhos abertos. Temo que, nesse ritmo de deterioração, em quarenta e oito horas Ellie esteja inconsciente.

Poderíamos trazer imediatamente um tabelião ou cartorário ao seu leito, para realizar seu desejo ardente de se casar com James, o noivo. Porém, isso significaria abrir mão do evento em si, com que ela sonha desde a infância – percorrer o corredor, um bolo, um vestido branco, confetes e, acima de tudo, compartilhar a ocasião com seus amigos e familiares.

— Você consegue me manter bem até quinta-feira? – pergunta-me Ellie.

Tenho consciência de que tal promessa não faz parte de minhas capacidades... Tudo o que posso prometer é que vou tentar, e é o que faço antes que ela adormeça, a pele amarelada brilhando devido à icterícia.

Mais tarde, falo separadamente com James. Ele entende os riscos, conhece o curso de ação mais seguro. Entretanto, Ellie está decidida a ter um casamento apropriado.

— Por favor, vamos tentar dar isso para ela – ele me diz.

Já se passaram seis meses desde que papai morreu. Após o funeral, retornei outra médica ao trabalho. Conheci em primeira mão o sabor, o peso da dor da morte. Agora, quando adentro o quarto de um paciente, reconheço os olhos fundos e a expressão cansada no rosto de quem se agarra ao outro que em breve perderá. Entendo que, de dentro para fora, essa dor, como o amor, não é negociável, e a única maneira de evitá-la é optar por nunca amar.

Em minhas conversas com papai, aprendi principalmente que um diagnóstico terminal muda tudo e nada ao mesmo tempo. Antes da notícia, já em seus setenta e quatro anos, ele era um homem que sabia que iria morreria algum dia, só não sabia quando exatamente. Depois da notícia, ele sabia que iria morrer algum dia, só não sabia quando exatamente. Tudo o que sempre amou continuava lá para ser amado, mas agora com mais intenção, com mais ferocidade. O que mudou, de fato, foi esse inédito senso de urgência, a necessidade de saborear a doçura de cada dia.

— Eu poderia desperdiçar os dias indagando: "Por que eu? Por que eu?" – disse-me papai certa vez –, mas eu já estava morrendo desde o instante em que nasci, como todos nós. Ai de mim se permitir que qualquer coisa além da morte seja a minha morte. Vou continuar vivendo.

De volta ao hospice, a memória me balança. No início, o rosto de papai me confronta em cada travesseiro. Num piscar de olhos, vejo-me em casa, ao lado da cama hospitalar e do relógio de pêndulo que marcou suas horas finais. Meus pacientes, porém, estão vivos. E sei que, mesmo nos dias derradeiros, pode haver momentos de impressionante leveza. Que, na ausência da cura, continua existindo amor, alegria, união, sorrisos, lágrimas, admiração, conforto – a vida, enfim, só que concentrada agora. Se tem algo que condiz com o fim de vida de papai é sem dúvida a tentativa de fazer que, para meus pacientes – os homens e as mulheres que nos dão a honra de confiar seus últimos dias ao hospice –, a morte coexista com a vida.

    Assim que tomamos conhecimento dos desejos de James e Ellie, damos início às atividades nos bastidores. Exausta demais para se dedicar adequadamente ao casamento, Ellie atribui às três irmãs a função de planejá-lo. Sento-me com elas tarde da noite para discutir o que podemos fazer. Comida, decoração, xícaras de chá, carrinhos de bolo, flores, música, confetes. Detalhes que significam absolutamente nada dentro do contexto, ou absolutamente tudo, dependendo do ponto de vista. À medida que o número de convidados aumenta – primeiro vinte, depois quarenta, depois mais de cinquenta –, passamos a nos perguntar como vamos espremer todos na unidade.

    — A gente vai dar um jeito – diz com firmeza Laurie, a enfermeira-chefe, que em seguida abre um sorriso. — Eu admito que isso não está me deixando dormir à noite, mas a gente vai conseguir.

    Devolvo o sorriso. Também tenho acordado de madrugada, mas por razões diferentes. Se Ellie ficar inconsciente ou confusa demais por causa da doença, perderá a capacidade legal de participar do casamento. Terei estragado sua única chance de se casar com o homem que ama. Sei que poderíamos convocar um cartorário de urgência a qualquer hora do dia ou da noite, mas a deterioração não tem hora para acontecer – e pode ser fatal. Torço desesperadamente para não ter julgado mal a situação.

    A manhã de quinta-feira chega. Corro para o trabalho uma hora mais cedo. Primeira parada, o quarto de Ellie. Lá está ela, aninhada nos braços do noivo. Eles me lançam um olhar tímido. Nem James nem Ellie estão dispostos a passar um segundo sequer separados, independente das tradições do dia do casamento.

    — Não tenho tempo a perder – diz Ellie, sorrindo para mim, cansada.

    Intimamente, comemoro. Pelo jeito, a aposta valeu a pena. Em breve, teremos um casamento.

Perco o fôlego quando piso no centro de cuidado. Fios e mais fios com luzinhas brancas adornam cada janela, cada superfície. Uma equipe de voluntários trabalha a todo vapor para deixar o salão perfeito. Fileiras de cadeiras do SNS agora contornam um corredor com uma largura que permite a passagem de uma cadeira de rodas. Na frente, uma mesa de plástico foi disfarçada com uma toalha de linho branco, sobre a qual se espalham pétalas de rosa creme. Os buquês que a ladeiam são enormes, luxuriantes. A florista a quem recorremos se recusou terminantemente a aceitar qualquer pagamento. Igualmente, a torre de cupcakes glaceados que forma o bolo de casamento é presente de um confeiteiro local. Mesmo numa era de atomização, de comunidades fragmentadas, há um fio mágico que continua a nos conectar, ser humano com ser humano – uma única espécie.

Um pouco depois, volto para checar minha paciente, agora transformada pelo esquadrão casamenteiro. O cabelo exibe pequenas flores, e o corpo inchado está escondido sob dobras de chiffon branco. Ela não tem dor, apenas cansaço. Deixo-a com as irmãs para reunir forças para a cerimônia.

Quando Ellie é orgulhosamente conduzida na cadeira de rodas pelo pai através do corredor improvisado, não há um olho seco no salão. Não é preciso ser médico para perceber que ela se liga por um tênue fio à vida e ao mundo concreto. É o fantasma de uma garota, mais leve que o ar, consumindo até o último fragmento de si para estar nesta sala conosco. Não lhe resta força para sorrir. Noto que sua cabeça ameaça pender, as pálpebras semicerradas. *Vamos, Ellie, só mais um pouco.* Aflita, nervosa, me mantenho a postos para intervir caso seja absolutamente necessário.

Soluços abafados preenchem o aposento quando o juiz de paz dá início à cerimônia. James, observo, ele sim sorri. E não é qualquer sorriso. É do tipo que rasga o rosto de lado a lado, que infla o espírito, que contamina – tolo, incrédulo, admirado com o fato de que essa mulher, entre todas, aceitou ser sua noiva. O mesmo sorriso que, muitos anos atrás, vi no rosto de meu marido, e ao qual correspondi.

Conforme o ritual continua – palavras desgastadas pelo tempo sobre honra e compromisso –, percebo uma mudança se espalhando por Ellie. Já estamos perto do fim, do matrimônio em si, quando a tensão em seu rosto derrete diante de meus olhos. Estranhamente, lentamente, ela se ilumina desde dentro – primeiro os olhos, depois as bochechas e, finalmente, os lábios, que timidamente revelam um sorriso, o seu sorriso. Agora, é a sala que parece pequena em comparação a ela. Não há mais qualquer acanhamento, mas uma espécie de exultação. Ela cresce, transparece e, ao dizer "aceito", de repente se ilumina maravilhosamente. Ellie já não é uma jovem moribunda, e sim uma noiva no dia de seu casamento, radiante, extasiada. O câncer desaparece. E todos enxergam isso, todos sentem isso, o mundo se dissipa pelas bordas até que restem dois jovens de vinte e poucos anos se casando, e nada mais.

Terminada a cerimônia, papeis assinados, vejo que Ellie começa a tombar para um lado na cadeira de rodas. Ela está murchando, desmoronando.

— Você quer voltar para o quarto com James? – sussurro.

Ela concorda com um gesto imperceptível, abalada demais para falar. Explico a situação à multidão, e os recém-casados se despedem sob aplausos crescentes, ensurdecedores.

Ellie passa vinte e quatro horas abraçada ao marido antes de ficar inconsciente. E morre no dia seguinte, ainda nos braços de James, ainda no vestido de chiffon branco.

Às vezes, os médicos inventam histórias bem-intencionadas sobre a morte – que ela é totalmente indolor, fleumática, tranquila. Ou dizem algo ainda mais estranho, que a morte, feita "do jeito certo", é uma espécie de experiência transcendente, uma versão mais brilhante da vida.

A verdade, obviamente, é que o ato de morrer é tão variado quanto a experiência humana. Existem padrões, sim, formas familiares de desligamento do corpo que observamos repetidas vezes no hospice. No entanto, uma pessoa não se resume às partes do corpo. Morrer pode ser tão banal, angustiante, gentil, brutal, belo ou prosaico quanto qualquer aspecto da vida humana. Para certos pacientes, a sensação predominante é o tédio, acredite.

Na medicina, dourar a pílula é de pouca ajuda, por mais bem-intencionado que seja o médico. Por mais eficientes que sejam os cuidados paliativos, não há como amenizar a enormidade que é o fato de ser uma criatura viva que, desde o início de sua existência, está destinada a morrer. Quando se trata de questões de vida ou morte, podemos confiar que Bob Dylan já as sintetizou como ninguém. "Alarma-me a verdade dura do quão doce a vida é", ele canta em "Up to Me", uma estrofe que me ocorre com frequência ao transitar pelas alas do hospice.

Uma fusão de horror e doçura: viver não poderia ser outra coisa, afinal. Porque a natureza não é nada ambígua na mensagem que nos envia. Do mais breve lampejo de uma efemérida no verão ao lento movimento de uma geleira a escavar vales nas rochas, tudo o que é vivo morrerá, tudo está condenado a desaparecer. Não importa o quanto seja bonito, não importa o quanto seja amado, nada remanesce, nada subsiste. A impermanência é a única constante.

Contra esses pungentes absolutos da existência vivida, ergue-se uma capacidade elástica e duradoura: a capacidade humana de *escolher*. O poder – que nada nem ninguém pode nos tirar – de decidir por conta própria a resposta ao destino de ser mortal. Enfurecer-se, negar, aceitar, abraçar. A escolha é nossa, apenas nossa.

É uma atitude que demanda coragem a de escolher amar as coisas deste mundo, já que todas, sem exceção, são passageiras, fugazes, não mais do que uma faísca na escuridão do tempo. É muito mais seguro, sem dúvida, fechar-se, construir muros, rastejar atrás de barricadas – a escolha sensata, sábia, irrepreensível de proteger o coração, de não entregá-lo. No entanto, Ted Hughes está com a razão. Em um hospice – a Estrela da Morte –, em meio a uma enxurrada de mortes, fica perfeitamente evidente que, no final, nada conta além do amor: o quanto nos entregamos, não sem risco, ao outro. A morfina que prescrevo, os remédios, as infusões têm, inegavelmente, seu valor por manterem a dor sob controle. Entretanto, quando um indivíduo está sendo destituído de tudo o que foi, fez e significou para o mundo, são as conexões humanas o remédio vital. São as outras pessoas que fazem a diferença.

Talvez mais do que qualquer outro lugar, o hospice permite separar os aspectos do sofrimento que são necessários – posto que embutidos no fato mesmo de sermos humanos – daqueles que podemos consertar ou transformar. Dor, delírio, náusea, febre – os sintomas associados ao fim da vida podem ser moderados pelas mãos da medicina, muitas vezes em um grau que surpreende os pacientes. Mas e a pontada, a palpitação por deixar para trás, e para sempre, tudo o que se ama, por ser apartado do mundo que se deseja tão ferozmente? Aí, o que realmente tem importância são as pessoas, e não os médicos. O que repetidamente testemunho no hospice – nesta era digitalizada em que a internet sem fio, a transmissão de dados e a conectividade reinam supremas – é que não há nada mais poderoso do que a presença humana, antiquada, instintiva, composta de carne e de sangue, com uma mão estendida em amor e ternura a um semelhante.

Se há uma diferença entre as pessoas que sabem que estão morrendo e o restante de nós, é simplesmente esta: os doentes terminais sabem que o tempo está se esgotando, enquanto os demais vivemos como se tivéssemos todo o tempo do mundo. Sua urgência os impulsiona a realizar desejos, a se conectar com aqueles que amam e a saborear os momentos de vida que lhes restam. Assim, em um hospice, há mais do que realmente importa – há mais amor, mais força, mais bondade, mais sorrisos, mais dignidade, mais alegria, mais ternura, mais graça, mais compaixão – do que se supõe. Eu trabalho em um mundo eletrizado de vida. Os meus pacientes me ensinam tudo o que preciso saber sobre a vida.

Já se passou mais de um ano desde que meu pai morreu. Certa noite, já de saída do hospice, ouço uma música vindo da porta entreaberta do quarto de um paciente. Não reconheço de imediato as cordas arrebatadoras e o estrondo de metais – o final de O *lago dos cisnes*, de Tchaikovsky. De repente, vejo papai vivo de novo, rindo e aplaudindo da beira de sua poltrona enquanto minha filha, com cinco anos, dá uma pirueta, fazendo girar o tutu comprado no eBay, e se joga no chão da cozinha com mais brio e empenho do que qualquer bailarina na história dos cisnes agonizantes. Ele a abraça com força em seu colo, e ela, envergonhada com as louvações do vovô, deixa escapar uma risadinha ao roçar de sua barba.

Abro um sorriso conforme me afasto, até que me detenho com um sobressalto. Esse paciente em particular não tem família nem amigos. Sua única companhia é o velho rádio na mesa de cabeceira. Os visitantes nunca se materializam. Sob a luz do entardecer, hesito, calculo quanto tempo resta até a hora de dormir das crianças. Então, refaço os passos em direção ao leito de um moribundo e, batendo educadamente à porta, peço permissão para entrar.

Créditos

Mary Oliver, "The Summer Day", *House of Light*. Boston: Beacon Press, 1992.

Prólogo
Raymond Carver, "The Author of Her Misfortune", *Ultramarine: Poems*. Londres: Vintage Books, 1987.
Bob Marley, "Trenchtown Rock", letra © Kobalt Music Publishing Ltd.

Por um triz
Maggie O'Farrell, *I Am, I Am, I Am: Seventeen Brushes with Death*. Londres: Tinder Press, 2017.

Carne e osso
Philip Larkin, "Ambulances", *The Whitsun Weddings*. Londres: Faber, 1971.

Desviando da morte
Haruki Murakami, *Blind Willow, Sleeping Woman: 24 Stories*. Londres: Vintage, 2007.

Wit por Margaret Edson, publicado por e reproduzido com permissão de Nick Hern Books, www.nickhernbooks.co.uk.

Aparição
Susan Sontag, *Illness as Metaphor*. Nova York: Farrar Straus & Giroux, 1988.

Quarta-Feira Negra
Samuel Shem, *The House of God*. Londres: Black Swan, 1998.

Um jogo de azar
Stephen Hawking, "Does God Play Dice?", www.hawking.org.uk/does-god-play-dice.html, sob permissão de United Agents LLP em nome do Estate of Stephen Hawking.

Luzes na escuridão
Sylvia Plath, "Elm", *Collected Poems*. Londres: HarperCollins Publishers, 1992.

Obra-prima
Samuel Beckett, *The Unnamable*. Londres: Calder Publications, 1975.

Um recurso desesperado
Bob Dylan, "All Along the Watchtower", letra © Sony/ATV Music Publishing LLC, Audiam, Inc.
Henry Miller, *On Turning Eighty*. Santa Barbara, CA: Capra Press, 1972.

O preço do amor
C. S. Lewis, *A Grief Observed*. Londres: Faber, 1961.

Maravilhamento
Annie Dillard, *The Writing Life*. Londres: HarperPerennial, 1990.
Philip Larkin, "Aubade", *Collected Poems*. Nova York: Farrar Straus and Giroux, 2001.
Partes do Artigo "In Life's Last Moments, Open a Window", de Rachel Clarke, publicado originalmente em *The New York Times* em 8 de setembro de 2018.

O homem com o coração partido
Elastica, "Connection", letra © Warner/Chappell Music, Inc.

Gratidão
Henry Miller, *This Is Henry, Henry Miller from Brooklyn*. Nova York: E. P. Dutton, 1974.
Partes do artigo "Thank you, SNS, for giving Dad the best possible death", de Rachel Clarke, publicado originalmente em *The Sunday Times* em 7 de janeiro de 2018.
Oliver Sacks, *Gratitude*. Londres: Picador, 2015.

Vida querida
Ted Hughes, *Letters of Ted Hughes*. Londres: Faber, 2009.
Bob Dylan, "Up to Me", letra © Audiam, Inc, Sony/ATV Music Publishing LLC.

Agradecimentos

Agradeço de coração à minha agente, Clare Alexander, e ao meu editor, Richard Beswick, por sua sabedoria, paciência, gentileza, incentivo e inabalável crença neste livro. Eu não poderia ter sido mais bem orientada.

Obrigada também a Daniel Balado, Zoe Hood, Nithya Rae, Grace Vincent e a todos da Little, Brown, por seu apoio e competência.

Obrigada, Denis Campbell, Kate Fox, Mark Haddon e Rebecca Inglis, por lerem todo ou parte do meu manuscrito. Suas observações foram inestimáveis.

Este livro tomou forma durante muitas conversas com amigos. Sou imensamente grata a Damian Choma, Moya Dawson, Ed Finch, Alexander Finlayson, Jane Grundy, Jane Henderson, Clare Jacobs, Andy King, Rochelle Lay, Christina Lovell, Robert Macfarlane, Jackie Morris, Natasha Wiggins, Taryn Youngstein, e a mamãe, Sarah e Nick.

Tim Littlewood e John Reynolds, vocês são, com meu pai, os médicos em que sempre me inspirei, em que sempre me espelhei. Obrigada por serem exemplos de sabedoria, decência e inspiração para as próximas gerações.

A todos os magníficos enfermeiros do Serviço Nacional de Saúde com quem tive o privilégio de trabalhar: obrigada. Vocês são incríveis.

Aos meus pacientes, que me ensinaram muito sobre o que de fato importa na vida, dos quais é uma grande honra cuidar, meu mais profundo agradecimento.

E, acima de tudo, agora e sempre, todo o meu amor e a minha gratidão a Dave, Finn e Abbey.

Este livro foi publicado em Julho de 2021, pela Editora Nacional, acabamento e impressão pela Gráfica Exklusiva.